U0200194

赵洪钧医书十一种

内经时代

修订版

赵洪钧　著

学苑出版社

图书在版编目（CIP）数据

内经时代/赵洪钧著．—修订本．—北京：学苑出版社，2019.10
（赵洪钧医书十一种）
ISBN 978 - 7 - 5077 - 5816 - 0

Ⅰ．①内…　Ⅱ．①赵…　Ⅲ．①《内经》- 研究　Ⅳ．①R221.09
中国版本图书馆 CIP 数据核字（2019）第 208121 号

责任编辑：黄小龙
出版发行：学苑出版社
社　　址：北京市丰台区南方庄 2 号院 1 号楼
邮政编码：100079
网　　址：www. book001. com
电子邮箱：xueyuanpress@ 163. com
销售电话：010 - 67601101（销售部）、010 - 67603091（总编室）
印 刷 厂：北京通州皇家印刷厂
开本尺寸：710mm×1000mm　1/16
印　　张：24. 375
字　　数：399 千字
版　　次：2019 年 10 月第 1 版
印　　次：2019 年 10 月第 1 次印刷
定　　价：98. 00 元

出版说明

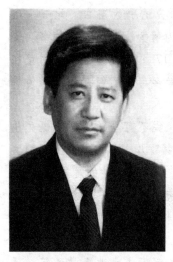

赵洪钧先生

"宁可架上药生尘，但愿世间人无恙。""不为良相，愿为良医。"自古以来，中国的医生都有一种普济苍生的大胸怀。每一个用心做医生的人，都值得人们尊敬。事实上，做好一个医生，很不容易，那是对一个人品德、悟性和毅力的极大考验。赵洪钧先生就是一位难得的好医生。

赵先生出生于 1945 年，1968 年毕业于原第七军医大学，后长期在原籍做临床工作，直至 1978 年考取中国中医研究院首届中西医结合研究生。1981 年研究生毕业后，在河北中医学院任教 15 年。1996 年辞去教职，1998 到 2000 年在英国行医一年半。后主要在故乡河北省威县白伏村应诊，诊务之余从事中医和中西医结合临床与基础理论研究。可以说半个世纪以来，赵先生不是在做临床，就是在做临床研究。传统中医讲究"半日临证，半日读书"，赵先生可谓此中典范。和赵先生面谈出版事宜的时候，也可以感觉到他是一个快意恩仇的真君子。

近些年来，网上流传着一些关于赵先生的争议。比如先生当年因为论文《近代中西医论争史》引起争议，没有在中国中医研究院拿到硕士学位证。赵先生对于读经典的看法，对于某些中医人和中医书的看法，也引起了很多人的争议。在今天来看，这些事情都已成为过眼云烟，对于某些人和事来说，是非对错已经不重要，不过，学术上的论争，却可以继续，并且大家可以有理有据地一直辩论下去，这样才有利于学术的提升。

我们大家都知道，作为中医，著书立说是很不容易的。很多书稿，要么校释古文，要么汇集临床医案，而就某些学术问题，举例子，讲逻辑，然后总结出自己观点的著作极为少见。赵先生的大多数著作观点鲜明，论据充分，发人深思，是中医书里的佳品。从赵先生的临床疗效和他的著作来看，赵先生可谓是"博古通今，医贯中西，学验俱丰"。这就是本社不计盈亏，出版《赵洪钧医书十一种》丛书的原因。好的著作，应当分享给读者，流传于后世。

以下简单介绍一下本套丛书 11 个分册：

《近代中西医论争史》是赵先生的处女作，也是他的成名作，更是近代中西医关系史的开山之作，填补了医学史研究的一大空白。此书一出版，好评如潮。在国内，该书被有关学界指定为研究生必须精读的书。美国著名汉学家席文教授（N sivin）为此书做了 17 页的英文摘要，刊登在《CHINESE SCIENS》1991 年 10 月号。韩国学者李忠烈已经把此书译为韩文，正在出版中。

《内经时代》不但"笔酣墨畅，才气横溢，锐不可当"（周一谋先生语），而且被认为是"20 世纪中医史上出现的少数几个奇迹之一"（郭文友先生语）。此书确有"一览众山小"的气概，给人以理性的震撼和启迪。台湾"中央"研究院语言历史研究所李建民研究员称此书"小景之中，形神具备"，"值得反复咀嚼"，确实有益于"一切和《内经》打交道的人，更快、更好地把握《内经》"。

《希波克拉底文集》是赵先生的译著，是了解西方古典医学的第一手资料。希波克拉底是西方医学的始祖，西方第一部医学专著以他的名字命名为《希波克拉底文集》。

《中西医比较热病学史》也是开创性的工作，既有历史意义，也有重要的现实意义。作者通过对中西医热病的概念、诊治等方面的比较，探讨怎样使更多的临床医生能看病。

《伤寒论新解》展现了赵先生及其导师马堪温先生在逻辑学、科学学、伤寒学以及中西医结合方面的深厚功底。该书以全新的视角，提出了不少仲景学说的新观点。

《中西医结合二十讲》分析了涉及中西医结合的 20 个重大理论问题，理清了中医经典及其与旧学的关系，深化了中西医结合理论，并运用现代科学阐述了一些中西医结合的独到见解。该书内容或可对中西医结合的科研方法、政策制定等提供一些参考。

《医学中西结合录》是赵先生的临床佳作，其中验案近 900 例，涉及中西医内、外、妇、儿、五官、皮肤各科，是先生40年临床心血的浓缩。从中不难看出，作者在中西医理论和临床方面的深厚造诣，值得中西医临床工作者认真参考。

《赵洪钧临床带教答问》是赵先生40年中西医临床经验的总结，由临证真传和医理心典两篇组成，详述了先生临床诊疗感悟和在诊疗过程中遇到的医案的评述与分析，立论精辟，有重要的临证参考价值，是中医临床医师不可缺少的指导书。

《赵洪钧医学真传》浓缩了赵先生的医学思想。此书由博返约、授人以纲、示人以巧，殊为难得。内容分为理法传心和临床示范两部分，理法传心部分是作者多年来读书、临证、治学的感悟和真确心得；临床示范以内、外、妇各科分门别类收录病例，每种疾病虽用药不同而治病相同，以体现同病异治的特点。凡论深入浅出，言简意赅。

《赵洪钧医学真传续：方药指迷》是赵先生在中药和方剂方面的经验之作。正如先生所说："虽然不敢说，有关方药的拙见对后人很有帮助，但毕竟是我殚精竭虑，读书、临证五十年所得。把它们带进坟墓我心有不甘。"此中拳拳之心，很是感人。该书重点阐述作者临床最常用的中药60多种。介绍每一种方药，都是先略述其功效，接着列举较多的古今名医验案，进一步说明。这样就像跟着古今名医诊治疾病，临床经验少的人能够印象深刻，专家也能从中有所收获。

《赵洪钧医论医话选》为赵先生数十年来的各种医论医话的合集，有的讲解经典，有的论医学教育，有的谈医德医风，有的研讨医学史，内容丰富，观点独到新颖，可读性强。孟庆云老师称赞赵洪钧老师有史家的眼光和思维，令人境界超升；阐释的中西医学要蕴及其闪光点对读者有思路的启迪和激扬；勇于批判现实中的浊流和妄论，催人锐意进取。

这次《赵洪钧医书十一种》丛书的面世，得到了河北中医学院和各界朋友的大力支持，谨致谢忱。也欢迎读者诸君多提宝贵意见。

黄小龙

2019 年 7 月

修订说明

　　自本书 1985 年内部版问世至今，洪钧反复自阅并修改了不知道多少遍。期间自然修改了不少小毛病，但除了原第十六节《〈内经〉的语言管窥》外没有大改动——尽管改动后的该节还是自觉不太满意。由于河间金栋大夫给本书作了补注——即刚刚问世的《正说〈内经〉——〈内经时代〉补注》，我对《内经》的进一步理解都写进其中了。读者欲详细了解《内经》，请参看金大夫做的补注。金大夫还发现了我的一处明显错误，即当初我想当然地把《玄应书》看作汉代的谶纬书，其实是唐代和尚玄应写的书，又名《一切经音义》。

　　此次出版把我的"六十自述"作为跋放在了书后，希望对有心治学的同好有所帮助。又请友人聂广大夫写了一篇序言。聂大夫对本书和洪钧，多有溢美之词。在此表示感谢。

　　为了帮助读者更深刻、全面的认识《内经》，谨把我写在《〈内经时代〉补注》中的一篇长文《心开窍详解》附在本书第一章后。

　　此次修订，将原书"节"改为"章"，请读者注意。

赵洪钧

2019 年 5 月

《内经时代》再版序

那天上午正在门诊，一位病友转来洪钧老师的电话。我随即拨了过去，接到老师的指示："学苑出版社拟再版《内经时代》，望你写个序言。你愿意怎么写就怎么写，我一字不改。"我顿时受宠若惊。

下面是我重读本书的心得体会。

一

我认为，近代以来，研究内经最具学术特色的是三本小册子，即余云岫的《灵素商兑》、恽铁樵的《群经见智录》和洪钧老师的《内经时代》。前二者为"科学主义"背景下中西医论争的代表性著作，后者是历史唯物主义宗旨下的《黄帝内经》还原性（中医理论发生学）研究。

为什么他们三位如此重视《黄帝内经》呢？

李建民研究员在他的《评赵洪钧著〈内经时代〉》中，引用了清代医家徐大椿（1693—1771）的说法："扁鹊、仓公、华佗、孙思邈诸人，各有师承，而渊源又与仲景微别，然犹自成一家。但不能与《灵》《素》、本草一线相传为宗枝正脉耳（《医学源流论·方剂古今论)》"。他以为，"医家的家派虽然不同，但皆习《灵》《素》，读本草。"此乃一线相传、宗枝正脉之学统。

盖《黄帝内经》之所以成为"群经之首"，就是因为它构建了中国医学的"人体观""健康观""疾病观"和"治疗观"。无此，便不成其为"医学"。而《伤寒论》《金匮要略》等不过是临床专著。因此在科学主义激流中，余云岫欲"堕其首都""塞其源流"首先攻击的目标正是《黄帝内经》；恽铁樵起而抗辩，不得不捍卫的是《黄帝内经》；洪钧老师在医学上学贯中西，首选研究对象也是《黄帝内经》。

二

在"赵洪钧医学传心堂"的博客里，看到了我30多年前写给他的一封信，今天的感觉是"真有点'初生牛犊'的味道，窃喜。"写那封信的时候，我正沉醉在初读《内经时代》的惊诧之中。信中说到："大多数老先生都有一根棒子，曰'你不懂中医'。其实，这根棒子打在他自己身上才正好恰当。为什么呢？因为他们的确不懂中医，或者如某些人所云'本人亦略知皮毛'"。看来，所谓懂中医者，非在门户之中，而在于站得有高度，看得有深度，还有一个时间性和空间性相统一的整体观念。"

这一点，与李建民研究员的看法不谋而合。他在《评赵洪钧著〈内经时代〉》中明确指出："今后之学子欲探索《内经》的方技世界，都必须以这册《内经时代》为垫脚石，重新解读《内经》。"

2007 年，学苑出版社出版了一本余云岫与恽铁樵专著的合订本——《灵素商兑与群经见智录》。《灵素商兑》与《群经见智录》的确是第一次中西医论争过程中，代表各自立场的、举足轻重的两本小册子，也是论争过程中最具学术性的才智较量。值得思考的问题是，为什么恰恰是两位曾经的出版界人士而非中医的长期从业者，充当了中西医论争的中坚人物？一位师弟很切题地回答了这个质疑："只缘身在此山中。"可见，懂与不懂不在于从事专业工作的时间长短，更重要的是身处的高度，舍此便没有进得去且出得来的胸襟。

三

我最近正在构思一本专著——《范式变迁——现代医学与传统医学的分野与交汇》，《内经时代》是最重要的参考书之一，因为在传统医学与现代医学交汇的今天，如何对二者进行历史定位非常重要。

事实上，处在交汇时期的中医从业者以及患者都存在着一种莫大的焦虑感。大家一方面对互不相容的站队思维的口水战充满反感，另一方面更加渴望中西医学术定位的理性分析，从而解除存在于胸中的诸多困惑。

李建民研究员在《中国医学史的核心问题》一文中，回忆了 2015 年夏天，他造访北京中医药大学基础医学院的情景。他是带着长久以来的一个疑惑而去的：为何中医教育过程必须阅读古典？当时，他把这个问题提给教该校某教授。对方反问："谁说中医一定要念古典？读这本教科书已经够了。"然后递过印会河的《中医基础理论》来。然而，当他把相同问题请教另一位教授时，回答是：经典教育当然是中医的根本，现代人所编的教材质量越来越差，不值一读。接着，这位教授送给他几篇近年"救救中医吧"的论战文章。

李先生说："这些论战的内容相当具有震撼力。报道中引用大陆代表性的老中医、研究者，对中医的现况、教育方式做了极为激烈的攻击。这些文章如《一百年后，还会有中医吗?》《病入膏肓的中医，病根在哪里?》《中医还有药可医吗?》。从这些标题来看，不难想见中医的危机感，相对过去中医来自政治力的压制，这一波批评来自中医内部。而论战最后提出自救的政策之一竟是'强化中医经典的地位和作用'。"

相对于目前中医界的焦虑感，洪钧老师的理性思维显得十分珍贵。这与他在知识结构方面的优势密切相关。他同时具备中西医理论和临床素养，在"经学"和"史学"方面也造诣高深，因此能够心平气和地还原那个时代的文化氛围和思维特征，并逐一厘清各种中医理论的来龙去脉，进行发生学研究。不但如此，他还比较了中国古代医学与古希腊医学的异同。这可从他2007年在中国中医药出版社的译著《希波克拉底文集》译者前言中看出。我相信，透过中国医学与古希腊医学的不同命运，可以发现其内在的玄机，对化解当代中西医矛盾，以及恰如其分地解决中西医互补问题提供有效的帮助。

医无中西，方是化境。在当前中西医并存的大环境下，中西医应该互相理解，互相借鉴，互补互助，才是"患者至上"的正确选择。否则，意气用事、互相诋毁，既是患者的噩耗，也是医者的悲哀。长期以来，常常有人把中医目前的乏人乏术状态怪罪于中西医结合，扬言要"回归中医"，搞"纯中医""铁杆中医"，真有点"不知天上宫阙，今夕是何年"的味道。

回到神农时代、内经时代、仲景时代、金元时代抑或是叶桂时代，都是不可能的。今天，我们既不能要求自己的学生没有数理化基础，也不可能要求患者不去看西医。相反，为了保证患者的利益，为了避免误诊误治，我们还需要认真地熟悉西医的诊断、治疗学说，做到知彼知己，以长补短。这才是当代社会对我们的职业要求、道德要求。何况，我们的患者也是各医院、各科室进进出出，各种检查、相关治疗五花八门。你一点也不懂，对得起谁? 时代是在不断向前的，人们对健康的需求也是不断进步的，我们只能顺应时代的潮流。

四

洪钧老师是一位忠诚的"中西医结合"传人。这种忠诚不仅来源于他的导师及中国中医科学院的那些前辈，也来源于他自己的治学经历。

1978 年，洪钧老师是县医院的外科医生，他以西学中身份考取前中国中医研究院医史文献研究室研究生，并担任中西医结合研究生班班长。他的毕业论文《近代中西医论争史》使他一举成名，也让他名落孙山，成为 35 年后才拿到学位证书的人。

那时候"文革"刚刚过去，但其影响仍然存在。1981 年，他的论文通过了毕业答辩，但此后学位评定却出现了戏剧性的一幕。个别老先生仍然要求按照阶级斗争的观点来修改论文，洪钧老师当然难以接受这种观点，于是一部好评如潮的著作长期得不到学位证书。这件事是中国中医科学院的奇事之一，也是当今中国一件发人深省的大事。

我与洪钧老师的交往还在此前。1980 年暑假，在湖北中医学院的教师阅览室，我花了一个多月时间阅读了余云岫的《医学革命论》（《余氏医述》）三集，记了满满的一大本笔记，随后写了《余岩及其〈医学革命论〉》一文。当时，我从洪钧老师的师弟胡乃长那里得知他正在从事近代中西医史的研究，就寄去了自己的论文请他指教。

我还存有当年的原稿，洪钧老师对拙文做了多处修改，并提出了两点重要意见："（1）评余氏应考虑政治影响，不是纯医学问题，也不能只讨论医学理论；（2）评余文必牵动近代医学史全局，此事颇复杂，应多掌握资料，才能全面，不然不堪一问。"他的评议让我知道自己的浅薄，于是知难而退。

此后，洪钧老师被分配到河北中医学院医史教研室。我于 1985 年考上母校的温病学专业研究生。不久得知他内部刊印了《近代中西医论争史》《内经时代》和《中西医比较热病学史》，我也成了他的这些著作的首批读者。随后，我们与湖北科技出版社合作编写《第三代中医论丛》（国内各院校研究生中组稿），他也寄来大作《近代中日废止中医泛论》。（湖北中医学院研究生会，中国中医研究院研究生会. 湖北科学技术出版社 1987. 9 第一版，137—147）

与此同时，他已经获得了较高的学术声誉。在安徽科技出版社正式出版《近代中西医论争史》不久，日本学界就主动邀请他出席主旨为"科学与传统"的第六次国际东洋医学会。著名美国科学史家席文（Nathan Sivin）教授，为此书撰写了长达 17 页的英文摘要，刊登在美国出版的《中国科学》1991 年 10 月号上。而且，席文教授曾经私下里向洪钧老师的导师马堪温研究员表示，他很'嫉妒'马有洪钧这样的学生。通过《近代中西医论争史》，国内有关学界和西方汉学界，很多人都知道了赵洪钧这个名字。

但是，天妒良才。1996 年底，由于不堪忍受环境的压迫，他无奈辞职回到河北省威县的故乡白伏村。不久，又到英国投奔导师马堪温研究员，在那里从事医学史和临床工作一年半。后来再次回到故乡近 20 年，一直为那里的父老乡亲守护健康。其间，一边看病，一边写作，先后出版了《伤寒论新解》《中西医结合二十讲》《医学中西结合录》《赵洪钧临床带教答问》《赵洪钧医学真传》等著作，并经常在有关中医论坛撰文。

尤其值得称道的是，他在刘观涛、陈东枢和胡世杰等好友的鼓励和支持下，于 2009 年建立了"赵洪钧医学传心堂"新浪博客，目前门人、粉丝众多。"堂训"亦简明扼要地突出了他的"中西医结合"情结和做人、治学理念：

"医虽小道，性命攸关。医术不可浅薄，医德尤宜淳厚。医有中西不同，学无门户之见。融会贯通中西医道为理想，博涉精研古今学问是坦途。崇尚科学实验，不语怪力乱神。刻苦治学，技术精益求精。诚信济世，病家利益至上。尊师重道做谦谦君子，教学相长成未来大医。"

有人在读了他的《近代中西医论争史》和《内经时代》之后，由衷地称赞他为"二十世纪中医界出现的少数几个奇才之一"。这一点，我是非常认可的，他的坎坷经历以及刚毅不屈的气质，值得我终身为师。欲知有关细节，请参看本书跋——《六十自述》。

五

事实上，洪钧老师的"中西医结合"信念在他大学之前就开始萌芽了。他 1964 年考入第七军医大学时，就自己带了几本中医书，其中包括他的乡贤近代名医张锡纯先生的《医学衷中参西录》。洪钧老师的临床专著《医学中西结合录》里记载了近千个中西医结合医案，也是他效仿自己偶像的临床体验。他就是这样的一个不忘初衷的人，当初就认定：中西医都是治病的，既然将来要当医生，多学点治病的知识总是更好。

内经时代

　　不过，他对中医深入骨髓的热爱，还是在到中国中医研究院攻读硕士研究生过程中进一步建立起来的。例如，他在《近代中西医论争史》中说："在世界古代史上，也许再没有别的自然科学能像中医这样把一个民族如此紧密地联系在一起。中医在那时即已不仅仅是一种学术，中医药业已构成社会经济生活当中最有组织的一部分。两千年来，在这个辽阔的国度里，你无论走到哪里，医学家和药学家都使用共同的语言，信仰着共同的理论。一个穷乡僻壤的小药店里，储备着产自全国各省份乃至来自海外的药物，通都大邑就更不用说了。是什么力量把天各一方的医生、药师、药农、药商联系在一起呢？无疑这是中国医学的力量。"他的导师称，洪钧此书出版十多年之后，国人才开始重视中医药的文化凝聚力。

　　《内经时代》不光是他证明自己懂中医，也是证明他热爱中医的结晶。例如他对"天人相应"的看法："尽管天人相应作为自然哲学思想也有明显的局限性，却完全没有神学或迷信色彩。…… 有人说《内经》所谓天，是有主观意志的。此说非常错误。《内经》说：'积阳为天，积阴为地''天地者，万物之上下也'（《素5》），完全是客观之天，唯物之天。"见本书《关于〈内经〉体系和方法的通俗说明》。

　　他认为"天人相应思想是一个很可贵的思想。古代西方，也有把人体看作小宇宙的天人相应思想，但是，没有像中医这样发展到极致。作为一般天人观，这是中国古代的一大创论，是一种颇具天才的发现。笔者总体上肯定这一思想"。

　　但他也是实事求是的。他说："内经时代不可能出现现代意义上的科学著作。换言之，科学有不同的历史形态。两千年之前的科学理论——特别是关于生命现象的——只能表现为自然哲学形态。至于有的人说，现代人理解不了《内经》，或者说《内经》高深莫测，永远不可逾越，那只能是这些人自己没有认真读过或者读不懂《内经》。…… 对多数当代青年来说，读不懂《内经》也没有什么奇怪。因为单单语言方面的障碍，就使很多人望而却步。加之，《内经》头绪纷繁，篇幅又相当大，不可能要求当代青年很快就能对她有全面而准确的把握。"如此拳拳之心、诲人之意，绝非挟技居奇、故弄玄虚者所可比拟。

　　正如他自己所说："本文的写作，是为了帮助一切和《内经》打交道的人——特别是当代青年——比较容易地把握《内经》。我相信，读过本文和《内经时代》的人，不会再只凭道听途说判断《内经》体系的价值。

于是，不会盲目地全盘否定或全盘肯定，更不会跟着一些人堕入玄虚之中。"

六

我们正处在一个传统医学与现代医学交汇的年代。无论医生还是患者，都必须面对两种医学，进一步认识、评价和选择。我们的焦虑和困惑，来自对两种医学缺乏切合实际的理解、恰如其分的判断，也来自那些断章取义、哗众取宠、吸引眼球的文字，还来自那些装模作样、故作深邃的神秘主义大师。洪钧老师的一贯思想是：传统医学与现代医学不是二者必存其一的对立关系，而是携手并进的互补关系。

因此，他十分理解现代医学基础研究与临床研究水乳交融、突飞猛进的大趋势，也深刻认识到它常常在临床上的窘迫和尴尬；他能够充分认识传统医学的局限性，但从不放弃潜心钻研其中的方技大义。他的看法是："《内经》构建之理论硬核——五脏六腑、十二经脉，不可能通过实验方法得以证实，从而与当代医学兼容。不过，我们完全可以保留这个硬核，因为简化的人体理论模型也很有用，中医的理法方药涉及脏腑经脉时，至今还是用的这一理论模型，不必非采取实验知识替代它。但需知道，这一理论模型是受汉代、特别是董仲舒天人相应思想激发、同化形成的，也不能用它来否认实验医学知识的可靠性和正确性。"他的中西医互补的学术思想，在他 2007 年的著作《中西医结合二十讲》里已经有系统介绍，这里就不再复述了。

洪钧老师是我们这个时代可贵的理性主义者、理想主义者。他的坎坷经历与他疾恶如仇的性格不无关系。正因为如此，他不仅对张功耀、方舟子取消中医的谬论给予无情痛击，也对某院士常常缺乏逻辑常识的演讲尽情嘲弄。这就是洪钧老师，一个弘扬理性、弘扬传统的大写的人。

切盼《赵洪钧医书十一种》迅速问世。此丛书必然会引导医界走出困惑和迷茫，进入理性的快车道。届时，具备优雅姿态的中医人必然会向我们走来，向未来走去。

聂广

2019 年 2 月于深圳三院

评赵洪钧著《内经时代》

代再版序

洪钧按：本文原载 1997 年 12 月《新史学杂志》第八卷第四期 173—185 页。作者李建民先生，为台湾中央研究院历史语言研究所研究员。2012 年学苑出版社出版的《内经时代》以此文代序言。此番洪钧在此文后加了按语。

一、赵洪钧符合大陆第一代学人的格局

大陆医史的"内史"研究，降及赵洪钧出版《内经时代》（指 1985 年赵洪钧自费印行的《内经时代》，以下简称《时代》）已渐成熟。1980 ~ 1990 这 10 年间，据统计治《内经》训诂有成就的专著 11 部，论文 400 余篇，数量超过了之前 30 年的总和。[张长城、范振城. 八十年代《内经》训诂述略. 医古文知识，1995，（3）：44 ~ 47。另参见郭霭春主编. 黄帝内经词典. 天津科学技术出版社，1991：1204 ~ 1293] 然而，这并不意味着，客观的学术氛围，提供他有进一步的想象力和创造力。恰恰相反，赵洪钧写作《时代》，似乎怀有抑郁之气（见《告读者》，1985 年版《时代》216 页），以至在建构《内经》史之流变时，对大陆医史界针砭，微言大义，历历可见。虽然《时代》一书篇幅不大，但赵洪钧全史在胸，小景之中，形神俱足。他在个人极为困难的条件（自力出版《时代》）之下，写出了至今令人反复咀嚼的作品。

赵洪钧是大陆第三代医史工作者。如果以出版第一部中国医学通史的陈邦贤（1919）为第一代人，与他同时的医史工作者有余云岫、范行准、王吉民、李涛、伍连德、宋大仁、吴云瑞、叶劲秋、耿鉴庭、伊博恩、谢诵穆、丁济民等。第二代的医史工作者有程之范、李经纬、蔡景峰、马堪温、甄志亚、张慰丰、龚纯、姒元翼、陆肇基、熊同检等。他们是 20 世纪 60 年代以降医史发展的主力。这群主力目前仍是大陆医史的领导阶层。第二代人中，有一批西医学习中医人员被迫改行从事医学史研究。20 世纪 50 年代，可以说是大陆中医的"黄金年代"。当局提倡中医，针对社会上和

内经时代

医界"中医不科学"的成见，1955年12月中国中医研究院开办全国第一届西医学习中医研究班。这批人员，便利用其西医知识弘扬中医的历史成就。这种以发扬中医"发现"与"成就"为重点的研究方向，成为大陆医史研究基调。

赵洪钧1978年考取北京中医研究院第一届硕士研究生，是为第三代人。"文革"之后（1976年后），大陆医史研究的倾向局限于医药学术，其内史研究不断深入。相对于第一代人范行准、余云岫辈兼通内外史，无疑格局较小。而《时代》强调用"史家眼光读《内经》"（85年版《时代》26页），并说：

"医史界和社会科学史界联系松散，一般史学家极少研究医史，医史家也不大接触社会科学史。通俗些说是两家分工太清。更有甚者，医史界和其他科技史界也分得太清。结果是互相了解、渗透都不太多。这种情况对医学史尤其不利。"（85年版《时代》14页）

当然，赵洪钧有一些工作假设：他认为，重建《内经》史，"当时占统治地位的哲学和政治思想，必然在医学著作中留下印迹。一般情况下是社会思想影响医界，而不是相反。""医学往往落后其他学科一步"，"把《内经》放到产生它的那个时代去研究《内经》，看那时的有关学科为医学提供了什么条件。这主要是为了研究《内经》，反过来也可以供研究那个时代参考。"

再者，"文革"之后的医史发展的另一个特色是体制化。1980年，《医史杂志》复刊。1982年，"医史文献研究室"正式成所，李经纬为首任所长。通过医史人才的培养，刊物指引研究取向。大陆以内史为主，以叙述中医史"发现""成就"的格局更形稳固。第一代医史工作者如余云岫是一面批评旧医，诋斥"阴阳、五行、六气、十二经，绝对无发展之希望"，一面从事医史研究。他在《我国医学革命的破坏与建设》中说："吾意中国医学，若有可建设之道二焉。一则历史上之陈迹也，二则国产药物之功用也。"不过，时过境迁，赵洪钧的时代，医史只能"建设"，不许"破坏"。余云岫说旧医学"不能迅速扫荡，推其缘故，有两大原因：其一为皮相问题；其二为饭碗问题。而最无价值者，门户之争，意气之诉讼也。"这句话换成赵洪钧之口，大概只能被视为不经之论。

以《内经》研究为例，赵洪钧指出当时的几个流派的讲法。

对怎样才算读懂了《内经》，就有几种分歧的看法。有人说，通读几遍《内经》白文，就算懂了。有人则认为，必须多看几家注解或最好自己再做一次集注。有人以为，能从头至尾把《内经》讲"通"，水平才算可以。还有人则以能否细讲"七篇大论"为试金石。近年来的风尚，又把"控制论""系统论""信息论""时间生物学"等新学说拿来围绕《内经》大做文章，以为这样才能领会《内经》的真谛。我曾经按照上述各种主张学过《内经》，觉得没有一种令人满意。最后，只好走自己的路。……我感到，就《内经》读《内经》，就中医读《内经》或就医学读《内经》是读不懂《内经》的。即或带点儿现在哲学和现代科学头脑，也不能左右逢源，了无障碍。

如上所述：（1）以经解经；（2）以医解经；（3）以现代各式各样的理论汇通经典，皆有其局限。赵洪钧以史释经，"走自己的路"。

评者认为：赵洪钧符合大陆第一代学人的标准。他的文体与思路的出现，预告了中国医史的想象力与创造力就要复活。

二、术数之学：解读内经的一把钥匙

——以《时代》为垫脚石重新解读《内经》

《时代》共十六节，但全书环绕的主题只有一条，即通过阴阳五行术数之学通释《内经》，并把《内经》放回产生阴阳五行的时代去，将和它有关的政治思想背景，及各种同时代的学术进行比较研究。（85 年版《时代》1、42 页）

以下，先胪列《时代》全书各节的题目。

第一节　我为什么和怎样写《内经时代》?

第二节　黄帝及其臣子和八十一篇

第三节　《内经》讲些什么?

第四节　《内经》和《内经》时代阴阳五行说

第五节　儒家思想和《内经》

第六节　《内经》和古代天文学

第七节　运气学说——《内经》体系的终结

第八节　《内经》与《周易》

第九节　道家、道教和《内经》

第十节　《内经》与卜筮、巫祝、风角、星占

第十一节　扁鹊、仓公、华佗与《内经》

第十二节　出土医书与《内经》

第五、九节，是讨论《内经》与儒、道这两大学术流派的关系。一般论医者往往重道轻儒，但赵洪钧却建议："《内经》专家或古医史专家，最好念念汉儒的经说"。(85 年版《时代》70 页) 其次，第四、五、六、七、八、十、十三节则涉及阴阳五行等术数的形成史。讨论《素问》《灵枢》各篇成书的古近不同。再者，第十一、十二节，将《内经》与新旧的医史文献比对，梳理《内经》时代医学的多样面貌。

赵洪钧认为："要是学《内经》为了做医生，现在的《中医学基础》教材已经很好。它用现代语言比较系统、精炼地叙述了《内经》的主要内容，在大部分概念和论述上都比《内经》更全面、系统、准确。它避免了大量重复，统一了《内经》中自相矛盾的地方，适当补充了一些后世学说，因而使中医理论更完善。如果说其中比《内经》少了些什么，也只有两方面：一是《内经》中涉及的非医学内容讲得少，二是基本上不讲'五运六气'。"(85 年版《时代》27 页) 其实，《内经》中"非医学内容"很多。而这些旁支的文化现象却不是可有可无。近人廖平 (1852～1932)《四益馆经学四变记》，即将《内经》析分为三门，有云：《灵枢》《素问》"谓治皇帝学之专书。于其中分'天学'于'人学'，治天下、治病、为三门。治天下者为'帝学'，阴阳五行家九流之一；言天道人身应天地者，专为'皇学'；治病者，乃为医学专书，入'艺术门'"（廖平晚岁患风痹，研究医书，著医学作品二十余种。他的经学六变即用《内经》发挥《诗》《书》之学。见钟肇鹏，《廖平》，收入贾硕先、戴大禄编《四川思想家》，成都：巴蜀书社，1988：503—542. 评者以为，研究《内经》史，廖平的作品是不容忽视的）。我们通检《内经》白文，的确会同意在治病之外，《内经》有"治天下"等其他内容。廖平撰《素问·灵兰秘典论篇新解》的序说得最清楚，顾不烦抄录如下：

"沈作喆《万简》云：《内经·素问》黄帝之遗书也。学者不习其读，以为医之一艺耳，殊不知天地人理皆医国，至言妙道存焉。桑悦《素问钞序》云，《素问》乃先秦战国之书，非岐黄手笔。其称上古中古，亦一佐证。玩其词意，汪洋浩瀚，无所不包。其论五脏四时收受之法，吕不韦

《月令》祖之。其论五气郁散之异，董仲舒、郭景纯灾异祖之。其论五藏梦虚所见之类，《楞严经》说地狱仿之。论运气则可为历家之准则。论调摄则可为养生者之龟鉴。扩而充之，可以调和三光，燮理阴阳，而相君之能事毕矣。岂特医而已耶！"（廖平．灵素五解篇．成都：存古书局，1921：1.）

《内经》与其他学术的关系，不一定是前者影响后者。《内经》的内容，大都以为非出自一时一人之手，如果《内经》有个"作者群"的话，那么治病之外内容的作者是谁呢？

《时代》一书就《内经》各篇内容分为8项：（1）养生之道、人与自然；（2）生理常识；（3）病因病机；（4）诊法；（5）诸病；（6）经脉针灸；（7）运气；（8）学医态度。赵洪钧说："上述分类最使人疑惑处即没有把阴阳、五行算作一个部分。"他认为，今本《内经》只有《素问·灵兰秘典论》与《灵枢·肠胃》与阴阳五行无涉，余则篇篇不离阴阳五行。所以，《时代》以为：

"把阴阳五行说成《内经》内容之一是不妥的。阴阳五行说是《内经》的统帅、灵魂。有了它，尽管各篇错乱重复，矛盾之处举不胜举，仍不失为一个整体。没有它，《内经》只剩下一堆零碎的臆测和经验知识。"（85年版《时代》29页）

又说：

"阴阳五行说是《内经》体系的骨架或框架。抽出这个架子，《内经》就委然脱地成为一堆零砖碎瓦。带着阴阳五行的头脑去读《内经》，大致上无往而不通。否则便基本上读不懂。"（85年版《时代》30页）

换言之，《内经》的医学技术是通过阴阳五行表述的，史家解读这些相关知识，亦必须"带着阴阳五行的头脑去读"。赵洪钧又说："《内经》中的阴阳说是离不开四时五行的。故应该说：阴阳五行四时者，天地万物之道也。读《内经》要时刻不忘这一基本概念。把三者分开有时就不知所云。"（85年版《时代》32页）也就是说，古人论医理人身虽可以自成体系，但其认识背景却是天学。所谓大宇宙、小宇宙之间的类比便是此理。今文学者廖平晚年便专以《诗》《书》，谓二经为"天学"，《内经》则为《诗》《书》二经之师说，即因《内经》有大量天学的经文可以比附依托。

赵洪钧建构《内经》时代的阴阳五行有四个阶段：第一，先有五行相克（胜）说的滥觞，时为晚周之际，至西汉前半期大致完成。此时，"《内经》的理论框架才具备"。(85 年版《时代》57 页)第二,阴阳五行说引进医学的关键是五行配五脏。赵洪钧比对《春秋繁露》《白虎通》《月令》等经典,得出《内经》五脏、五行与今文经说的可能关联,推测祭脏五行化出自儒家学说,"《内经》的五脏说,最初并非出自医家,而是从古祭礼中来。"(85 年版《时代》72~73 页)《内经》若干内容似与纬书相通。(85 年版《时代》64 页)另外,《内经》七情说亦源自儒者,非医家所独创。(85 年版《时代》74 页)第三,五行思维中,五行与五方、五时的学说,赵洪钧则追溯汉代的天文学,指出"天文知识促成了五行相生说"。(85 年版《时代》85 页)而《内经》论医理主要即天文术数的类推演绎,借用山田庆儿的话,这是一种"类型论式思考法"。例如,《素问·脏气法时论篇》"它如论何脏病,几日传于何脏,何日已,何日持,何日死,等等,亦多用阴阳五行的干支为说。读《内经》若于此处不略深究,则要么随文附会,要么不知所云"。(85 年版《时代》106 页)今人否定阴阳五行,不识术数之学,援引"控制论""信息论"等大做文章,事实上已经偏离《内经》时代的轨迹。第四、运气学说是《内经》术数体系的终结。[《素问》七篇大论疑为汉代作品,见廖玉群.《素问》七篇大论运气不同推算方式之分析. 中华医史杂志, 1994, 24(2): 78—84. 李学勤.《素问》七篇大论的文献学研究. 燕京学报, 1996(新 2 期): 295—302]赵洪钧断定,"七篇大论"加入《内经》肯定在唐代。其成书时代不会早于唐中叶。"(1985 年版《时代》121 页)他对以上所述阴阳五行的流变史有一个人评价:

"作为自然哲学,其积极作用在两汉已发挥尽致而告终。他们在医学上的意义,也至迟在唐代,随着运气学说的完成,走到了自己的反面。"(1985 年版《时代》42 页)

因为运气学说将医学造成了"完全是一个先验的、机械的封闭体系。""'七篇大论'基本不讲望、闻、问、切。论治病之道而基本不靠感官收集资料,这种体系再庞大,再严密,终究是空中楼阁,沙上之塔。"(85 年版《时代》117~119 页)

除此之外,赵洪钧也论述中医三阴三阳与《易》说的关系(85 年版《时代》132~140 页),《内经》讲八风占术,有比附五行五帝的阴阳二十五人相术。(1985 年版《时代》161—162, 200 页)这些繁复的术数之学,适与大陆医史界弘扬医历史"成就"的主流格格不入。赵洪钧却说:"现代医家都耻于同迷信术数家并列了。古人并不这样看。孙思邈就说：'医方、卜筮，艺能之难精也。'他主张大医要学习阴阳禄命、风角、星占、六壬、八卦。"（85年版《时代》160页）他又说："1957年，医界曾发生什么东西是中医理论核心的争论。起因是一部分西医学中医者提出脏腑学说是核心，随之涉及了五行存废的问题。这仍然是不懂《内经》的缘故。"（85年版《时代》29页）

如上所述，术数思维是《内经》的"统帅""灵魂""骨架"，但近代中医皆以为其"掺杂了大量的唯心主义成分"，而贬抑《内经》经典的地位。赵洪钧说：

"近代阴阳、五行、运气存废之争受近代整个学术潮流影响，总的倾向是持否定态度者多。故虽有恽铁樵、杨则民的杰出成就而终不能挽回趋势。结果，近代中医界对古代经典的态度普遍是批判《内经》而崇尚《伤寒杂病论》。温病学说在近代也日渐衰微。"（赵洪钧《近代中西医论争史》212页）

医学史是史学，也是历史的一部分，对医学"史"的研究，并不等于从事医学或生物的研究。差别在于：人观察自然时，研究者与被研究对象时可以划清界限的；但人考论历史时，研究者也是历史的一部分。那些《内经》研究者否定阴阳五行，亦在"整个学术潮流"拒斥术数之学的浪潮中。所以，与其说术数是唯心玄说，迷信不经，倒不如把术数真正的内容搞清楚。用赵洪钧的话就是：我们必须回到《内经》时代，用"阴阳五行的头脑"去读《内经》。

评者以为：今后之学子欲探索《内经》的方技世界，都必须以这册《内经时代》为垫脚石，重新解读《内经》。

三、《内经》史的重建

赵洪钧重建《内经》成功，在于他准确地掌握该书的精髓，亦即，失去阴阳五行术数的《内经》史，便失去了整部书的整体。再者。赵洪钧也重视《内经》时代医学的多系发展。近人攻击《内经》经典地位，在晚周两汉并不存在。谢利恒便指出：

"《素问》非古代医家之金科玉律也。仲景《伤寒》，自言撰用《素问》，而书中未曾引及《素问》一语。可知证脉方药，医家自有真传。如《素问》之注重学理者，不过借资参证耳。自宋以后，言《素问》者始见多。明以来，乃更奉为天经地义而又益之以《灵枢》。"（谢利恒. 中国医学源流论. 台北：1997：69.）

　　既然《内经》在古代并不具有经典地位，医家证脉方药也各有其师受，那么，《内经》时代的医学风貌为何？

　　赵洪钧指出："两千年来，由于少有汉以前与医学有关的出土文物——特别是古医书，《史记》两医家传记只能是研究《内经》时代的最可靠，最丰富的史料。"（85 年版《时代》64 页）扁仓两氏医传与马王堆医书是赵洪钧用以比对《内经》时代的医学源流。赵洪钧以为："扁鹊传中的基本内容与《内经》体系相距还较远"。（85 年版《时代》166 页）两者很难说是一脉相承的。而仓公的医理，"比《内经》面窄，不很系统"。（85 年版《时代》170 页）如果以《汉志》所载医经的三个家派：黄帝、扁鹊、白氏来看，扁仓二氏可能略近于"扁仓"一系，而与黄帝一系稍远。

　　另外，仓公诊籍讲的全是内科病。赵洪钧却认为，从疾病史上来看，创伤和肿疡是最先要对付的病，《五十二病方》便以外科见长。再者，汉代"齐鲁医学仍远较长江流域为高"。（85 年版《时代》185 页）这应是《内经》时代医学的二大特点。

　　其次，《内经》本身文本之间叠压、重复。（85 年版《时代》205—210 页）以经脉说为例便有一定的演变过程。《灵枢·本输》《灵枢·阴阳系日月》均是十一经。《素问·刺虐论》只涉及九条经脉。足经六，手经三。《素问·气府论》手足太阴又自成一派，与他说不一。《素问·阴阳别论》有四经脉、十二经脉之说。《素问·刺腰痛论》篇出现了十七个脉名。《灵枢·五十营》又有二十八脉说。赵洪钧说，不宜把《灵枢·经脉》甚至整部《内经》成书提前到战国或更早的年代。（85 年版《时代》182 页）赵洪钧质问说：

　　借助马王堆医书研究《内经》时代，总精神是强调要用发展的思想看《内经》。这些古医书出土前，为什么人们对《内经》本身的矛盾处——发展演变的痕迹，多讳言呢？为什么总是力图把《内经》成书时代尽量说得早呢？这些问题值得医史家和《内经》家深思。（85 年版《时代》189 页）

　　换言之，在以经释经、以医释经的研究取向之下，《内经》文本之间的矛盾被统一了。赵洪钧又说："《内经》的成书时代不应提前到汉以前去，而不是为了否定《内经》的阴阳五行说。"（85 年版《时代》45 页）

在此，他似乎点出了有些学者把《内经》成书尽量提前到汉以前的心理因素。

清代医家徐大椿（1693—1771）说：

"扁鹊、仓公、华佗、孙思邈诸人，各有师承，而渊源又与仲景微别，然犹自成一家。但不能与《灵》、《素》、本草一线相传为宗枝正脉耳。"（《医学源流论·方剂古今论》）

由上引文，徐大椿所处的时代，医家的家派虽然不同，但皆习《灵》《素》，读本草。他以为此乃"一线相传""宗枝正脉"之学统。而这一条一线相传的学统应该是从宋代以下渐渐成形。但扁仓、张仲景、华佗、孙思邈等唐以前几位方技大家，各有师承，自成一家，而此正是《内经》未成为经典之前的时代特色。中国医学多源又彼此交流、裂变与融合的过程，挑战新一代医史工作者的创造力。

要言之，《内经》术数语言的熟悉，文本与文本之间混淆的厘清，《内经》与其他学术的关系再清理。由此标准，《内经》史的重建，其实才进入初步阶段。评者以为：晚周到西汉中晚期，中国医学的经验、技术演变到《内经》的复杂体系，尚需一跃。这一跃动的历史动力之一是术数之学的介入。《内经时代》一书正明示了这个进程与方向。

洪钧按：建民先生对拙作《时代》之评论，无不一语中的且颇有过誉。得此学术同志，乃洪钧之幸事。盖《时代》问世十二年，正式撰文发表于权威期刊评论此书者，唯有建民先生。然谓："术数之学乃解读《内经》的一把钥匙"非洪钧敢认同。此乃智者偶尔之失！

李先生此论约与拙见有关。《时代》亦曰：

"把阴阳五行说成《内经》内容之一是不妥的。阴阳五行说是《内经》的统帅、灵魂。有了它，尽管各篇错乱重复，矛盾之处举不胜举，仍不失为一个整体。没有它，《内经》只剩下一堆零碎的臆测和经验知识。"又曰：

"阴阳五行说是《内经》体系的骨架或框架。抽出这个架子，《内经》就委然脱地成为一堆零砖碎瓦。带着阴阳五行的头脑去读《内经》，大致上无往而不通。否则便基本上读不懂。"

李先生评论中特别点出此二段，故先生并未误解何谓《内经》体系之统帅、骨架或灵魂，因而并未误解何为解读《内经》之钥匙，但终于表达有小误。盖李先生唯一之小误乃：阴阳五行说＝术数之学。此乃智者之失。

略读《艺文志》可知，《内经》属方技略医经类，而术数自成一略。二者道不同。《艺文志》云：

"数术者，皆明堂羲和史卜之职也。史官之废久矣，其书既不能具，虽有其书而无其人。《易》曰：'苟非其人，道不虚行。'春秋时鲁有梓慎，郑有裨灶，晋有卜偃，宋有子韦。六国时楚有甘公，魏有石申夫。汉有唐都，庶得粗觕。盖有因而成易，无因而成难，故因旧书以序数术为六种。

"医经者，原人血脉经（络）骨髓阴阳表里，以起百病之本，死生之分，而用度箴石汤火所施，调百药齐和之所宜。至齐之得，犹磁石取铁，以物相使。拙者失理，以愈为剧，以生为死。"

对照二者可知，术数与医经毫不相干。如此方可理解，今《内经》一百六十二篇，仅一见术数，且未一引《易》语。

然则战国末之后，尤其汉代及以后，医家与术数家的确无不浸淫阴阳五行说。惟仍不能据此说：术数之学乃解读《内经》的一把钥匙。解读《内经》之第一把钥匙，仍系阴阳五行说。

或问：学苑版《时代》附有大作《关于〈内经〉体系和方法的通俗说明》一文，系足下研读《内经》之最后见解，乃把握《内经》之总纲领。据此，此文无乃解读《内经》之最佳钥匙乎？阴阳五行钥匙可放弃否？

答：洪钧治学如积薪。故《体系与方法》一文，较之阴阳五行说为尤佳之钥匙。

如《体系与方法》一文说："《内经》赖以建立体系的是以下四个自然哲学理论：①阴阳学说；②五行学说；③天人相应学说；④气和气化学说。它们都应该看作《内经》体系的逻辑起点，只是无论从作为超硬核还是从据以推出的硬核来看，天人相应都更加重要。"

简言之，按轻重顺序，解读《内经》之钥匙有四把。即①天人相应说；②阴阳说；③五行说；④气及气化说。至于阴阳五行说可否与天人相应并列乃至更高，可以讨论。但是，没有天人相应之说即不便解读何以人体会五脏六腑，十二经脉，三百六十五个穴位等这些不便用阴阳五行解读之问题。

李先生另有一小误解，即认同廖平之说，谓《内经》亦系治天下（皇帝学）之书。盖廖氏治学，毫无定见，多捕风捉影之说，不可与康有为相提并论。正如当代西医书必涉及数理化乃至天文、地理、航天、潜海、军事、政治、经济、心理、美学等，却仍然要视为医书。盖医学乃植根于各时代几乎全部科学技术学科之知识体系，无所谓纯医学也！不得以其涉及政治、军事等即断其为政治、军事书也！

最后再次说明，建民先生之小误乃：阴阳五行说＝术数之学。此乃智者之失。

李建民

主要引文说明

　　《素问》引文均据人民卫生出版社 1978 年版《黄帝内经素问》，篇名从简。如《素 1》即《素问·上古天真论篇第一》。《灵枢》篇名仿《素问》引法，引文均据商务印书馆 1955 年版《灵枢经》。十三经引文均据中华书局 1982 年影印本《十三经注疏》。《史记》《汉书》《后汉书》《三国志》引文均据中华书局 1959 年版竖排铅印平装本。子书引文以浙江人民出版社 1984 年版《百子全书》为主，间曾对照中华书局 1954 年版《诸子集成》。

目　录

第一章 我为什么和怎样
写《内经时代》?

一

看见这本小册子,读者先想到的应该是:"内经时代"四个字是什么意思? 多数人会认为:大概是考证《内经》的成书年代吧!

笔者在此先告诉读者:本书的主要内容和目的,倒不是考证《内经》,至少和以往的"考证"大不同。真能明白《内经时代》,须待看过它的主要内容之后,但无妨先作简单说明。

《内经时代》是把《内经》放回产生它的时代去,将和它有关的政治思想背景及各种同时代的学术进行比较研究。当然,对这一切都力求做到用现代认识进行评价。其目的对《内经》来说有两方面。

第一是帮助人们更快、更好地读懂《内经》,使初学者迅速掌握《内经》体系的基本精神。但是,它不同于有关入门书。已经系统学过《内经》的人,翻开本书就会看到一些别开生面的内容。《内经》专家更能从中发现一些研究《内经》的新方法、新资料、新观点。总之,它对一切和《内经》打交道的人都有用处。

第二是更科学地、恰如其分地评价《内经》。这与第一个目的是相辅相成的。因为,若作者对研究对象没有科学的认识,则无论他写多少文字,终究是以其昏昏,使人昭昭。

要达到上述两个目的是很困难的。比如,对怎样才算读懂了《内经》,就有几种有分歧的看法。有人说,通读几遍《内经》白文,就算懂了。有人则认为,必须多看几家注解或最好自己再作一次集注。有人以为,能从头至尾把《内经》讲"通",水平才算可以。还有人则以能否细讲"七篇大论"为试金石。近年来的风尚，又把"控制论""系统论""信息论"
"时间生物学"等新学说拿来围绕《内经》大做文章，以为这样才能领会
《内经》的真谛。我曾经按照上述各种主张学过《内经》，觉得没有一种令
人满意。最后，只好走自己的路。所以，这本小册子是我的学习心得，是
把我的认识过程理一理写给大家看。

我感到，就《内经》读《内经》，就中医读《内经》或就医学读《内
经》是读不懂《内经》的。即或再带点儿现代哲学和现代科学头脑，也不
能左右逢源，了无障碍。

如此说来，这是要否定前人的一切研究成果吗？是说别人都不懂《内
经》吗？是说用"控制论"等新学说解释《内经》的做法均不可行吗？当
然不是。不过，我至少可以指出，虽有上述研究，至今对《内经》的一些
重大理论问题并未说清楚。后学者读了有关著述后，心里还是觉得不踏
实。很多地方是勉强说得通，有的地方尽力附会也说不通，其中不少问题
本来不必等到现在才能研究得比较彻底，毛病就出在思想方法和研究方法
上。

比如五行学说的研究吧。从王冰注《内经》、张景岳编《类经》，直到
最近的教科书、最新的大部头《内经》注本，对五行与四季、五方、五味
等相配的道理，都从常识出发解释，没有超出《尚书正义》的水平。这种
解法只在五行配五味方面大体说得过去。即"木生子实，其味多酸""火
性炎上，焚物则焦，焦是苦气""金之在火，别有腥气，非苦非酸，其味
近辛""甘味生于百谷，谷是土之所生，故甘为土之味""水性本甘，久浸
其地，变而卤，卤味乃咸"。（《尚书正义》卷十二清·阮元校刻《十三经
注疏》江苏广陵古籍刻印社 1985 年第 1 版，76 页）可是，许多学问家仍
觉此说牵强。

郭沫若先生说："润下作咸是从海水得来的观念，炎上作苦是物焦则
变苦，曲直作酸是由木果得来，稼穑作甘是由酒酿得来。从革作辛想不出
它的胚胎。本来辛味照现代生理学说不是独立的味觉，它是痛感和温感合
成的。假使侧重痛感来说，金属能给人以辛味，也说得过去。"（转引自张
子高等编《中国化学史稿》科学出版社 1964 年版 61 页）

蒋伯潜先生说："我国言五行者往往以与五味、五色、五方、五官、
五脏等相配。至今中医尚以此诊病处方焉。说者乃谓水可制盐，故曰作
咸。火焦味苦，故曰作苦。果实未熟时皆酸，故曰作酸。然则金之作辛，

土之作甘，又将如何解之？"（《十三经概论》上海古籍出版社 1983 年版 254 页）

五行配五味最好解，亦有牵强处。五行为什么与五方、五季那样配，至今没人说清楚。北方水、南方火、东方木、西方金、中央土，靠常识说不通。四季为配五行改为五季，尤难为常人接受。我们何以能让现在的青年从信数理化，一下子接受这种学说呢？

有人说："我国地处北温带，从地理上看，东西南北中五个不同方位，气候条件有很大差异。经过长期观察，古人认识到，春季多东风，其风柔和温煦，万木荣发，大地苍青。……秋季燥凉，西风扫落叶，犹如金戈挥舞，一派肃杀。田里庄稼收割，大地脱下绿装，给人以白空之感。"（刘长林《内经的哲学和中医学的方法》科学出版社 1982 年版 93 页）

简言之，木配以东、春、青，就是从春天多东风，其风柔和温煦，万木荣发，大地苍青来的。金配以西、秋、白，就是从西风扫落叶，如金戈挥舞，给人以白空之感来的。这说得通吗？春天果然多东风，秋天果然多西风吗？现代气象资料不能证实这一点。难道真的古时也其风正，今世也其风不正吗！况且风不论东西又都要去配木的。这样解只能使现代学生怀疑五行说。现行《中医学基础》教材中，连这种解释也没有。一个五行归类表，加上几句《内经》等书中的话，就算交代了五行说的渊源。这样，学生接受的五行理论必然不牢靠。它经不起有心人稍稍一推敲。

上面所说还基本上是《内经》之外的五行理论。五行与医学结缘，最关键的一步是五行配五脏。其配法更难靠常识理解。假如学生又知道，古代文献中还有与《内经》不同的配法，就更要怀疑了。

五行学说研究的不彻底处，先举上面几点，约已足以说明问题了。至于五行的生、克、乘、侮，五行与五运六气的关系，真正能用现代认识说清其本来意义、发展过程者则还没有一家成说。想知道拙见的，请看第四至八节。这是本书想重点解决的问题之一。

近代以前，很少有人用唯物辩证思想解释阴阳学说，故常被唯心主义和形而上学利用。近代医界，也只有杨则民自觉地用马克思主义辩证法予以解释。请参看旧作《近代中西医论争史》第五章，第四节。1949 年后，大量的文章和专著都这样讲了。近年尤其活跃，但并非研究深透了。试问：既然"一阴一阳之谓道"（《周易·系辞上》）"阴阳者，天地之道也"（《素 5》），何以《内经》说理又多用三阴三阳呢？至今并无有深度的文章说清这一问题。阴阳说也大有进一步探讨的必要。

再如运气学说，很多人视为深奥。其实，接受《内经》原说很容易。只是进一步问：五行较六气为什么只少一个"火"？（**按**：六气："主气"就是地气，《素66》中称为"木火土金水火，地之阴阳也"）（**洪钧按**：请编辑注意。全稿中，凡此类红色字，请编辑均处理为脚注。）太过、不及、平气等术语来自何处？原始意义是什么？从来无人讲明白。好讲运气者至今仍多知其然，不知其所以然。有一种书讲"七篇大论"，竟写了近百万字。翻翻内容还是老一套。宜乎能读下去的人很少。有些人用时间生物学，来证明运气学说的科学性。文章虽多，见解均浅。今日已极少有人用《内经》推运指导临床实践。连最受重视的病机十九条也大多被冲破。若不能深入运气说腹地，结果必然是泛泛曲护，反而在古人基础上后退。

以上举了较重要的三方面问题。意在指出《内经》研究方面至今还有不少重大理论问题没有搞清楚，因而不可能使人读懂《内经》，也不可能更科学地、恰如其分地评价《内经》。这就是我为什么要写《内经时代》。

二

我将怎样写《内经时代》呢？看到上述拙见之后，很多人会以为本书要搞烦琐考证，大翻故纸了。要抛弃前人的一切成就，标新立异了。要撇开最新理论，以古论古了。暂不正面讲答案。先谈几点我对《内经》研究的一般指导思想的看法，并再次说明《内经时代》是什么意思。

第一，要承认研究《内经》确实比较难。因为它：①成书年代久远；②非出自一时一人之手；③卷帙浩大，头绪纷繁。对付它不能浅尝辄止。表述研究成果可尽量简明，研究过程中需下许多苦功——占有足够的资料。

第二，占有的资料多，不一定能保证得出正确而又使人信服的结论。还要有正确的思想方法和研究方法，要善于运用历史唯物主义，对科技史的一般规律要有足够的认识。这绝非老生常谈。话说来容易，行诸实际很难。以《内经》成书时代而言，古人考证很多。不过，如果是圣人创造医学论者，就会死抱住成书于黄帝的观点不放。这种观点连明末的《内经》大专家张景岳、马莳等人都不能免，近代还有很多人这样说。较聪明的古人如朱熹、程颢等方提出《素问》成于战国。

按：张介宾《类经》自序云："内经者，三坟之一。盖自轩辕帝同岐伯、鬼臾区等六臣,互相讨论,发明至理,以遗教后世,其文义高古渊微,上极天文,下穷地纪,中悉人事,大而阴阳变化,小而草木虫鱼,音律象数之兆端,脏腑经络之曲折,靡不缕指而胪列焉。大哉!至哉!垂不朽之仁慈!开生民之寿域!其为德也,与天地同,与日月并,岂直规规治疾方术已哉!按晋皇甫士安甲乙经序曰:黄帝内经十八卷,今针经九卷,素问九卷,即内经也。而或者谓素问、针经、明堂三书,非黄帝书,似出于战国。夫战国之文能是乎?宋臣高保衡等叙,业已辟之,此其臆度无稽,固不足深辨。"(张介宾《类经·序》人民卫生出版社 1965 年 第 1版)

马莳《黄帝内经素问注证发微》序云:"素问者,黄帝与六臣平素问答之书。至春秋时,秦越人发为难经,误难三焦营卫关格,晦经之始。晋皇甫谧次甲乙经,多出灵枢,义未阐明。"(丹波元胤《中国医籍考》人民卫生出版社 1983 年 第 2 版 33 页)

按:程颢、朱熹关于《素问》成书于战国的话如下:

程颢:"《素问》书,出战国之末,气象可见。若是三皇五帝典坟,文章自别,其气运处,绝浅近。"(《二程全书·伊川先生语》)

朱熹:"至于战国之时,方术之士,遂笔之于书,以相传授,如《列子》之所引,与夫《素问》《握奇》之属,盖必有粗得其遗言之仿佛者,如许行所道神农之言耳。"(《朱子全书·古史余论》)

另,中华书局 1986 年版《朱子语类》第 138 卷 3278 页有:"《素问》语言深,《灵枢》浅,较易。"

学识更渊博的人,拿《内经》和《史记》《汉书》《淮南子》等略做比较,大体定为秦汉之作。但是,近代之前从未有人做过严密的考证,多凭一般印象立论。其原因又不仅是唯心史观作怪。这里仅先提一句,即古人考证《内经》反以医界之外的人较深入。可知古时医家多为衣食奔走,学术每较浅薄,具备孙思邈要求的"大医"条件的人实在很少。

第三,《内经》研究中的唯物主义,除抛弃圣人论等唯心史观外,还应强调两点。

1. 医学在任何时候都不是孤立的学科。它基本属于自然科学门类,与各时代的社会科学亦有关系。特别是当时占统治地位的哲学和政治思想,必然在医学著作中留下印迹。一般情况下,是社会统治思想左右医界,而不是相反。古代的自然科学理论与自然哲学原很难分,《内经》涉及许多哲学问题，其中必然要运用当时的自然哲学理论。《内经时代》将特别注重这一点，否则会得出自相矛盾的荒谬结论。

2. 生命科学往往落后其他学科一步。我们不能设想在农业出现之前，人类能认识很多生药；石器时代会有金针；天文历法比较精密并为较多的人了解之前，医书当中会涉及有关知识并用以说明医理。医学虽然是最古老的学科之一，也只能在某些纯经验积累方面，有时超过其他学科。近现代科技史常识也足以说明这一点：我们不可能想象，氧气发现之前，会有较科学的呼吸生理；微生物发现之前，会有微生物病因学。显微镜、X 光、进化论、相对论、激光以及当前在知识界普及的三论，都不是首先由医家发明、发现的。例子很多，不胜列举。为说明医学必须植根于其他自然科学学科，再引恩格斯一段话：

"在自然科学的历史发展中，最先发展起来的是关于简单的位置移动的理论，即天体的和地上物体的力学。随后是关于分子运动的理论，即物理学。紧跟着它，几乎和它同时而且有些地方还先于它发展起来的，是关于原子运动的科学，即化学。只有在这些关于统治着非生物界的运动形式的不同的知识部门，达到高度的发展以后，才能有效地阐明各种显示生命过程的运动进程。"（恩格斯《自然辩证法》人民出版社 1971 年版 第 53 页）

《内经时代》忠实于恩格斯的论断，把《内经》放到产生它的那个时代中去研究，看那时的有关学科为医学提供了什么条件。这主要是为了研究《内经》，反过来也可以供研究那个时代参考。

把《内经》时代的各主要学科（包括社会科学）拿到一起来研究，方能揭示《内经》中许多难解之谜，给《内经》以恰当的评价。

本书的含义大致如此。因读者着重点不同，可以看它作考证、解释《内经》的著作，也可视为医学史著作，赶赶时髦又可算是多学科研究《内经》。

第四，这样说来不是还要大量翻故纸吗？不错！研究古代科学不管用什么新方法，持什么观点，都必不可少地要占有原始资料。自杨上善编《太素》以来（更早可从皇甫谧整理《甲乙经》算起），历代研究《内经》者，都多少曾这样做。在我看来，历来《内经》学家们，查考资料的工作还是做得太少了。1949 年后的研究也不太令人乐观。故观点虽新，功夫却少。搞来搞去，大多跳不出旧圈子。加之崇古思想至今阴魂不散，有创见的著述实在不多。多数人离不开考证和集注的老路，一般文章往往华而不实。这不是说1949年后没有成就，也不是说古人全无见地，只是距希望太远了。

举注家解"七损八益"的例子来说吧。千余年中陈陈相因，竟没有一个中国人发现这典型的房中术语，倒是日本人发现了这一点。这就是做学问不扎实的结果。

按： "七损八益"见于今《素问·阴阳应象大论篇第五》，而且，《内经》中仅此一见。原文如下：

"岐伯曰：能知七损八益，则二者可调，不知用此，则早衰之节也。年四十，而阴气自半也，起居衰矣；年五十，体重，耳目不聪明矣；年六十，阴痿，气大衰，九窍不利，下虚上实，涕泣俱出矣。"

这段话的其他语句都很好解，关键是：什么是"七损"？什么是"八益"？

因为可以运用，显然是一种技术或技巧。

王冰的注释，说这是关于房事的，接触到问题的实质，但不准确。

"森立之案：七损八益，古来注家意见各出，皆出于臆断，不足据。王注以为房事，盖有所受而言。今得《医心方》，而千古疑义一时冰解。但其言猥杂，故王氏不详录也。（［日］森立之著，郭秀梅、冈田研吉校点《素问考注·附四时经考注》北京. 学苑出版社2002年第1版 上册154页）"

马王堆医书出土之后，国人才知道这原来是标准的房中术语。意思是有七种性交方式或反应对健康有害，八种有益。见于出土帛书《天下至道谈》。

什么叫"七损"呢？

《天下至道谈》说："一曰闭，二曰泄，三曰竭，四曰勿，五曰烦，六曰绝，七曰费。"

什么叫作八益呢？

《天下至道谈》说："一曰治气，二曰致沫，三曰知时，四曰蓄气，五曰和沫，六曰积气，七曰持赢，八曰定顷。"

近年关于七损八益的具体解释有多家。各家出入较大。由于很容易从网上查到，本书不赘。但需说明，各家的解释中忽略了一点。即古代的房中术的总倾向是认为：尽量多地交接而且不射精对男方有好处。此即后世所谓采补。这显然是不科学的。中医早就完全否定了这种看法。

尽管如此，《内经时代》仍力求继承一切前人的成就，在此基础上前进。

有人会问：古人对古代文献不是读得更多吗！为什么那时不能全面解释《内经》之谜呢？对此有两点需说明。

其一，大多数古人，特别是医家并不比我们手头的文献多。以笔者的环境而论，条件很差，却可以于一两年内看到数百种最需要的文献。

其二，古人往往身在此山中，不问真面目。阴阳、五行、象数之说，读书人从启蒙开始就习以为常，深究其理者很少。怀疑其出处，究其源流者更少。况且，有几个人肯冒怀疑经典的风险呢。自然，出类拔萃的人也有。如批判运气说的沈括、张洁古，怀疑五行说的尤在泾、徐灵胎等人即是。不过，他们没有现代哲学、现代科学和现代研究方法这三大新式武器。近代医界对阴阳、五行、运气等持批判和维护态度的人都很多，真正搔到痒处的人却少见。

按：沈括关于运气学说的见解如下：

"医家有五运六气之术，大则候天地之变，寒暑风雨，水旱螟蝗，率皆有法；小则人之众疾，亦随气运盛衰。今人不知所用，而胶于定法，故其术多不验。假令厥阴用事，其气多风，民病湿泄，岂普天之下皆多风，普天之民皆病湿泄邪？至于一邑之间，而旸雨有不同者，此气运安在？……随其所变，疾厉应之，皆视当时当处之候，虽数里之间，但气候不同，而所应全异，岂可胶于一定？"（沈括 梦溪笔谈 吉林摄影出版社 2003 年第 1 版 35 页）

显然，沈括不认为推运结果适用于普天之下。不但不能适用于普天之下，在一个县的范围内，也常常不适用。总之，此术"多不验"。

关于张洁古、尤在泾、徐灵胎等对五行学说的怀疑，请参看拙作《中西医结合二十讲》第三节。

第五，原始资料到底到查多少？这直接关系《内经时代》的时限。为叙述方便，先提出我的看法。以下各节还会有具体论述。

浅见以为，《内经》成书的基本条件到西汉初才具备，灵素骨干内容成型不会早于两汉，一些篇章可粗定成文于东汉。"七篇大论"出现更晚。本书也要对它们略做探讨，但重点不在汉后。这样，两汉及以前的文献均在查考之列。重点是战国秦汉的文献，即那时的经、史、子、集都要看过。按新体系重新翻检编排《内经》的工作还不在内。这是相当头痛的工作。像我这样没有读经功夫的人，再硬着头皮去读经（还有史、子、集）真是苦不堪言。但不亲自过目就容易上当，心里就不踏实。这不是反对借助拐杖。近现代研究《内经》时代经、史、子、集的各种专著也要尽量多看。先从这些书读起，可免走许多弯路，但不能只靠第二手资料立论。因为，《内经》时代的许多文献也和《内经》一样——非出自一时一人之手，专家看法颇有分歧，而且，他们多从本专业出发进行研究，不是为研究《内经》服务。科技史、医学史、重要《内经》注本及近年一切有关《内经》的论文、专著均应较为熟悉。总之，工作量很大。

由上述五点可知，本书几乎涉及《内经》时代文化领域的各方面。

三

一般说来，今日的《内经》研究，多属于文化史范围。狭义些说，应属于科技史范围。研究文化史，从来都是用眼前的观点检验过去。因此，认识总在不断深化。本书不可能一劳永逸地，把有关《内经》的问题都搞得很清楚。科学发展随时可能启发人们回头看《内经》。如用"控制论"等解释《内经》，日本人五十年代初就这样做了。那时国内还很少有人接受，甚至以为怪论。

按：据笔者所知，1970 年之前，中医界讨论控制论的文章，只有一篇。即：祖国医学的基本理论与控制论，作者任恕，载于《中医杂志》1960 年，第二期。

不料，过了二十多年，"控制论"等竟成了行时的口头禅。所以，尽管有关《内经》的这类研究深度不够，总是说明新观点、新理论、新方法在揭示文化史时更有说服力，并往往能发现以前没有认识到的东西。换句话说，研究文化史总不能离开科学发展的新成就。前面已经提到，马克思主义哲学对《内经》研究的指导意义尤其重大。

为使读者了解《内经时代》的研究方法，下面把近代以来有关《内经》时代的各种文化史研究做一极简略的介绍。

《内经时代》涉及的文献，基本上限于汉至西周。它与史前研究联系很少，与甲骨学、金文学关系也不大。但应知道，以上三方面，特别是前二者是近代以来中国史学极有成就的领域。专业医史工作者和《内经》学者，有必要对上述研究作一概略了解，从中至少可以知道点科学的文化史研究及其发展趋势。假如连有关常识也没有，就会思想僵化。

《内经》时代的文化史研究，现在可分为社会科学史、科学技术史两方面。开头都与古代学术发展相衔接，其中最重要的是"经学"。清代朴学重考据，很近于史学。清末的重要政治改革运动——戊戌变法，就是打着研究古经的旗号造舆论的。进入民国，"六经皆史"的观点为更多的人接受，加之读经不再是文化教育的重点，经就更加变成史料。"五四"前后，新文化运动努力打倒孔家店，二千年来，作为中国意识形态的文化代表——儒家思想及其经学，被全面批判。此后，读经更不为经世致用，而成为搜集文化史资料的一个方面。旧有意义上的史学文献，也陆续被持不同观点的人，用不同的方法进行研究。具有近代气息的单科文化史，也只有这时才开始出现。

由于中国全面接受近代文化较晚，某些最早的专科文化史倒是日本人或西方人先做了一些工作。科技史的研究也只能发端于这一时期。其中，值得庆幸的是，中国医学史专著出现是较早的，并且是中国专家先写出来的，即1919年陈邦贤写的《中国医学史》。

近代以来，中国文化史研究基本上受外来思想影响。先是表现为经学回光返照数年。随之，输入了社会达尔文主义。再后，占支配地位的思想是资产阶级史学观在中国的变种——实证主义与考据学相结合。最后，至二十年代末，马克思主义的历史唯物论开始被一些学者接受。科技史的研究必然也受这些流派的影响。中国古代的科学技术资料——特别是《内经》时代的内容，主要也从经、史、子三类文献当中去寻找。不管是哪一领域的研究，就《内经》时代而言，大家据以研究的文献基本一致，唯着眼处各有侧重。

医界青年对上面这一段话，可能有些摸不着头脑。我意在交代近代史学背景，然后再说近代史学研究中，与《内经》有关的部分。下面略介绍近代史学流派的代表人物及其代表作三家，看史学观点、研究方法，对史学家有多么明显的影响。

康有为的《新学伪经考》，曾经掀起大波澜。究其思想则是受日本维新影响，想到中国必须改良封建制度以免危亡。理论从哪里来？当时还不可能跳出经学圈子。但他在新思想激发下使经学跃进一步。康氏继承了清代今文学派的成就，加上自己的一番工作，断言《周礼》《左传》等地位很高的经是汉代人伪造的。周公制礼既不可靠，当时的制度也不妨改一改。从史学经世角度看他的著作，意义在此。康氏治学不免有门户之见，考证也难免不严密之处。但此后，《周礼》《左传》等经的地位被动摇却是事实。

胡适的名字便是进化论的产物，其早期著作直接用进化论命名。不过，他更喜欢讲"实证主义"。他的奠基作《中国哲学史大纲》很不受他的美国先生的重视，在中国出版后却风行一时。五四运动前后影响颇大。在他的书中不可能找到唯物史观。他大讲一通主义之后，却让别人"多研究些问题，少讲些主义"。实际上，他的书全是杜威主义与考据方法结合的产物。他把古代哲学理了理，但不能揭示其真面目。

郭沫若的《古代社会研究》，开创了马列主义研究中国古代史的先河。该书主要立足于恩格斯的《家庭、社会与国家的起源》和摩尔根的《古代社会》。辩证唯物主义的历史观，一拿来研究中国古代史，古代史便从迷雾中显出真面目。中国何时是原始社会，何时是奴隶制，何时由奴隶制向封建社会转变，历史的辩证发展、古代思想的哲学流派等等重大问题便很快基本解决了。一切旧史体系均经不起它的检验，于是渐渐败退。

如上所说，就《内经》时代而言，史家所据的文献完全一样。资料均从那时的文献中来，各派的总结论却大大不同。可见，史学观点对文化史研究有决定性的意义。研究方法方面，考证、分析、对比、归纳、演绎等具体方法，各家大略相同。但马列主义派别之外的思想方法，均不重视辩证思维和整体把握。往往会因小失大，因局部失全体，看见一方面，忽视另一方面，立论时即不免有大漏洞。

然而，也决不能说不用占有足够的资料，拿来马列主义便一通百通。也不是说旧史学流派的工作都不屑一顾。欲批判学术上的对立面，至少先要占有同对方一样多的资料以便知己知彼。否则，只能动其枝节，不能动其根基。全面读一下郭沫若、范文澜等前辈的著作，便知道他们下过多少工夫，如何批判地继承了。

为帮助读者进一步理解近代史学潮流，请参看本节末所附：关于近代史学流派。

四

唯物史观指导文化史研究，在我国是最后起的，近代不占主导地位。

1949 年后，迅速居于统治地位。大家匆匆向这条路上走，学界几乎没有对立面。这应是一件好事，也有不利的一面。不少人满足于简单套用唯物史观解释一些史实和理论，批判地继承则不足。加上一些其他政治原因，在郭沫若、范文澜等老一辈学问基础厚实广博的大师之后，出现了青黄不接的现象，很多方面的研究深度不够。近年情况渐渐改善。

医史研究则问题更多一些。一是医史界和社会科学史界联系松散，一般史学家极少研究医史，医史家也不大接触社会科学史。通俗些说是两家分工太清。更有甚者，医史界和其他科技史界也分得太清。结果是互相了解、渗透都不太多。这种情况对医史研究尤其不利。如前所说，医学是植根于各时代的多学科综合知识。研究数学、天文、化学、地理学史等，基本上不了解医学史影响可能不太大。医史学者对其他科技史没有起码的了解，则会受很大的限制。特别是研究《内经》这种成书时代久远，内容复杂的理论性著作时，受限制就更严重。

其实，自二十年代开始，医史研究、医学争鸣就和古史研究、史学争鸣联系不够了。比如，《内经》中的阴阳五行学说，在近代医界是争论最热烈的问题之一。可惜，参加争鸣的大部分医家和医史学家，没有充分借鉴同时代史学界的研究成果。下面略举近代著名学者对阴阳五行学说的看法，供参考。

近代学者最先拿阴阳五行说开刀的是龚自珍。他多次攻击汉代经学大师刘向以五行灾异附会《春秋》等经典。

他说："刘向有大功，有大罪。功在七略，罪在五行传。""如欲用春秋灾异说《尚书》者，宜作《洪范》庶征传，不得曰五行传。""窥于道之大原，识于吉凶之端，明王事之贵因，一呼一吸，因事纳谏，比物假事，史之任讳恶者，予于最为下也。宜为阴阳家祖。"（《龚定安全集类编》，世界书局 1937 年版，286－287 页）总意思是说阴阳家极浅薄，汉儒用阴阳五行解经是歪曲。

梁启超说："阴阳五行说为二千年迷信之大本营，直至今日在社会上犹有莫大势力。……吾辈生死关系之医药，皆此种观念之产物。……学术界之耻辱，莫此为甚矣！"（《饮冰室合集》1941 年版，第 13 册，阴阳五行说之来历）

章太炎说："五行之论亦于哲学何与？此乃汉代纬候之谈，可以为愚，不可以为哲也。"（见医界春秋汇选，第一集）"隋唐两宋惟巢元方多说五行，他师或时有涉及者，要之借为掩饰，不以典要视之。金元以下……弃六朝唐宋切实之术而以五行玄虚之说为本。尤在泾心知其非，借客难以攻之，犹不能不曲为排掩护。徐灵胎深诋阴阳五行为欺人，顾己亦不能无濡染。夫以二子之精博，于彼众口雷同，终无奈何，欲言进化难矣。"（见王一仁《中国医药问题》章太炎序）

严复说："中国九流之学，如堪舆、如医药、如星卜，若从其绪而观之，莫不顺序。第若穷其最初之所据，若五行干支之所分配，若九星吉凶之各有主，则虽极思有不能言其所以然者矣。无他，其例之立根于臆造而非实测之所汇通故也。"（严复译．穆勒名学．严复按语．北京：商务印书馆，1981：70.）又说："金胜木耶？以巨木撞击一粒锡，孰胜之邪？"［栾调甫．梁任公五行说之商榷．东方杂志，1924（5）：97.］

顾颉刚说："这种五德、五行相胜、相生的把戏，对于上古史固然是假，对于汉代的史还是真的。汉代社会是一个以阴阳五行为中心思想的社会，这种把戏就是那个社会的真实产物。"（顾颉刚编《古史辨》五册上，上海古籍出版社，1982年第1版262页）

郭沫若说："所谓水、火、金、木、土，这是自然界的五大元素，大约宇宙中万事万物就是由这五大元素所演化出来的。……这些分化的理论虽然很武断、很幼稚，但它的着眼是在说明：宇宙中万事万物由分析与化合的作用演进而成。这是值得我们注意的。五行和印度、希腊的四大说（水、火、风、土）相似，是科学方法的起源。我们不能因为它本身的幼稚与后人附会便一概抹杀。"（郭沫若《中国古代社会研究》，科学出版社1960年第1版72页）

范文澜说："直到现在，任何中国人把头脑解剖一下，量的多少固没有定，'五行毒'这个东西却无疑地总可以找出来。颉刚说'五行是中国人的思想律，是中国人对于宇宙系统的信仰，二千年来它有极强固的势力。'这几句话的确是至理名言。"（顾颉刚编《古史辨五》，上海古籍出版社1982年第1版641页）

要言之，近代著名学者当中，只有郭沫若先生对五行说的批判是略有保留的，对此说在科学史上的意义评价，仍不超过古希腊和印度的四大说。1924年之后，疑古学派曾就此进行了系统的研究，阴阳五行思想被批得几乎无立足之地。

数十年前，阴阳五行学说对中国人思想影响之大，现代青年已体会不深，因而可能对近代学者为什么大批阴阳五行有些不解。为此，先举几个至今还为众人熟悉的文学方面的例子，以便知其大概。

按：为加深印象，再说明古人如何重视五行，以便理解近代人何以对此说深恶痛绝。据笔者所知，对五行评价最高的古人是宋代人萧吉。他说：

"夫五行者，盖造化之根源，人伦之资始，万品秉其变易，百灵因其感通。本乎阴阳，散乎精象，周竟天地，布极幽明。子午卯酉为经纬，八风六律为纲纪。故天有五度，地有五材以资用，人有五常以表德，万有森罗以五为度。……吉每寻阅坟索，研穷经典，自牺农以来迄于周汉，莫不以五行为政治之本。"（［宋］萧吉《五行大义·序》，商务印书馆，丛书集成本，1939 年版）

在萧吉看来，不但造化的根源是五行，中国有史以来的政治也以五行为本。于是，一切事物或学问中，没有比五行更重要的了。

《西游记》是妇孺皆知的神话小说。若问：其中心人物何以必凑够五个（白马不可少）？很多人未必知作者用意。其实是从比附五行而来。倘以此说附会，请看其中章回题目。

第八十六回　木母助威征怪物　金公施法灭妖邪

第八十九回　黄狮精虚设钉耙宴　金木土计闹豹头山

其中八卦配五行亦常见。众怪作法，欲兴风必从巽地吸气，要玩火需从离方用功。青年读者未必知其所以然。

又，倒数第二回：九九数完魔灭尽　三三行满道归根。三、九、八十一，这几个数在《内经》时代均有奥义。这又不仅是五行说了。不知其说所本，也难懂《内经》。当然，《西游记》的文学价值不在此。

"古道、西风、瘦马"是一句很妙的词。人人知道是形容冷落凄凉。不过，若值春暖花开，雨过天晴，即有西风也无碍"春风得意马蹄疾"。问题是风不在东西，意思指春秋。故春联多用"东风浩荡"。

林黛玉说："不是西风压倒东风，就是东风压倒西风。"这一句家常话，也是五行说的流风。同书中有一段史湘云和丫头谈阴阳，大观园的使女也热衷此道。

按：史湘云和丫头翠缕谈阴阳，见于《红楼梦》第三十一回。核心段落如下：

史湘云道："花草也是同人一样，气脉充足，长的就好。"翠缕把脸一扭，说道："我不信这话。若说同人一样，我怎么不见头上又长出一个头来的人？"湘云听了由不得一笑，说道："我说你不用说话，你偏好说。这叫人怎么好答言？天地间都赋阴阳二气所生，或正或邪，或奇或怪，千变万化，都是阴阳顺逆多少。一生出来，人罕见的就奇，究竟理还是一样。"翠缕道：这么说起来，从古至今，开天辟地，都是阴阳了？"湘云笑道："糊涂东西，越说越放屁。什么'都是些阴阳'，难道还有个阴阳不成！'阴''阳'两个字还只是一字，阳尽了就成阴，阴尽了就成阳，不是阴尽了又有个阳生出来，阳尽了又有个阴生出来。翠缕道："这糊涂死了我！什么是个阴阳，没影没形的。我只问姑娘，这阴阳是怎么个样儿？"湘云道："阴阳可有什么样儿，不过是个气，器物赋了成形。比如天是阳，地就是阴，水是阴，火就是阳，日是阳，月就是阴。"翠缕听了，笑道："是了，是了，我今儿可明白了。怪道人都管着日头叫'太阳'呢，算命的管着月亮叫什么'太阴星'，就是这个理了。"湘云笑道："阿弥陀佛！刚刚的明白了。"翠缕道："这些大东西有阴阳也罢了，难道那些蚊子，虼蚤，蠓虫儿，花儿，草儿，瓦片儿，砖头儿也有阴阳不成？"湘云道："怎么有没阴阳的呢？比如那一个树叶儿还分阴阳呢，那边向上朝阳的便是阳，这边背阴覆下的便是阴。"翠缕听了，点头笑道："原来这样，我可明白了。只是咱们这手里的扇子，怎么是阳，怎么是阴呢？"湘云道："这边正面就是阳，那边反面就为阴。"翠缕又点头笑了，还要拿几件东西问，因想不起个什么来，猛低头就看见湘云宫绦上系的金麒麟，便提起来问道："姑娘，这个难道也有阴阳？"湘云道："走兽飞禽，雄为阳，雌为阴，牝为阴，牡为阳。怎么没有呢！"翠缕道："这是公的，到底是母的呢？"湘云道："这连我也不知道。"翠缕道："这也罢了，怎么东西都有阴阳，咱们人倒没有阴阳呢？"湘云照脸啐了一口道："下流东西，好生走罢！越问越问出好的来了！"翠缕笑道："这有什么不告诉我的呢？我也知道了，不用难我。"湘云笑道："你知道什么？"翠缕道："姑娘是阳，我就是阴。"说着，湘云拿手帕子握着嘴，呵呵地笑起来。翠缕道："说是了，就笑的这样了。"湘云道："很是，很是。"翠缕道："人规矩主子为阳，奴才为阴。我连这个大道理也不懂得？"湘云笑道："你很懂得。"一面说，一面走，刚到蔷薇架下，湘云道："你瞧那是谁掉的首饰，金晃晃在那里。"翠缕听了，忙赶上拾在手里攥着，笑道："可分出阴阳来了。"说着，先拿史湘云的麒麟瞧。湘云要他拣的瞧，翠缕只管不放手，笑道："是件宝贝，姑娘瞧不得。这是从那里来的？好奇怪！我从来在这里没见有人有这个。"

假如是学过中医的，应该很熟悉三个方名：六一散、左金丸、戊己丸。我看能很爽快地说出三者含义的人不一定多。有些人能答出"天一生水、地六成之"故名六一。若再问：何以"天一生水、地六成之"？能引经据典说出一、二、三的人便少。再能用现代认识予以解释者，恐怕更少。

按：六一散出自刘河间《宣明论方》，原名益元散，一名天水散。后人通称六一散，即取"天一生水，地六成之"之义，又说明滑石、甘草用量比例。主暑湿。又，《伤寒直格》（思想颇类刘河间）有益元散，为六一散加辰砂。

左金丸出自朱丹溪《丹溪心法》。药用黄连、吴茱萸。比例为六比一，共为细末，水丸或蒸饼为丸。左金者，制肝气也。今人或解为泻肝火，不确。

戊己丸出自《和剂局方》。药用黄连、吴茱萸、白芍各等分为细末，面糊为丸，如梧桐子大。戊己者，化土也，乃制木扶土之义。主治肝胃不和。

以上三方，都与象数和/或五行有关。

关于象数之学，见第十三节所附"象数略论"。

其答案均需求之《内经》时代。类似中医术语还多。如果说它们不过是虚名虚套，懂得它们不一定当上名医，不管它们照样治好病。此类话不应出自中医之口。倘若《内经》专家碰到这些地方也支吾，则《内经》之学岌岌可危了。这已不仅"乏人""乏术"，而是"乏学"了。学说不乏，技术自兴，技术能兴，何忧乏人！《内经时代》欲追本溯源，求岐黄之理。用意如是，尚冀时贤不以为"大可不必"。苟蒙高明赐教，群贤切磋，又不仅作者一人之幸。

最后有必要再次强调，前人的一切有关研究成果都是应该借鉴、继承的。实际情况是学习得很不够。加之坚持本书的篇幅不超过《内经》原文。故采用了尽量明快的论述方式和尽量通俗简洁的语言。下文会提出一些前人的看法而不详细引用原文并注明出处。这绝非有意掠人之美以自饰，也不是怕触犯权威引起麻烦。即便自以为前人未论及处，也可能早有人先我而发了。这本小册子从各方面看都称不起严谨的科学论著。如果其中真有些能站得住脚的新东西，也只是由于我借助了许多拐杖，踏过许多高人的肩膀。文中涉及非中医学术史的部分，往往要先做些常识介绍。这样做，一是方便对有关领域不很熟悉的读者，二是笔者在这些领域也仅知道些常识。《内经》和医学史方面的基本知识，也不能保证没有严重错误。热切期望来自各方面的批评。细节上的疏漏肯定更多，并请指正。假如较重要的新论点能有一半经得起批评，即本书的目的达到二分之一，就很知足了。笔者的一贯信条是：宁可写出错误较多、新见解也不少的东西而受到批评，也不写没有新东西，因而没人批评的文字。没有批评反响的著述，我很疑心是没人读过，或没人认真读过。那种下场对和社会科学有关的学术著述来说是可悲的。

附
关于近代史学流派

历史就是用眼前的文化、思想和政治眼光看过去。社会史学家尤其注意政治。于是，近代史学流派必然和近代文化、思想、政治派别密切相关。对此，本书的读者不一定熟悉，这里做一下极简略的说明。这样简略的说明，不可能引用多少原作。但笔者相信不会有大误。怀疑拙见或确有兴趣的读者，请参看下面提到的著名人物的有关著作。

近代文化名人、思想家、历史学家中，最早登上政治舞台的是康有为。历史的古为今用，在他身上体现得最典型。当然，也可以认为这是儒家以天下为己任的传统影响——《大学》认为，治学的最高境界是治国平天下。

康氏的著作中，影响最大的是《新学伪经考》。

所谓"新学"，指为王莽新朝服务的"经学"；所谓伪经，指王莽的国师刘歆争立的《尚书》《周礼》《左传》《毛诗》等——都属于"古文经"。《新学伪经考》断言："古文经"是刘歆父子伪造的。一千多年来，这些经一直是正统的"经"，即读经尊孔和科举取士，这一主要文化制度的基础，因而对当时的知识界震动极大，必然使当局恐慌。于是，《新学伪经考》于1894、1898、1900年，三次被清廷降旨毁版。

康氏治经为了达到三个目的：第一步先动摇"古文经"；第二步宣传"今文经"也不过是孔子"托古改制"之作；第三步是结论现行制度应该改革——变法维新。

若问为什么康氏会产生这样的看法，其中自然有经学上的"今古文"派别因素。今文经没有《周礼》《左传》《毛诗》，《尚书》也和古文不同。不过，当时中国面临的民族危亡和日本的明治维新，应该是刺激他得出"伪经"结论的时代原因。

1888年，康氏就上书光绪皇帝——《上清帝第一书》，主张变法。《新学伪经考》于1891年初次问世。可见，政治思想是他作《伪经考》的原动力。

康氏原籍广东南海，较早了解日本维新，又于 1879 年后先后游历香港、上海，颇知世界大势和西方思想学术等。故 1888 年之前，他就认为中国应该效法日本维新。

康氏上书之初，光绪皇帝的师傅翁同龢，详细阅读并摘引过《上清帝第一书》。此后，康氏又多次上书光绪和当道。然而，翁氏虽赏识康氏的见地，却由于当时的实权当道大臣徐桐等是后党，且顽固不化，他没有及时代达光绪。1894 年，由于中日甲午战争中国惨败，知识界要求变法极其强烈。朝廷不得不考虑政治改革——变法。这时，翁同龢不但代上了康有为的《上清帝第三书》，且到处宣传康有为的主张。

1895 年，康氏组织了著名的 18 省会试举人联名上书，即所谓"公车上书"，极力要求清廷改革。不久康氏有《孔子改制考》问世，进一步为变法制造舆论。他的思想主要是一句话：中国"能变则全，不变则亡，全变则强，小变仍亡"。

康有为多次上书，而且是最有名的上书人，加之翁同龢极力推崇，于是他成为戊戌变法的主持人。

变法失败后，康氏退出了政治舞台。其中除了年龄因素外，大概主要出于忠君思想的封建观念。即他还是以光绪帝的遗臣自居。文化方面提倡孔教。

另两位著名的变法人物，梁启超和谭嗣同，都是康有为的弟子。梁氏是康氏的入门弟子。谭氏自认为是康有为的私淑弟子。

谭嗣同殉难于变法，梁启超则流亡于日本。辛亥革命后，梁氏放弃了忠君思想，不但参与了护国运动（蔡锷即梁氏弟子），还曾在北洋政府任职。不过，他的主要精力用在学术方面，特别是积极介绍西方政治、哲学和思想史等。对传统文化，也做了大量的开创性研究。很多人认为，在引进西方文化方面，梁氏的贡献为近代第一。

孙中山先生自幼在夏威夷接受美国教育，他的革命主张，显然是西方教育影响。他是那时对西方文化、思想、科学技术、政治和经济制度了解最多也最切实的人。总之，他的革命思想不是从传统文化中来。

马克思主义的引进以及中国共产党的建立，不是中国传统思想发展的必然。但是，马克思主义者登上政治舞台之后，也要解释中国历史。其中最著名的代表人物是郭沫若。他不但有经学研究基础，对古文字学、特别是上个世纪初中国史学的一个新领域——甲骨学，也颇有造诣。故近代中国马克思主义的史学，主要是郭氏支撑着。另一个持唯物史观的近现代历史学家，是范文澜。

近代史学流派中，还有一个影响很大的疑古学派。其中的代表人物，一般不公然打出古文今用的旗号。不过，他们的工作，还是为了自己的文化思想和政治倾向服务。

疑古学派指哪些人呢？

广义而言，近代以来，各个史学流派都是疑古的。不过，狭义的"疑古学派"，主要指由顾颉刚发起的《古史辨》学派。除顾氏外，该学派的主要人物还有胡适之、钱玄同、童书业、吕思勉等。梁启超也偶尔参与，而且实际上开古史辨学派之先。

至此，有必要略提一下章太炎。

章太炎是俞樾的弟子，经学方面属于古文学派，和另一著名人物崔适同出一门。不过，后来崔适成为康有为的信徒，而且有过之而无不及。章氏主要是民族革命家，没有直接通过经学造舆论。他的革命思想，更多来源于明末清初浙西学派的反清思想。

章氏的主要政治活动是在 1900 年前后。最著名的事件是，为邹容写的《革命军》作序，公开反对满清而被捕入狱。1900 年之前，他曾经赞同改良主张，不久与之决裂。出狱后赴日，参加同盟会。民国初年，他和北洋政府有过合作，也有过斗争。此后，他在学术上和政治思想上，很快落后。比如，他虽然长于小学，却不愿意接受甲骨学。1925 年左右，南北对立时，他更倾向于北洋，因为他不赞成"赤化"。章氏晚年和中医界关系密切。

早期的疑古人物，政治主张不一，但没有因此而决裂。南方国共合作时，他们虽然在北京，但政治上都倾向于南方。1926～1927 年，鲁迅、顾颉刚等先从北京到厦门，又从厦门到广州。于是，不但国共合作，倾向于北伐的著名学者和思想家也聚集到广州。

学者们在政治上决裂，根本是由于国共分裂。

最明显的是鲁迅和顾颉刚之争。他俩争的不是历史观点，而是对当时革命的看法。不过，鲁迅的主要精力没有放在历史研究上。

国民党统治确立后，以胡适为首的学派，自然成为主流学派。可以和这个主流学派抗衡的，就是郭沫若和范文澜了。郭氏于国共分裂后流亡日本，主要史学研究都是在日本做的。范文澜于 1940 年到延安。他的代表作《中国通史简编》首刊于 1941 年，是中国第一部在历史唯物主义指导下写的通史，并且受到毛泽东的赞赏。《古史辨》中，也偶尔可见范文澜、郭沫若等人的文章，不过，《古史辨》派大都不赞成唯物史观。

近代史学的派别，也可从郭沫若对胡适和《古史辨》的评价看出。他说：

"顾颉刚所编著《古史辨》第一册……我发现了好些自以为新颖的见解，却早已在此书中有别人道破了。例如：

'钱玄同说：我以为原始的《易》卦，是生殖器崇拜时代的东西。乾、坤二卦即是两性生殖器的记号……许多卦辞爻辞，正如现在的《讖诗》一般'。

这些见解与鄙见不期而同，但都是先我而发的。"

"便是胡适对于古史，也有些比较新颖的见解。如他以商民族为石器时代，当向甲骨文字里去寻史料；以周秦楚为铜器时代，当求之于金文与诗。但他在术语使用上有很大的错误。"

"胡君的见解比起一般旧人来，是有些皮毛上的科学观点。我前说他在《中国哲学大纲》中'对于中国古代实际情形几曾摸着了一些边际'。就《古史辨》看来，他于古代的边际确实是摸着了一点。……顾颉刚的'层累的造成的古史观说'的确是个卓识。从前因为嗜好不同，并多少夹有感情作用，凡在《努力》报上所发表的文章，差不多都不曾读过。他所提出的夏禹问题，在前曾哄传一时。我当耳食之余，还曾加以讥笑。到现在自己研究一番过来，觉得他的识见是有先见之明。在现在新的史料尚未充足之前，他的论辩自是并未能成为定论。不过，在旧史料中，凡作伪之点大体是被他道破了。"（吕思勉、童书业编《古史辨七下》上海古籍出版社，1982 年第 1 版，361～367 页）

对胡适的《中国哲学史大纲》，郭沫若的看法如下：

"胡适的《中国哲学史大纲》，在中国的新学界上也支配了几年。但那对于中国古代实际情形几曾摸着了一些边际？社会的来源既未认清，思想的发生自无从谈起。所以，我们对于他所'整理'过的一些过程，全部都有重新'批判'的必要。……在中国的文化史上，实际做了一些整理功夫的要算是以满清遗臣自视的罗振玉，特别是前两年跳水死了的王国维。"（郭沫若．中国古代社会研究·序言．1929）

内经时代

1949 年后，郭沫若在《十批判书》中，对"古史辨派"的文献辨伪成绩给以明确的肯定。他说：

"研究中国古代，大家所最感受着棘手的是仅有的一些资料都是真伪难分。时代混沌，不能作为真正的科学的研究素材。

关于文献上的辨伪工作，自前清的乾嘉学派一直到最近的古史辨派，做得虽然相当透彻，但也不能说已经做到了毫无问题的之境。而时代性的研究更差不多是到近十五年来才开始的。"（郭沫若．十批判书．人民出版社，1976：1~2.）

心开窍详解

一、问题的提出

心脏到底开窍在哪里，是激发我撰写《内经时代》的原动力。

关于激发我写《时代》的事件，我在"六十自述"里如下说：

"我在最高学府时，就有留学生。他们也要学《内经》。其中一位美国青年，上课时很随便，经常把帽子抛起来玩，更不做笔记。就是这位洋学生，使讲《内经》的先生丢尽了脸面。

先生正在讲：心在窍为舌。

洋学生突然发问：先生，我怎么看到心开窍于耳呢？到底开在哪里对呢？

先生连想也没想就说：《内经》没有这种说法，不要开玩笑！

洋学生把《内经》翻到某页，指给先生看。这一下，先生傻眼了，只好说问问主任再回答。主任是谁也许有人知道——但不是'理法外'，尽管他也常常以《内经》专家自居，却很可能不知道《内经》还有心开窍于耳之说。

主任查了查书，也傻眼。但他毕竟不需要当面立即答复，最后怎样答复的不必说了。

我知道，《内经》还有心开窍于目的说法。好在那位洋人没有再追问。

为了照顾面子，1985 年版的《时代》中没有写这段掌故。现在，当事者大都作古了，不会有人太汗颜。于是，写在这里。

总之，'理法外'是不懂《内经》的，绝大多数讲《内经》、解《内经》并且出过书的人也不懂《内经》。否则，最高学府的《内经》先生，怎么会被一个刚入门的青年洋鬼子，一句话问得无地自容呢！这不是中医界的耻辱吗！

自己忝列中医之林，有责任痛雪此耻。

这就是我最初为什么要写《内经时代》。"

要痛雪此耻，我显然要回答这个问题。

不过，由于自刊本的《时代》，没有提及上面这个掌故，于是没有详细回答这个问题。学苑版《时代》加了些自注，对这个问题做了些解释，但不够详细。现在金栋大夫要给《时代》做补注，"六十自述"作为序言同时发表，读者首先看到"自述"中说的这个掌故。他们必然会问：你赵洪钧如何回答这个问题呢？于是我不得不对这个问题做出详细回答。

这个问题可以分为六问。即：

1. 目前公认的九窍配五脏或五脏开窍是如何说的？

2. 如何看五脏开窍或五脏主九窍？

3. 今《内经》关于五脏开窍还有什么不同的说法？

4. 为什么《内经》中心开窍于舌、于耳、于目等三说并存？如何理解这个问题？

5. 古代乃至现代医家，如何强解心开窍异说？

6. 为什么《内经》中关于肺、脾开窍的说法没有矛盾？

显然，本文主要是要回答第二、三、四三个问题。

此外，本文顺便讨论了，如何看中医运用五行学说的理论和实践意义。

二、目前公认的五脏开窍说法

所谓目前公认的说法，就是目前高校教材《中医学基础》（现分为《中医基础理论》和《中医诊断学》两门课程）和《内经》教材关于五脏如何开窍的说法，因为它们的作者居于权威地位，影响最大。学生们不得不接受其说。

凡受过系统中医教育者，都很熟悉五脏开窍之说。即：肝开窍于目，心开窍于舌，脾开窍于口，肺开窍于鼻，肾开窍于耳（和二阴）。

在《中医学基础》之类的教材中，以上说法首见于"五行归类表"。近年的类似教材，有的对五脏开窍做了进一步说明。比如，新世纪《中医学基础》第一版有一个标题："感觉功能与五脏的调节"，说"感觉包括人的嗅觉、视觉、听觉、味觉等，是耳目口舌鼻等感觉器官的功能。感觉器官为五脏所主。"

这样把五脏开窍完全理解为五脏和感官的关系，显然不很全面，因为九窍不都是感觉器官。即便同时是感觉器官者，教材的理解也有错误。比如，该标题中举的"心肺有病而鼻为之不利"（《素问·五脏别论》）主要就不是指嗅觉不灵，至少还应该包括，鼻塞而影响呼吸。中医教学权威，对中医理论理解到这样的程度，学生怎么可能追本溯源知其所以然呢！

金栋按：经文这句话中的"心肺"，应是偏义复词，义在"肺"而不在"心"。当理解为"故五气入鼻，藏于肺，肺有病，而鼻为之不利也"。因"鼻为肺窍"与心无关。

洪钧按：其实，教参引的这句话全句是："故五气入鼻，藏于心肺，心肺有病，而鼻为之不利也。"据此，鼻不利强调的应该是有碍于五气入鼻，而非有碍嗅觉。

今《内经》确实有把七窍仅仅理解为感觉器官的经文。

如：《灵枢·脉度》云："五藏常内阅于上七窍也。故肺气通于鼻，肺和则鼻能知香臭矣；心气通于舌，心和则舌能知五味矣；肝气通于目，肝和则目能辨五色矣；脾气通于口，脾和则口能知五谷矣；肾气通于耳，肾和则耳能闻五音矣。"

但也有的经文理解为传输通道。

如：《脉度》篇就有"五藏不利则七窍不通"。《素问·生气通天论》云："失之则内闭九窍……阳不胜其阴，则五藏气争，九窍不通"。《素问·玉机真藏论》云："脾为孤脏……其不及，则令人九窍不通，名曰重强"。《难经·三十七难》：云"五藏不和，则九窍不通"。

该标题还提到"心寄窍于耳"，而且百方弥缝，却没有提及此说所本。学生和其他读者不可能知道为什么。

心在窍为舌或心主舌之说，在今本《内经》中，不止一处提到。最系统且定型的见于《素问·阴阳应象大论篇第五》。其中说：

"东方生风，风生木……酸生肝……肝主目。……在地为木……在脏为肝……在窍为目。南方生热，热生火……苦生心……心主舌。在地为火……在脏为心，在窍为舌。中央生湿，湿生土……甘生脾……脾主口。……在地为土……在脏为脾……在窍为口。西方生燥，燥生金，金生辛，辛生肺……肺主鼻。……在地为金……在脏为肺……在窍为鼻。北方生寒，寒生水……咸生肾……肾主耳。……在地为水……在脏为肾……在窍为耳。"

以上为节略的第五篇有关经文。

本文主要是回答为什么《内经》中关于心开窍的说法不一，故把其他四脏开窍略过。今《内经》关于它们的开窍之说也没有矛盾。总之，按本篇所说，就是"心主舌"或心"在窍为舌"。

今本《内经》中，关于五脏开窍而且主心开窍于舌的，又有比较系统叙述的篇章还有①《素问·五常政大论篇第七十》②《灵枢·脉度第十七》③《灵枢·五阅五使第三十七》等。有关经文不再引出。这三篇有关经文，都很简明。足见它们成文于《素问·阴阳应象大论篇第五》之后。此外，只有《素问·脉要精微论篇第十七》说："心脉搏坚而长，当病舌卷不能言"，应该是据心主舌推论而来。

总之，以上是后世直至目前公认的心开窍说法，也是《内经》的定型说法。

此说早在晋代已经成为定说。《甲乙经·卷之一·五藏六府官第四》云："鼻者，肺之官；目者，肝之官；口唇者，脾之官；舌者，心之官；耳者，肾之官。凡五官者，以候五藏"。

洪钧按：《素问·五运行大论篇第六十七》等也有五脏系统，却未及开窍之说。

三、如何看五脏开窍或五脏主九窍

如果用最简明的一句话表达我的看法，就是：这是运用五行学说，建立人体五脏模型的需要。

今教材也持五脏系统说，只是教材总是千方百计地说，五脏系统如何有道理，而不愿意指出其方法论上的严重错误。

所谓五脏系统，就是运用五行学说，把那时知道的人体的其他一切构造和功能分别归为五脏所主。当然，五行学说不但适用于人体，它还把五方、五气（此指寒热燥湿等）五味、五色、五音、五声等都附五行。比如，《素问·阴阳应象大论篇第五》说："南方生热，热生火。火生苦，苦生心，心生血，血生脾，心主舌。其在天为热，在地为火，在体为脉，在藏为心，在色为赤，在音为微，在声为笑，在变动为忧，在窍为舌，在味为苦，在志为喜。"

显然，心主舌或心在窍为舌，不过是心脏系统（或火系统）中，不大重要的内容之一。

问题是这样的归类或推理，是否有足够的经验依据。

我的看法是：这样的归类或推理，只有很少一部分来自经验。故总体来说，运用五行学说推出的五脏系统（实质上是五行系统）是基本上不能成立的。

医学是典型的经验科学，得不到经验支持的理论，必然漏洞百出。

比如，说心属火、色赤、生血等，大体上可以据经验接受。在味为苦、在音为徵、在窍为舌等无法据经验理解。

没有经验基础的推理或归类，必然有很大的随意性。五脏和九窍如何配属，就看初创者当时如何想象或联想了。换言之，初创者的想象或联想不同，就会有不同的推理或归类结论。

心开窍有不同的说法，就是由于当初创立者的联想不同。

联想思维本来就是很不严密的推理方法，再加上可供联想的经验知识太少，结论就更加随意而不可靠。

这就是五脏系统不能成立的方法论根源。

读者很可能认为，我的上述见解，不过是一孔之见。何以见得，当初建立五脏系统涉及五脏和九窍配属关系时，有那么多不同的联想呢？

我的回答是：支持拙见的文献很多，详见下文标题五。

四、今《内经》关于心开窍的其他说法

简言之，今《内经》还有心开窍于耳、于目两种与心开窍于舌不相容的说法。

今《内经》关于心开窍于耳的明文，见于《素问·金匮真言论篇第四》。在《素问》中，该篇比《阴阳应象大论篇第五》还靠前，而且很系统又篇幅很长。谨节略其中的有关叙述如下：

"东方青色，入通于肝，开窍于目。南方赤色，入通于心，开窍于耳。中央黄色，入通于脾，开窍于口。西方白色，入通于肺，开窍于鼻。北方黑色，入通于肾，开窍于二阴。"

对心"开窍于耳"这种明白无误的说法，该做何解呢？先不说。不过，知道此说的学者应该较多。

问题是，今本《内经》还有心开窍于目的明文。知道此说的就不太多了。

心开窍于目的明文，见于《素问·解精微论篇第八十一》。篇中说：

"夫心者，五脏之专精也，目者其窍也，华色者其荣也，是以人有德也，则气和于目，有亡，忧知于色。是以悲哀则泣下，泣下水所由生。水宗者积水也，积水者至阴也，至阴者肾之精也。宗精之水所以不出者，是精持之也，辅之裹之，放水不行也。夫水之精为志，火之精为神，水火相感，神志俱悲，是以目之水生也。故谚曰：心悲名曰志悲，志与心精共凑于目也。是以俱悲则神气传于心精，上不传于志而志独悲，故泣出也。"

这段话不但有"目者其窍"的明文，还论述了悲痛流泪的道理。其说也基本上是运用五行学说推理，却有比较充分的经验基础。后人想歪解都很难。于是，今教材一般不提这段文字。我认为这是思维定式在作怪。因为有成见的人，常常睁着眼睛看不到不想看的东西，或有意无意地回避不同观点。

这第八十一篇不是后来补入的《素问》遗篇，也不属于唐代才编入《素问》的七篇大论。其中出现了大反潮流的心开窍说。显然不得不重视。

五、如何解释心开窍之说不一

上文标题二实际上已经解释了这个问题。即五脏开窍是运用五行学说建立人体五脏模型的需要。该模型的经验基础不足，因而具有很大的随意性。心开窍有不同的说法，就是由于当初创立者联想不同。

很可能有不少人认为，我的上述看法有偏见，甚至认为我有意诋毁中医理论。为了应对可能有不少人责难，下面举出尽可能多的文献依据，看看古人的有关说法是否支持以上拙见。

最早的有关现存文献，是和《内经》大体同时的《淮南子》。

该书《精神训》说："是故肺主目，肾主鼻，胆主口，肝主耳，外为表而内为里，开闭张歙，各有经纪。"

《精神训》说的脏腑主窍，和《内经》完全不同。其中没有提及心，却足以证明当时对脏腑主窍有多种不同的说法。原因就是，创论者联想不同。

可能成书于战国秦汉的《管子》，对五行系统有另一套说法。此书《水地》篇说："五味者何？曰：五藏酸主脾，咸主肺，辛主肾，苦主肝，甘主心。五藏已具，而后生肉。脾生隔，肺生骨，肾生脑，肝生革，心生肉。五肉已具，而后发为九窍：脾发为鼻，肝发为目，肾发为耳，肺发为窍。"

这套说法与《内经》的差异也很大。其中也没有说心发为何窍。原因也是作者的联想不同。

《白虎通》是东汉的权威著作。其中的有关内容，代表着当时学术界和官方的正统观点。

该书《性情》篇引用了纬书《春秋元命苞》等。篇中说：

"目者肝之使……鼻者肺之使……耳者心之候……阴者肾之泻……口者脾之门户……或曰：口者心之候，耳者肾之候。或曰：肝系于目，肺系于鼻，心系于口，脾系于舌，肾系于耳。"

文中提及"耳者心之候"，又说"心系于口"。前一种说法以及其他四脏开窍和《素问·金匮真言论》全同。

总之，今《内经》遗留的五脏开窍不统一，是两汉学者（包括医家）的联想始终不一的痕迹。

关于五脏开窍的不同说法，古人综合文献最多的是隋代人萧吉作的《五行大义》。其中说：

"《孝经拔神契》云：肝仁故目视，肺义故鼻候，心礼故耳司，肾信故窍泻，脾智故口诲。《太平经》云：肝神不在，目无光明；心神不在，唇青白；肺神不在，鼻不通；肾神不在，耳聋；脾神不在，舌不知甘味。……脾心肺三脏及候各有异说。《甲乙》以鼻应肺；道家以鼻应心。《管子》以鼻应脾。《甲乙》应肺者，鼻以空虚纳气，肺亦虚而受气故也。道家鼻主心者，阳也。《甲乙》以肺应口；道家以肺应口与《管子》同。《甲乙》以肺应口者，口是出纳之门，脾为受盛之所，口能论说，脾能消化，故以相通。道家以肺应口者，肺金也，金能断割。口有牙齿，亦能决断，是金象也。《管子》之意恐亦然也。《甲乙》以舌应心，道家以舌应肺，《管子》以心应下窍。《甲乙》以舌应心者，凡资身养命莫过五味，辨了识知莫过乎心。……道家以舌应肺者，肺者，阴也……舌与地通。《管子》心应下窍者，以心能分别善恶，故通下窍、除滓秽也。"（丛书集成本《五行大义》，1939 年，商务印书馆版，55~56 页）

显然，《大义》所述五脏和九窍配属有多种说法，萧吉的综述相当简明。只是说理无不牵强。

还可以举出更多的文献，我看以上所举已经足够了。因为已经足以证明，五脏开窍有个长期发展过程。作者很多，各有自己的联想。今《内经》所述，是整理众说的结果，但还是留下了不同说法的痕迹。

六、古代乃至今日医家对心开窍异说的强解

按说此文的目的已经达到了。即心（和其余四脏）如何开窍，不过是运用五行学说建立五脏系统的需要。此说经验基础很薄弱，具有很大的随意性。不同的说法是因为，创立者的联想不同。对此不要强解。知道本有不同的说法即可。

但是，古代乃至今日中医家，学问深湛者很少。他们不知道此说的渊源和发展过程，再加上思维定式作怪，总是想拐弯抹角地强解。

以下试举 14 家之说，看看他们如何解释心开窍于耳、于目。

1. 晋代人王叔和《甲乙经·卷之一·五藏六府官第四》有："《素问》曰：心在窍为耳。夫心者火也，肾者水也，水火既济。心气通于舌，舌非窍也，其通于窍者，寄在于耳。"

洪钧按：既然舌非窍，圣人为什么这么愚蠢，说心在窍为舌。

2. 隋代人杨上善《太素·卷第三·阴阳杂说》有："《九卷》云：心气通舌。舌既非窍，通于耳。"

洪钧按：杨氏不过是承袭了《甲乙》谬说。

3. 唐代人王冰注《素问》云："舌为心之官，当言于舌，舌用非窍，故云耳也。《缪刺论》云：'手少阴之络，会于耳中。'义取此也。"又云"神内守，明外鉴，故目其窍也。"

洪钧按：王氏承袭谬说之外，又据少阴经络为说。但入于耳的经络不止少阴，何以它脏不开窍于耳？至于神明内守，当无所不主，何以专主目？

4. 明代人张介宾《类经卷三·藏象类四》云："赤者火之色，耳者心之窍。火之精气，藏于心曰神。《阴阳应象大论》曰：心在窍为舌，肾在窍为耳。可见舌本属心，耳则兼乎心肾也。"

洪钧按：心肾水火之别，何以耳能兼乎心肾？

5. 明代人马莳《素问注证发微》云："南方丙丁火，其色赤，吾人之心属火，故内入通于心，而外开窍于耳。《阴阳应象大论》曰：'心在窍为舌，肾在窍为耳'，而此又以耳为心之窍，可见心之窍不但在舌，而又在耳也。《缪刺论》曰：'手足少阴太阴、足阳明之络，皆会于耳中，上络左角'，则耳信为心之窍也。'其精则仍藏之于心耳。"又云："心者，五脏之专精也；目者，专精之外窍也。"

洪钧按：火入心为什么就开窍于耳呢？耳也属火吗？

6. 明代人吴昆《素问吴注》云："《缪刺论》曰：'手少阴之络，会于耳中。'义取此也。"又云："五脏各有其精，心能专一之，故云五藏之专精。……精专于心，神发于目。"

洪钧按：吴氏承袭了王冰谬说，无新意。至于精专于心，何以只发于目呢？

7. 明末清初人张志聪《素问集注》云："《邪气脏腑病形篇》曰：'十二经脉，三百六十五络，其气血皆上走于面而走孔窍，其别气走于耳而为听。'别气者，心主之气也。"又云："心开窍于目，故目者，心之窍。《五脏生成篇》曰：'心之合脉也，其荣色也。'"

洪钧按：既然十二经皆上走于面，为什么十二经不是都主五窍呢？既然目者心之窍，何以圣人又说心在窍为舌呢？有这样的圣人吗？

8. 清初人高士宗《素问直解》云："开窍于耳，藏精于心，心开窍于耳，而耳复藏精于心也。"又云："五脏之精，随心气而注于目，故目者，其窍也。……是以人心有德也，则气和于目。目者其窍，此其验矣。"

洪钧按：高氏全无见地。耳能藏精于舌，它窍不能吗？

9. 清初人姚止庵《素问经注节解》云："按：舌之职有二，一司辨五味，一司协音声，而实内根于心，舌为心之苗是也。故火旺于心，则舌为之赤；火炽之极，则舌为之焦；若无病之人，火降水升，则舌自津润而滑泽。苟非有窍焉，则内之何能通心液、外之何能辨五味、别音声乎？乃王氏一则曰舌用非窍，再则曰寻其为窍则舌义便乖，乃曲为之解，亦何不察之甚也。夫窍之为言孔也。原王氏之意，或以诸窍皆有孔，而舌似无孔。今试取舌而观之，细若针毫津出若泉者非孔乎，孔之大者窍也，孔之小者亦窍也，谁谓舌非通窍哉！抑又有说焉，《金匮真言论》曰：'南方赤色，入通于心，开窍于耳。'而此又言在窍为舌，是心有二窍也。虽然，肾亦有二窍焉，肾在窍为耳，又《金匮真言论》曰：'北方黑色，入通于肾，开窍于二阴。'五脏之中，一窍者三，而心肾独各二窍者，何也？夫心者，火也，牡脏也；肾者，水也，牝脏也。水火者，天地之正气，阴阳之妙用，气血之本源，生死之关键也，所系至重，故二脏独有牝牡之名，为用至博，故心肾更有兼通之窍。火性炎上，其气上通，是以正窍在舌，而旁窍在耳；水性润下，其气由上而达下，是以上窍在耳，而下窍在二阴。然分之有水火升降之形，合之乃阴阳互根之妙，故肾在窍为耳，而心亦开窍于耳，是耳者心肾之所交通，水火之所际会，学人不可不察也。注谓舌非通窍，固非，而心肾各有二窍，与夫心与肾共窍于耳之义，俱不拈出，真缺陷也，因为臆解于此。"

洪钧按：姚氏自己承认是臆说，但还是要说这么多的废话。

10. 日本人丹波元简（生当清末）《素问识》："汪昂云：'耳为肾窍，

然舌无窍，故心亦寄窍于耳。是以夜卧闻声，而心知也。'简按：此似曲说，而亦有理。"

洪钧按：丹波氏自己承认是曲说。曲说者，拐弯抹角、牵强附会之说也。

11. 日本人森立之（生当清末）《素问考注》云："目为肝之所主，然其眸子所见者，是心之所主也。故曰其窍也。"

洪钧按：肝主目莫非不主眸子，而留待心去主宰？

12. 近人郭霭春《黄帝内经素问校注语译》：云"耳：'耳'字误，应作'舌'。《阴阳应象大论》'南方生热……在窍为舌。'是可证。"

洪钧按：郭氏径说："'耳'字误，应作'舌'"。那么，《解精微论》："夫心者，五脏之专精也，目者其窍也"该做何解呢？莫非也是"字误"吗！

13. 近人傅景华《黄帝内经素问译注》云："开窍于耳：《阴阳应象大论》谓心'在窍为舌'，肾'在窍为耳'。本篇以心'开窍于耳'，肾'开窍于二阴'。此为五行归类中的不同观点。"

洪钧按：傅氏不敢强解，约与拙作有关。

14. 今高校教参《内经》云："综上诸注，心开窍于耳，其因不外有二：一是舌本非窍，而手少阴之络会于耳，故耳又为心窍。此即汪昂所谓'心亦寄窍于耳'。然《素问识》认为'此似曲说。'一是耳兼心肾。持此说者较多，此说明《内经》中五脏九窍理论，有一窍为二脏所主者，即耳兼心肾两窍；有一脏主二窍者，为心兼舌耳，肾兼耳、二阴。之所以如此，是因经络相互交通之故。"

洪钧按：教参承袭了全部谬说，而且未及心主目。大概是不知道《内经》心主目之说。

以上是比较著名的有关著作，对心开窍不一的见解。其中只有2010年出版的《黄帝内经素问译注》没有强解，很可能受拙见影响，却没有说清为什么。附会最多的是姚芷庵和今高校教参。关于心开窍于耳，各家都提到。心开窍于目之说，则不是都提及。

七、为什么肺脾二脏开窍没有矛盾

这里是说，今《内经》关于肺脾开窍没有互相矛盾之说，因为上文已经出，汉代和之前不久的有关说法是有矛盾的。不再重复引出有关文献。

为什么此二脏开窍没有矛盾呢？

原因就是，这是它们比较符合生理常识。古人在长期整理五脏开窍说的过程中，最后选择了符合常识的认识。

比如，肺开窍于鼻，就是因为鼻的主要功能之一是呼吸。即它属于呼吸系统（即肺系统）——尽管也同时是感觉器官。临床上见到鼻塞流涕，一般会同时有头痛、身痛和恶寒，就是按寒伤肺温阳解表而鼻塞会痊愈。

脾开窍于口，就是因为口是消化系统（即脾系统）的入口。

故最好把后阴肛门也开窍于脾。这样更符合生理。临床上就是这样运用的。比如胃家实用大承气，就是通过肛门排出燥屎。

《金匮真言论》说的肾开窍于二阴，与开窍于耳矛盾，却同时为今人承认而见于教材。原因就是二阴、特别是前阴属于肾系统（即泌尿系统）。临床上就是这样运用的。比如尿频或尿急，主要是补益肾气治疗。

至于为什么肝开窍于目，可能是目和木同音，因为按五行学说解释很难理解。

也可能是其他四脏开窍已选定，肝只好开窍于目。

还可能是古人早就用羊肝治雀目而效佳的推论。

总之，凡五脏开窍符合生理者，即足指导临床，否则，没有实践价值。换言之，理论最终要通过实践检验，必然会向经验靠近。

八、心开窍详解余论

至此，我想再补充说明两个问题。

一是如何看，由五脏附五行发展而来的五脏系统说，或者如何看中医运用五行学说的得失。

二是古代是否有人认为感官都为心所主，即和西医说的感官的功能都属于大脑相通。

五脏系统，实际上是五脏附五行系统的全面推演。这样推演出来的系统，固然基本上不能成立，但还是体现了古人思想之活跃。对此我曾经如下说：

"五行学说的理论价值，在于形成了一个以五脏为核心的、脏、腑、器官相合而又互相制约（即五行生克乘侮）的理论体系。又通过五色附五行、五味附五行提出色诊理论和五味补泻理论。除经络学说之外，中医理论中没有比五行学说更复杂、更严谨的了。无论认为建立这一体系所用的逻辑方法多么不可靠，我们还是要承认，这是人类大胆地联想、通过概念和推理建立理论的一种可贵的尝试。只靠当时有限的观察常识，不借助五行，古人怎么能把五脏、六腑（五行学说中只容得下五腑）、面色、五官、皮肤、肌肉、骨骼、二阴甚至毛发等联系到一起呢？也不可能有五色诊法，不可能有五味补泻学说。若对看西方古代的四体液说，理论价值不可与五行学说同日而语。"

当然，我也同时指出了五行系统的不足，说：

"然而，即便看不到五行学说的逻辑缺陷、不管其概念预设的随意性，我们仍应看到它的一个大毛病。这就是，在五行学说中，脏腑、器官等人体各部分之间，没有信息通道。特别是，五脏之间没有互相联系从而发生作用的中介。即便金克木是无条件的，它们一旦相遇即发生，但不能远距离（即不接触又没有中介）相克。假如问：肺怎么克肝呢？我们总不能说那是遥控的。总之，单靠五行学说，人体还不是一个整体。所以，从整体观念角度看，五行学说不如经络学说重要。人们可能会说，中医理论是一个整体，五行学说与经络学说等不能分离。那么我们要问：经络的主体是六对，而且也是人体的组成部分，也与脏腑相配，五行怎么去统帅经络呢？就很难回答了。

五行学说的另一个缺陷，是五脏及其统帅的六腑等脏腑器官之间的关系太简单。固然，人体是一个整体，任何一脏的病理生理都会影响其他脏器。但是，各脏器以及全身各器官之间的关系，并不像五行生克关系那样简单。按五脏生克的理论，任何病证都可以通过调整一个脏器来解决。这样就失去了诊治疾病的特殊性。近来，已经有不少人从控制论的角度说明这一点。其实，医学家不必借用这种新理论就能明白这一点，而且更接近实际，故笔者认为不必运用那种新学说。

五行学说有无特别出色之处呢？据我看，它最出色的成就是，推演出了肾脏和膀胱的关系。我们知道，中国古人没有发现输尿管，气化学说讲尿生成，是在小肠气化直达膀胱。这样，膀胱不能和肾有关系。可是，五行学说通过肾属水将膀胱和肾联系到一起了。于是，尽管肾乃作强之官、主封藏、主骨、主生长发育和性功能等，没有三焦、肺、脾等器官的调节水液的功能，后来却成了管水的主角儿。

其余凡是没有观察常识作基础，单靠五行生克推演出来的理论都是不可靠的。五行学说在实际应用中的失败，其理论根源在此。"

以上引文俱见旧作《中西医结合二十讲》第三讲：五行学说的理论和实践价值。

至此，基本上说完了我对五脏系统说的看法。接着说一下是否有古人认为，五官的感觉功能都应该属于心。

我认为是有的。

最早认为心主五官的人，是战国末的大学者荀子。《荀子·天论篇》云："耳、目、口、鼻、形能（按：能，或为"体"字），各有接而不相能也，夫是之谓天官。心居中虚以治五官，夫是之谓天君。"《荀子·正名篇》又云："缘天官……形体、色、理以目异；声音清浊、调竽奇声以耳异，甘、苦、咸、淡、辛、酸、奇味以口异；香、臭、芬、郁、腥、臊、洒、酸、奇臭以鼻异；疾、养、沧、热、滑、铍、轻、重以形体异；说、故、喜、怒、哀、乐、爱、恶、欲以心异。心有徵知，徵知则缘耳而知声可也，缘目而知形可也。然而徵知必将待天官之当薄其类，然后可也。五官薄之而不知，心徵知而无说，则人莫不然谓之不知，此所缘而以同异也。"其说虽然不是从解剖生理而来，却明确无误的认为心主五官（天官，即五官：耳、目、口、鼻、形体；天君即心）。

《吕氏春秋》也有与荀子略同的观点。此书《仲春纪》云："夫耳目鼻口，生之役也。耳虽欲声，目虽欲色，鼻虽欲芬香，口虽欲滋味，害于生则止。在四官者不欲利于生者则弗为。由此观之，耳目口鼻不得擅行，必有所制。"高诱注："制，制于心也……制于君也。"

《白虎通》虽然充斥着阴阳五行说，却也保留了类似荀子的看法。此书《性情》篇云："目为心视，口为心谭，耳为心听，鼻为心嗅，是其支体主也。"

总之，古人不是不知道五官均应为心所主，只是由于到了汉代，五行学说的势力太大，加之出于建立人体理论模型的需要，终于形成了五行化的五脏系统，于是五官配属于五脏。心在窍为舌、开窍于耳、目者其（心）窍等说，就是这样来的。

附：《内经》有一段话，对舌的语言功能认识，颇符合现代解剖生理，故与阴阳五行完全无关。其见解，高于目前普通人的认识。水平差的医生，不一定有此认识水平。故附在下面，以免人们认为中医完全不重视解剖生理。

《灵枢·忧恚无言第六十九》云："黄帝问于少师曰：人之卒然忧恚而言无音者，何道之塞？何气不行使音不彰？愿闻其方。少师答曰：咽喉者，水谷之道也。喉咙者，气之所以上下者也。会厌者，音声之户也。口唇者，音声之扇也。舌者，音声之机也。悬雍垂者，音声之关也。颃颡者，分气之所泄也。横骨者，神气所使，主发舌者也。"

第二章　黄帝及其臣子和八十一篇

　　黄帝作《内经》的说法现在不会有人相信了。本书名为《内经时代》，却不能以"托名黄帝"的简单说法了结。《内经》何以要托名黄帝？另几个托名人物是何来历？其中必有时代背景。我们先看看最早把黄帝写入正史的《史记》怎么说。

　　太史公曰："学者多称五帝，尚矣。然《尚书》独载尧以来，而百家言黄帝，其文不雅驯，荐绅先生难言之。"可是，《史记》还是从黄帝开始写起。司马迁宁可认为《尚书》记载不全，而相信《大戴礼》的《五帝德》《帝系姓》有根据。他跟着汉武帝巡视全国，到处都有黄帝遗迹，荐绅先生之见便不足为据了。

　　按：《大戴礼记·五帝德第二十六》有："宰我问于孔子曰：昔者予闻荣伊令，黄帝五百年。请问黄帝人邪，抑非人邪？……孔子曰：黄帝少典之子也。曰轩辕。生而神灵，弱而能言，幼而徇齐，长而敦敏，成而聪明，治五气，设五量"。

　　孔子不可能说上面的话。这段文字显然是西汉人杜撰的，但是，由于'百家言黄帝'，司马迁还是依据它写《史记·黄帝本纪》——《史记》的第一篇。由此可见，早在西汉中期，黄帝的势力已经非常大。造成这种状况的主要原因是汉初尚黄老。

　　《史记》的先例对我国史学影响深远。范文澜先生说："古书中关于黄帝的传说特别多。如用玉（坚石）作兵器、造舟车、弓矢、染五色衣裳、嫘祖（黄帝正妻）养蚕、仓颉造文字、大挠作干支、伶伦制乐器，虞、夏二代禘祭黄帝（尊黄帝为始祖）。这些传说多出于战国、秦、汉时学者的附会。但有一点是可以理解的，即古代学者承认黄帝为华族始祖，因而一切文物制度都推原到黄帝。"（《中国通史简编》第一编 89 页，1955 年人民出版社）范先生没提到黄帝发明医药，也许是《黄帝内经》这个书名太不可信吧。然而读者需知，现本《内经》开头几句话和《史记》的开头如出一辙。仅抄《史记》的话以资对照："黄帝者，少典之子，姓公孙，名曰轩辕。生而神灵，弱而能言，幼而徇齐，长而敦敏，成而聪明。"可以肯定，《史记》和《内经》的这几句话必然有同一出处。《史记》中这几句话略同《大戴礼·五帝德》。大戴大约和司马迁同时，故《大戴礼》也不是原始出处。司马迁很讨厌武帝求神问仙，弄长生不死药，所以他不用"成而登天"的说法。细读这段话还是很像方士们的口气，其定型时代不会晚于秦，编造者就是燕齐方士。秦皇、汉武访神仙都是到东海边儿物色，引得"齐人之上疏言神怪奇方者以万数"。（《汉书·郊祀志第五上》）"燕齐之间，莫不扼掔而自言有禁方能神仙矣。"（《史记·孝武本纪》）统治者一旦好迷信，趋炎附势之佞人就大量出现。

秦汉之前是否有托名黄帝的著作，不可确考，现存秦以前的文献是没有的。到司马迁时代（公元前2世纪末），"百家言黄帝"，托名著作肯定已有。略早于《史记》的《淮南子》说："世俗人多尊古而贱今，故为道者，必托之神农、黄帝而后能入说。"（《淮南子·修务训》）略查中国人的崇古思想，至少可以追溯到孔夫子和老聃那里去，只不过汉人的崇古作法更露骨罢了。

黄帝见于文字记载最早约在《国语》中。

按：断言黄帝最早见于何种先秦文献，很困难。本书1985年本说最早见于《荀子》，不确。《荀子》中三见五帝如下：

"五帝之外无传人，非无贤人也，久故也。五帝之中无传政，非无善政也，久故也。"（《荀子·非相》）

"诰誓不及五帝，盟诅不及三王，交质子不及五伯。"（《荀子·大略》）

"五帝"中包括"黄帝"应无疑问，但今本《荀子》中无"黄帝"字样。

今本《国语》中"黄帝"约9见。由于《国语》成书下限很可能在西汉末，故说"黄帝"最早见于此书也有些勉强。又，《国语》言黄帝颇凌乱：

如："同姓为兄弟。黄帝之子二十五人，其同姓者二人而已；唯青阳与夷鼓皆为己姓。青阳，方雷氏之甥也。夷鼓，彤鱼氏之甥也。其同生而异姓者，四母之子别为十二姓。凡黄帝之子，二十五宗，其得姓者十四人，为十二姓。姬、酉、祁、己、滕、箴、任、荀、僖、姞、儇、依是也。唯青阳与苍林氏同于黄帝，故皆为姬姓。同德之难也如是。昔少典娶于有蟜氏，生黄帝、炎帝。黄帝以姬水成，炎帝以姜水成。成而异德，故黄帝为姬，炎帝为姜，二帝用师以相济也，异德之故也。"（《国语·晋语》）

引文显然不是一家之言。

《庄子》中，黄帝凡35见，《吕氏春秋》中凡21见，故黄帝之说最早应该出自战国末，而且道家色彩很浓。

《庄子》和《吕氏春秋》中，黄帝已成为五帝系统中最重要的一员。

关于黄帝的传说，在汉初发展很快。《孔子家语》开始对黄帝是人还是神发生怀疑，然而终于按儒家的看法说："黄帝，少昊之子，曰轩辕。生而神灵，弱而能言，哲睿齐庄，敦敏诚信，长聪明，治五气，设五量，抚万民，度四方。……命风后、力牧、大鸿以治民，以顺天地之纪，知幽明之故，达死生存亡之说，播时百谷，尝味草木。"（《孔子家语·五帝德第二十三》）这段话是《史记·黄帝本纪》的缩写，字面上与《内经》出入更大一些，却给了黄帝讨论医理的能力。医家著书托名黄帝当在此时已有。特别是"尝味草木"的工作，后世医书多说是神农的功绩，这时还在黄帝名下，应是较早的说法。现本《孔子家语》是晚于曹操的魏人王肃杂取《论语》《国语》《左传》等书，加上自己的思想伪造的，故不能草草下断语。

黄帝与《内经》的关系，还在于他和五行说关系很密切。阴阳家一出现，就开始用五行附会五帝。邹衍就把黄帝配土（色尚黄），禹配木（尚青），汤配金（尚白），文王配火（尚赤）。《吕氏春秋·名类》有上述说法，史家多认为是邹子遗文。这个顺序是五行相克的顺序，从土开始。后来又有多种演变，至西汉末定型为另一种系统，即伏羲配木，神农配火，黄帝配土，颛顼配金，帝喾配水。（见《汉书·郊祀志》："赞曰……包牺氏始受木德，其后以母传子，终而复始，自神农、黄帝下历唐虞三代而汉得火焉。"）这是按五行相生顺序说的，从木开始。但无论怎样配，黄帝总是居于土德而色尚黄，是最尊贵的。黄帝与五行、五色这么难解难分，故其本身就可能是五行说的产物。此前的"黄帝"写作"皇帝"。"皇"作大、上讲。阴阳家一字之改，便有五行味了。他不大会出现于五行相胜说确立之前。五帝与五行的关系演变颇复杂，有兴趣者可查看一下顾颉刚编的《古史辨》第五册。

从《内经》行文可知，论医理的主要不是黄帝，而是他的臣子们。其中共有六个人名，即岐伯、鬼臾区、雷公、伯高、少师、少俞。岐伯说的话最多，口气像是黄帝的老师。鬼臾区被称为夫子，伯高也较受尊敬。其余都是一般近臣。按出现的顺序看，《素问》中只有岐伯、鬼臾区、雷公。《灵枢》中出现了其余三人。今本《素问》前六十五篇的问答语中，只有岐伯答话。七篇大论中第一篇全是鬼臾区答语，其余六篇又都是岐伯的言论。从七十五篇开始，雷公出场。他是后学、晚生，只好改由黄帝教诲医理。这种托名变动的顺序，与《内经》编者排列篇章的指导思想有关系。是否与成文先后有关暂不好定。《灵枢》中伯高见于八篇，少师、少俞各见于四篇。雷公见于《灵10、48、49、73》，鬼臾区全部不见。其余凡有问答者，多是黄帝与岐伯对话。《灵枢》中人物出现的顺序较混乱，不像《素问》那样秩序井然。简单介绍上述托名人物及其与篇章的关系，不是本节主要目的。这些人物在《内经》时代的意义，关键看他们可能出现于什么时代，最早见于何家记载。但遍查现存文献，只能发现关于岐伯、鬼臾区和伯高的记载。

《史记·封禅书》："公玉带曰：'黄帝时虽封泰山，然风后、封巨、岐伯令黄帝封东泰山、禅凡山，合符，然后不死焉'。"这里记的是太初元年（公元前104年）的事。关于岐伯的资料大约只能查得这一条，可惜又不是医家。《汉书·郊祀志》上有一条与此完全相同，是抄去的。其他就是《艺文志》神仙家书名中提到的《黄帝岐伯按摩》。当时此书归入神仙类，按现代理解，按摩属于医术。

关于鬼臾区的略多。《汉书·郊祀志》载，齐人公孙卿曰："黄帝得宝鼎宛朐，问于鬼臾区。鬼臾区对曰：'帝得宝鼎神策，是岁己酉朔旦冬至，得天之纪，终而复始。'"

申公曰："鬼臾区号大鸿，死葬雍，故鸿冢是也。"

总之，鬼臾区更不是医家，好在上述两处都是从方士口中说出来的。

此外，《汉书·古今人表第八》也证明，《内经》中的六臣子只有岐伯、鬼臾区为班固所承认。这个人名表是班固"究极经传"搜集而成。其中属黄帝时的人物共二十个，注明是黄帝的老师的有三人，却没有岐伯、鬼臾区。他俩排列位次在后，鬼臾区又在岐伯前。这种情况，至少说明在班固著《汉书》时，《内经》并不被视为典要。

伯高可见于《管子》，只有一句。此外，《列子·黄帝第二》中有"伯高子"一见。伯高是列子的老师"老商氏"的朋友。

雷公、少师、少俞的出处暂无可稽。《世本》向以载人物多著称，对这几个人也无记载。此外还有一位比黄帝、岐伯还早的僦贷季（见《素13》）也不见于现存汉以前文献。这些人大多在汉以后的文献中出现了。其中较早的一种叫《帝王世纪》。它的作者是中医界熟知的皇甫谧。皇甫谧主要不是医家，此处不谈。他在《帝王世纪》中说："岐伯，黄帝臣也。帝使伯尝味草木，典主医病。《经方》《本草》《素问》之书咸出焉。"大约皇甫氏所见的《素问》中还没有与雷公、鬼臾区有关的各篇。又，《甲乙经·序》说："黄帝咨访岐伯、伯高、少俞之徒……而针道出焉。"这显然与今本《灵枢》托名人物相符合。另有一种常被人引用的书叫《路史》，是南宋人罗泌的著作，对研究《内经》时代无意义。

然而，《汉书·艺文志》明明记着《黄帝内经》。这又能提示什么呢？先看看"七略"中哪些部分托名黄帝的著作最多。"六艺略"包括易、书、诗、礼、乐、春秋、论语、孝经、小学等经典及有关研究的著作，其中没有托名黄帝的书。"诸子略"中，儒家诸子不托黄帝。道家托名黄帝的有四种，占总数的十分之一。其中《黄帝君臣十篇》，班固说它"起六国时，与《老子》相似也。"大约其中也没有《内经》提到的人物。阴阳家中只有《黄帝泰素》一种，书名与《内经》的另一传本很接近，具体内容一无所知。其余法、名、墨、纵横、杂家、农家，均无托名黄帝的书。至小说家又有《黄帝说》一种。"诗赋略"中自然不会有托名著作。"兵书略"中出现了《黄帝十六篇》《鬼臾区三篇》。"术数略"中，天文二十一家只有一家托名黄帝。历谱十八家中也只有一家。五行家三十一家中，明显托名黄帝者有两家。蓍龟、杂占、形法家中也只有一种。托名黄帝最多的是"方技略"。其中医经、经方算较少，共四家，占十八分之四。最多的是房中和神仙家。尤其后者，十家中托名黄帝者占四家。其余六家托的招牌比黄帝还古。看来，汉代托名黄帝著述风气很盛，其中又以道家和医家最热衷。可惜这些书绝大多数失传了，我们已无法进行详细的对比研究。好在只要浏览一下《汉书·艺文志》已经可以理解，西汉时期已经具备了出现《内经》这类著作的气候。《汉书》指的《黄帝内经》，是否完全或基本上和我们现在见到的一样，并不很重要。下面各节将进行有重点的探讨。

现在谈谈八十一篇的问题。略学过中医的人都知道，《素问》《灵枢》都是八十一篇。《难经》也是八十一难。为什么非要八十一篇不可呢？因为"八十一"这个数字的特殊含义在汉代非常受重视。还有"九卷"的说法也被考据家重视。九和八十一是一回事。其中的缘故请看第十三节，此处暂不谈。

简言之，九卷八十一篇是西汉中期以后的思想给《内经》留下的烙印。

按：今《管子》实际上也是八十一篇——最后的"轻重"就占有第八十一至八十六篇。据此，这本托名著作也应该定型于汉代。《春秋繁露》原本也很可能是八十一篇。今本有八十二个篇目，其中几篇有目无文。

顺便提一下，《内经》中有一句影射三皇。

《素75》说："上通神农，著至教疑于二皇。"

医学史家均知道，古代医家是把创始医学归功于三皇的。这三皇是伏羲、神农、黄帝。

三皇之说并非医家独有。汉代及稍前，关于三皇的说法极多。直到近代前期，盘古开天辟地，三皇五帝创造文化的说法还是讲上古史的常识。近代史学家曾就三皇的说法进行过很多研究。

《内经》明明说是"二皇"，又牵涉到神农。怎样解释这句话的含义和来历呢？先简单地说一下三皇的来历。

现存文献中，最早有"三皇"字样的是《吕氏春秋》。

按：《吕氏春秋》中三皇说凡三见：

"天地大矣，生而弗子，成而弗有，万物皆被其泽，得其利，而莫知其所由始。此三皇五帝之德也。"（《吕氏春秋·贵公》）

"天下无粹白之狐，而有粹白之裘，取之众白也。夫取于众，此三皇五帝之所以大立功名也。"（《吕氏春秋·用众》）

"以说则承从多群，日夜思之，事心任精。起则诵之，卧则梦之。自今单唇干肺，费神伤魂。上称三皇五帝之业以愉其意，下称五伯名士之谋以信其事。早朝晏罢，以告制兵者，行说语众，以明其道。"（《吕氏春秋·禁塞》）

由于三处都是三皇五帝连写，故不应该是最早的说法。

最早指出三皇为谁的是李斯，见《史记·始皇本纪》。李斯说的三皇是天皇、地皇、泰皇，泰皇最贵。《淮南子·原道训》又确有二皇之说：

"泰古二皇，得道之柄，立于中央，与游神化，以抚四方。"先秦、两汉现存文献持二皇说的仅此一家。

此后，二皇之说销声匿迹，而三皇之说演变甚繁，约有以下几种说法：

1. 伏羲、女娲、神农：此说东汉最盛。

2. 伏羲、神农、燧人：此说多见于西汉。

3. 伏羲、神农、祝融：两汉均有。

总之，黄帝想进入三皇的行列很困难。大约是那言之凿凿的《史记》在那里作梗。再后，到皇甫谧，终于把黄帝升了一级："伏羲、神农、黄帝为三皇，少昊、高阳、高辛、唐、虞为五帝。"（《帝王世纪》）由以上交代，读者知道五帝之说在前，三皇之说后起就行了。各种说法都不过是古人想把人类历史描绘得尽量完整而已。

《内经》中的二皇很可能本于《淮南子》。其用意又想让黄帝与二皇并列而成三。这种闪烁其词的文字，很可能是皇甫谧打下的埋伏。由此推断，《素75～81》各篇，很可能成书于皇甫谧时代，出于他本人的可能性也很大。上引《素75》中的"疑"字，也应从《太素》及全元起注本，改作"拟"。我们又可从此理解，为什么本草书最早托名神农。

如果用史家眼光读《内经》，还能发现一件怪事。《灵64》中竟出现了包括黄帝在内的五帝。依次是苍帝、赤帝、黄帝、白帝、黑帝。其作者不知不觉忘记了黄帝在《内经》中的身份。这五色帝是五行相生说的推演，其说法始自汉初。五行说把黄帝淹没了，可见势力之大。

本书想介绍《内经》时代的一个方面：先秦无托名著作，两汉托名著书之风甚盛，被托者以黄帝和他的臣子最多。两汉之后，除道家外，托名上古传说人物著书的风气迅速衰落，但不能排除在原作基础上的辅翼。黄帝六臣子我只查出三人有些来历，很遗憾。

第三章 《内经》讲些什么？

学中医者无不视《内经》为畏途。原因之一是一些人把《内经》说得高深莫测。"学之所始，工之所止"这句话似乎不适于研究《内经》本身。其实满不是这么回事儿。要是学《内经》为了做医生，现在的《中医学基础》教材已经很好。它用现代语言比较系统、精炼地叙述了《内经》的主要内容，在大部分概念和论述上都比《内经》更全面、系统、准确。它避免了大量重复，统一了《内经》中自相矛盾的地方，适当补充了一些后世学说，因而使中医理论更完善。如果说其中比《内经》少了些什么，也只有两方面。一是《内经》中涉及的非医学内容讲得很少，二是基本上不讲"五运六气"。我认为，前一点不足可适当补充一下。后一点欠缺完全不影响实用。

以上是说要想知道《内经》讨论些什么，对初学者来说，学习《中医学基础》教材就很好，单为临床应用也足够了。不过，我还想把《内经》讨论的内容概括得更简单一些，并尽量与各篇挂钩。情况大致如下：

1. 养生之道、人与自然（素 1～6、9、12、16，灵 41、44、46、54）

2. 生理常识（素 1、8、10、11、81，灵 15、28、30、31、33、43、54、63、64、76、72、80）

3. 病因病机（素 37、39、41、42、43、44、47、49、76，灵 34、66、58、59）

4. 诊法（素 10、13、15～21，灵 29、49、74）

5. 诸病（素 31～48，灵 21、22、23、35、36、57、68、79、81）

6. 经脉针灸（素 32、36、41、50～65，灵 1～19、51、61、62、75、78）

7. 运气（素 66～71、74）

8. 学医态度（素 75～78）

对这种分法需略做说明。一是《内经》中很多篇都是泛论医理的。一篇可有几方面内容，故一些篇号重复出现。但相信上述分类，对初学《内经》者多少有些指示作用。况且有些篇首尾完整一致，内容专一，有余力者原宜看一下原文。二是我没有把治则作为重要内容。《内经》讲治疗以刺灸为主，这部分内容归入经脉针灸类。用药治疗的五脏补泻理论则在运气学说中。把《内经》内容进行过细的分类，对研究者作为工具书来用是好的，给初学者指示门径便不一定实用。张介宾的《类经》，在杨上善的基础上分类更细，初学者却难得其要领，与原书联系亦较不便。自然，想多知道些古人如何理解《内经》，看看《类经》《太素》等还是必需的。

上述分类最使人疑惑处即没有把阴阳、五行算作一个部分。这在很多人都是最重视的。

到底怎样摆阴阳五行的地位呢？

还是让它居于所有内容之上好。

现本《内经》162 篇中与阴阳五行完全无关者只有两篇。一是《素问·灵兰秘典论第八》，二是《灵枢·肠胃第三十一》。其余可勉强说与阴阳五行无关者有《灵 25、27、57、58、77》等。

《素 51、52》亦无阴阳五行字样。但此二篇论刺法，甚疑原非单篇，且从体系上讲与阴阳五行有关。

要言之，《内经》篇篇言阴阳五行，又无一篇专论阴阳五行。所以，把阴阳五行说成《内经》内容之一是不妥的。阴阳五行说是《内经》的统帅、灵魂。有了它，尽管各篇错乱重复，矛盾之处举不胜举，仍不失为一个整体。没有它，《内经》只剩下一堆零碎的臆测和经验知识。如果说《内经》中还有能称得起成系统的理论，那就是经络学说。现经络学说也隶属于阴阳五行之下，但应认识到，即或它不受阴阳五行说统帅，亦可自成一种能解释部分理、法的系统。上面所说与阴阳五行完全无关的两篇《素 8》《灵 31》是讲脏腑的。此足以说明《内经》体系并不建立在解剖生理基础上，该两篇的来路另有所本。

关于该两篇的来路，请参看本节末所附：王莽和中国古代解剖学。

这绝不是说这两篇不重要。阴阳五行的脏腑生理，毕竟需要对脏腑有些简单的特殊限定，否则阴阳五行便与人体无关。由此，我们便可理解，为什么《素问》（今人仍重《素问》轻《灵枢》）中唯有这一篇大反潮流，而古人不能把它抛弃。现本《太素》中是没有这一篇的，其来路颇值得探讨。第五节中再谈它。

1962 年，医界曾发生什么东西是中医理论核心的争论。起因是一部分西医学中医者提出脏腑学说是核心，随之涉及了五行存废的问题。这仍然是不懂《内经》的缘故。倘没有阴阳五行，只有《灵兰秘典论》和《肠胃》两篇的原始脏腑说，便没有《内经》体系。《内经》的脏腑学说，就是阴阳五行化的五脏为中心的脏腑学说。五行学说在构成《内经》体系上尤其重要。不管人们认为这种学说多么朴素、原始，但就中医论中医——本质上是就《内经》论中医，只能说阴阳五行是中医的理论核心。稍微修正一下也只能说阴阳五行统帅下的以五脏为主的脏腑学说是核心。阴阳五行说是《内经》体系的骨架或框架。抽出这个架子，《内经》就委然脱地成为一堆零砖碎瓦。带着阴阳五行的头脑去读《内经》，大致上无往而不通。否则便基本上读不懂。

从逻辑学角度看，阴阳五行在《内经》中又是说理工具。这是因为那时这种工具的合理性为学术界所公认。《内经》没有必要专讲其中的奥秘。

很多当代人有一种错觉：似乎阴阳五行是中医特有的，至少中医运用得最多、最成功。这是历史太容易被人们遗忘的缘故。故本节最后提醒读者一句：阴阳五行说不是中医独占的国粹，也不是中医特有的奇谈。下两节专门讨论《内经》时代阴阳五行的渊源和发展。

附

王莽和中国古代解剖学

按：《灵31》纯粹是解剖所得。我看这是王莽主持的那次最有名的人体解剖记录。洪钧曾经如下说：

"笔者还是想首先重点介绍一下，王莽这个常常为古人不齿的奸臣的工作。他对中国古代解剖学，做出了伟大的贡献。"

《汉书·王莽传》很长，有的人也许没有耐心仔细读完。故先把引文出处说清楚。下面的引文，见《汉书·王莽传第六十九·中》。故事发生在王莽篡位后的第三年，即天凤三年（公元8年），可见于北京中华书局1962年版铅印平装本《汉书》第12册4145页。记载如下：

"翟义党王孙庆捕得，莽使太医、尚方与巧屠共刳剥之，量度五脏，以竹筳导其脉，知所终始，云可以治病。"

这段话的本意是说王莽如何残忍的，却给我们留下了最宝贵的解剖史料。

中国正史正面记载人体解剖，这是唯一的一次，也是最可信、价值最大的一次。

王莽完全无愧于科学家，特别是解剖学家的称号！

古代刑法有所谓凌迟或剐刑，是很野蛮的，除了王清任曾经参观剐刑，企图从中了解人体解剖之外，它对古代人体解剖学没有促进作用。王莽杀王孙庆，显然不是剐刑。虽然是诛杀异己，却利用这个机会为医学服务，即组织各方专家进行人体解剖。

"云可以治病"，就是出于医学目的人体解剖。

"量度五脏"，就是仔细地测量内脏的长短、大小和重量。

"以竹筳导其脉，知所终始"，更可贵。脉而可以用竹筳（即今所谓细竹签或细竹篾）导——穿进去，看通到哪里——足以证明，"脉"就是血管。至今有人把"经络"说成是神秘的东西，就是还不如二千年前的大奸臣。

故笔者以为，今《灵枢·肠胃》《灵枢·逆顺肥瘦》和《灵枢·动腧》等讲的消化道解剖和人体大血管走行分布，就是王莽组织的这次实地解剖所得。即便此前有此类文献，也必然据以修改。今《难经》有和《灵枢·肠胃》几乎完全相同的记述。笔者认为，这一部分是《难经》在前，因为《难经》所载比《内经》更详细。

《灵枢·肠胃》很容易查到，也很容易理解，不再说。

冲脉到底指什么，大概需要特别指出。

"夫冲脉者，五脏六腑之海也，五脏六腑皆秉焉。其上者，出于颃颡，渗诸阳，灌诸精；其下者，注少阴之大络，出于气街，循阴股内廉，入腘中，伏于骭骨内，下至内踝之后属而别；其下者，并于少阴之经，渗三阴；其前者，伏行出跗属，下循跗入大趾间，渗诸络而温肌肉。故别络结则跗上不动，不动则厥，厥则寒矣。……以言导之，切而验之"（《灵枢·逆顺肥瘦》）

"冲脉者，十二经之海也，与少阴之大络，起于肾下（下腔动静脉至此分叉——引者注），出于气街，循阴股内廉，并少阴之经，下入内踝之后，入足下；其别者，邪入踝，出属跗上，入大趾之间，注诸络，以温足胫，此脉之长动者也。"（《灵枢·动腧》）

多数同道应该很容易看出，文中所指是颈动静脉（上出颃颡者）、腹主动静脉、下腔动静脉、股动静脉、腘动静脉、胫后动静脉、胫前动静脉（大动脉必有静脉伴行）、足背动脉的解剖。《内经》时代的古人，所做人体解剖，应该不止王莽这一次。说血行脉中，也完全有解剖依据。

近代国学大师章太炎早就指出过，《灵枢·逆顺肥瘦》所说的冲脉，就是体内大血管。见其书《章太炎医论》（人民卫生出版社 1957 年第 1 版）中"论旧说经脉过误"。医科大学毕业的人，不能在这个问题的认识上还不如章氏。

笔者还要就此补充几点。

A. 古人还看到小一些的血管，如"渗诸络而温肌肉"就是看到了足背动脉的小分支。

B. 切足背动脉可以诊断休克（部分厥是休克）。

C. 冲脉是五脏六腑之海，也是十二经之海。据此，它比十二经还重要。如此被重视，是因为古人尊重实地解剖所得。

也许有必要在此说一下《素问·灵兰秘典论篇第八》与解剖的关系。

此篇不是实地解剖所得。其中也没有阴阳五行说痕迹。其说理方法，更接近类比。这也是源自董仲舒的思想。由于人体构造和封建国家的官吏设置，可类比性太小，所以，不能认为《素问·灵兰秘典论篇第八》类比出来的脏腑功能，完全合乎实际。比如肺主治节、胆主决断之说不但不能说明肺和胆的功能，反而和心为君主之说相矛盾。

《春秋繁露》中有"通身国"一篇，应该是《素问·灵兰秘典论篇第八》所本。第五节有引文如下：

"气之清者为精，人之清者为贤。治身者以积精为宝，治国者以积贤为道。身以心为本，国以君为主。精积于其本，则血气相承受；贤积于其主，则上下相制使。血气相承受，则形体无所苦；上下相制使，则百官各得其所。形体无所苦，然后身可得而安也。百官各得其所，然后国可得而守也。夫欲致精者，必虚静其形；欲致贤者，必卑谦其身。形静志虚者，精气之所趋也；谦卑自身者，仁贤之所事也。故治身者务执虚静以致精，治国者务尽卑谦以致贤。能致精则合明而寿，能致贤则德泽洽而国太平。"

不过，这样类比不始于董仲舒，只是董氏发挥之周到前无古人。

试看《管子》等书中的类似论述：

"心之在体，君之位也。九窍之有职，官之分也。耳目者视听之官也。心而无与视听之事，则官得守其分矣。夫心有欲者，物过而目不见，声至而耳不闻也。故曰：'上离其道，下失其事'。故曰，心术者，无为而制窍者也。"（《管子·心术》）

"人何以知道？曰：心。心何以知？曰：虚壹而静。心未尝不臧也，然而有所谓虚；心未尝不两也，然而有所谓壹；心未尝不动也，然而有所谓静。人生而有知，知而有志；志也者，臧也；然而有所谓虚；不以所已臧害所将受谓之虚。心生而有知，知而有异；异也者，同时兼知之；同时兼知之，两也；然而有所谓一；不以夫一害此一谓之壹。心卧则梦，偷则自行，使之则谋；故心未尝不动也；然而有所谓静；不以梦剧乱知谓之静……心者，形之君也，而神明之主也，出令而无所受令。自禁也，自使也，自夺也，自取也，自行也，自止也。故口可劫而使墨云，形可劫而使诎申，心不可劫而使易意，是之则受，非之则辞。故曰：心容其择也无禁，必自现，其物也杂博，其情之至也不贰。"（《荀子·解蔽》）

"是故神者智之渊也，渊清则明矣；智者心之府也，智公则心平矣。"（《淮南子·叔真训》）

"故心者,形之主也;而神者,心之宝也。"(《淮南子·精神训》)

"心之于九窍四支也,不能一事焉。然而动静听视皆以为主者,不忘于欲利之也。"(《淮南子·主术训》)

第四章 《内经》和《内经》
时代阴阳五行说

一、《内经》以阴阳五行说为最高理论

上节已说过，阴阳五行说是《内经》的理论核心，是《内经》中一切知识的统帅、骨架。《内经》本身也是这样说：

"阴阳者，天地之道也，万物之纲纪，变化之父母，生杀之本始，神明之府也，治病必求于本。"（《素5》）

"夫四时阴阳者，万物之根本也，……故阴阳四时者，万物之终始也，死生之本也。"（《素2》）

"夫五运阴阳者，天地之道也，万物之纲纪，变化之父母，生杀之本始，神明之府也，可不通乎？"（《素66》）

"阴阳者，数之可十，推之可百，数之可千，推之可万，万之大，不可胜数，然其要一也。"（《素6》）

以上是《内经》评价阴阳五行时最概括的几段话。阴阳五行是论医理的根本，是无往而不适，无处而不在的东西。《内经》谈到其他学说时从未有这样高度的评价。如论经脉重要性是这样说的：

"夫十二经脉者，人之所以生，病之所以成，人之所以治，病之所以起，学之所始，工之所止也，粗之所易，上之所难也。"（《灵11》）

虽然也很重要，但只适于人体，比不上阴阳五行。我们从论阴阳五行的引文中还应看出一个问题，即"天地之道"逐渐包括了三大因素——阴阳、四时、五行（五运）。《内经》中的阴阳说是离不开四时五运的。故应该说：阴阳五行四时者，天地万物之道也。读《内经》要时刻不忘这一基本概念。把三者分开有时就不知所云。

若换一句较新的话表述：《内经》的最高理论是阴阳五行宇宙全息论。它认为，"天地之间，六合之内，不离于五，人亦应之，非徒一阴一阳而已也。"（《灵72》）宇宙全息论的古代术语叫"天人相应"。"天人相应"不都是受阴阳五行统帅，还有一些简单的比附说法，在《内经》以前者为主。阴阳五行之外的天人相应说在下一节谈。

二、阴阳五行说的具体应用

阴阳虽为统帅之统帅，但直接用它阐发医理者并不多——远比五行为少。下面把直接用阴阳说论医理者尽量多举出：

1. 讲阴阳归类者

"言人之阴阳，则外为阳，内为阴……背为阳，腹为阴……脏者为阴，腑者为阳。肝心脾肺肾五脏皆为阴，胆胃大肠小肠膀胱三焦六腑皆为阳……背为阳，阳中之阳，心也；背为阳，阳中之阴，肺也；腹为阴，阴中之阴，肾也；腹为阴，阴中之阳，肝也；腹为阴，阴中之至阴，脾也。"（《素4》）

2. 讲阴阳生理者

"阴在内，阳之守也，阳在外，阴之使也。"（《素5》）

"阴者，藏精而起亟也；阳者，卫外而为固也。"（《素3》）

"阳气者，一日而主外。平旦人气生，日中而阳气隆，日西而阳气已虚，气门乃闭。是故暮而收拒，无扰筋骨，无见雾露。反此三时，形乃困薄。"（《素3》）

"阳为气，阴为味。味归形，形归气，气归精，精归化，精食气，形食味，化生精，气生形。"（《素5》）

"阴者主藏，阳者主府，阳受气于四末，阴受气于五藏。"（《灵9》）

"凡阴阳之要，阳秘乃固。……阴阳离决，精气乃绝。"（《素3》）

"清阳出上窍，浊阴出下窍；清阳发腠理，浊阴走五藏；清阳实四支，浊阴归六府。"（《素5》）

3. 讲病理者

"阴胜则阳病，阳胜则阴病。阳胜则热，阴胜则寒。"（《素5》）

"阴不胜其阳，则脉流薄疾，并乃狂。阳不胜其阴，则五藏气争，九窍不通。"（《素3》）

"帝曰：法阴阳奈何？岐伯曰：阳胜则身热，腠理闭，喘粗为之俯仰，汗不出而热，齿干以烦冤腹满死，能冬不能夏。阴胜者则身寒汗出，身常清，数栗而寒，寒则厥，厥则腹满死，能夏不能冬。此阴阳更胜之变，病之形能也。"（《素5》）

"阳气有余为身热无汗，阴气有余为多汗身寒，阴阳有余则无汗而寒。"（《素17》）

"黄帝问曰：人身非常温也，非常热也，为之热而烦满者何也？岐伯对曰：阴气少而阳气胜，故热而烦满也。帝曰：人身非衣寒也，中非有寒气也，寒从中生者何？岐伯曰：是人多痹气也，阳气少，阴气多，故身寒如从水中出。"（《素34》）

"帝曰：经言阳虚则外寒，阴虚则内热，阳盛则外热，阴盛则内寒，余已闻之久矣，不知其所由然也。岐伯曰：阳受气于上焦，以温皮肤分肉之间，今寒气在外，则上焦不通，上焦不通，则寒气独留于外，故寒栗。帝曰：阴虚生内热奈何？岐伯曰：有所劳倦，形气衰少，谷气不盛，上焦不行，下脘不通。胃气热，热气熏胸中，故内热。帝曰：阳盛生外热奈何？岐伯曰：上焦不通利，则皮肤致密，腠理闭塞，玄府不通，卫气不得泄越，故外热。帝曰：阴盛生内寒奈何？岐伯曰：厥气上逆，寒气积于胸中而不泻，不泻则温气去，寒独留，则血凝泣，凝则脉不通，其脉盛大以涩，故中寒。"（《素62》）

"五邪所乱：邪入于阳则狂，邪入于阴则痹，搏阳则为巅疾，搏阴则为瘖，阳入之阴则静，阴入之阳则怒，是为五乱。"（《素23》）

"五邪：邪入于阳，则为狂；邪入于阴，则为血痹；邪入于阳，转则为巅疾；邪入于阴，转则为瘖；阳入之于阴，病静；阴出之于阳，病喜怒。"（《灵78》）

"火热复，恶寒发热，有如疟状，或一日发，或间数日发，其何故也？岐伯曰：胜复之气，会遇之时，有多少也。阴气多而阳气少，则其发日远；阳气多而阴气少，则其发日近。此胜复相薄，盛衰之节，疟亦同法。"（《素74》）

4. 讲养生者"智者之养生也，必顺四时而适寒暑，和喜怒而安居处，节阴阳而调刚柔。如是则僻邪不至，长生久视。"（《灵8》）

"圣人春夏养阳，秋冬养阴，以从其根，故与万物沉浮于生长之门。"（《素2》）

5. 讲热病者

见《素31》全篇，不再抄。

6. 讲诊法治则者

"用阴和阳，用阳和阴。"（《灵49》）

"谨察阴阳所在而调之，以平为期。"（《素74》）

"阴与阳皆有俞会，阳注于阴，阴满之外，阴阳平均，以充其形，九候若一，命曰平人。"（《灵62》）

"病痛者，阴也，痛而以手按之不得者，阴也，病在上者阳也，病在下者阴也。痒者阳也。"（《灵9》）

以上不惮其繁，将直接用阴阳说论医理者尽量集出。除基本重复者外，《内经》中有关论述不多了。经络学说也统帅于阴阳五行之下，但应另说，故此处不举。运气说亦尽量不举。上引原文有的很好理解且便于应用，有的则说法太略。这说明单用阴阳学说来讲医理，受局限甚大，于是五行说大显身手。

三、五行说的具体应用

五行说的内容，触目皆是，已不可能更无必要全部集出。仅按归类、相克、相生相乘、相侮各举一例，并略示同样论述大约还可见于何篇。

1. 五行归类

"帝曰：五藏应五时，各有收受乎？岐伯曰：有。东方青色，入通于肝，开窍于目，藏精于肝，其病发惊骇，其味酸，其类草木，其畜鸡，其谷麦，其应四时，上为岁星，是以春气在头也，其音角，其数八，是以知病之在筋也，其臭臊。南方赤色，入通于心，开窍于耳，藏精于心，故病在五藏。其味苦，其类火，其畜羊，其谷黍，其应四时，上为荧惑星，是以知病之在脉也，其音徵，其数七，其味焦。中央黄色，入通于脾。开窍于口，藏精于脾，故病在舌本，其味甘，其类土，其畜牛，其谷稷，其应四时，上为镇星，是以知病之在肉也。其音宫，其数五，其臭香。西方白色，入通于肺，开窍于鼻，藏精于肺，故病在背，其味辛，其类金，其畜马，其谷稻，其应四时，上为太白星，是以知病之在皮毛也。其音商，其数九，其臭腥。北方黑色，入通于肾，开窍于二阴，藏精于肾，故病在溪，其味咸，其类水，其畜彘。其谷豆，其应四时，上为辰星，是以知病之在骨也。其音羽，其数六，其臭腐。"（《素4》）

同样的归类法还见于《素5、6、7、10》，《灵44、65》等。其余凡篇名有五字者，大都在一定程度上有这种内容。另有篇名不含五字者，亦有一部分是用的这种归类法，如《素42》《灵78》等。五行归类重复这样多，各篇内容及文法也不一致，足证《内经》经长时期多人编撰。

2. 五行相克

五行相克在《内经》中是有明训的。即：

"木得金而伐，水得火而灭，土得木而达，金得火而缺，水得土而绝。"（《素25》）

这种理论具体运用于四时，可见于《素2、4、9》等篇；用于四时及日干支以测疾病预后的，见于《素22、18、19、32》《灵8》等篇；用于说明病邪传变的，见《素19、37、65》，《灵42》等；用于说明五脏补泻原则的见于《素23》《灵78》等篇；用于色脉诊的，见于《素17、10、32、39》《灵49》等篇。总之相克应用甚多。

按："克"为后世用语，《内经》时代用"胜"字。相生说流行之前，"五行相克"简称"五胜"。今《内经》中"五胜"凡2见。

一在《素问·宝命全形论》。其中说：

"能存八动之变者，五胜更立。"隔了几句话就是"岐伯曰：木得金而伐，火得水而灭，土得木而达，金得火而缺，水得土而绝，万物尽然，不可胜竭。"

这是《内经》唯一明训五胜所指的话。

二在《素问·至真要大论》。其中说：

"谨守病机，各司其属，有者求之，无者求之，盛者责之，虚者责之，必先五胜，疏其血气，令其调达，而致和平。此之谓也。"

3. 五行相生

五行相生说在《内经》中竟无明训，足见相生说后起。具体运用处虽亦不少，却远不如用相克处多。仅选一段为示范，其余即略示篇目。

"五藏受气于其所生……肝受气于心……心受气于脾……脾受气于肺……肺受气于肾……肾受气于肝。"（《素19》）此处"受"字与"授"通。

它篇系统讲相生者实少，但凡言五时、五脏顺序按春、夏、长夏、秋、冬；肝、心、脾、肺、肾排列者，皆受相生思想指导。此多见于五行归类诸篇。即言相克之各篇抑或兼及相生，唯以言相克为主。

4. 乘侮

乘，是过分的相克；侮，是克的反向。乘侮并论者仅有下面一段：

"气有余，则制己所胜而侮所不胜。其不及，则己所不胜侮而乘之，己所胜轻而侮之。"（《素67》）

此段出于七篇大论，在《内经》为后起，此处不得已而引用。其余又有乘薄并论者：

"未至而至，此谓太过，则薄所不胜，而乘所胜也，命曰气淫。至而不至，此谓不及，则所胜妄行，而所生受病，所不胜薄之也，命曰气迫。"（《素9》）

此处的"乘""薄"与上段的"乘""侮"意思不尽一致。

具体运用这种理论者，似只见于"乘"。

"喜大虚则肾气乘矣，怒则肝气乘矣，悲则肺气乘矣，恐则脾气乘矣，忧则心气乘矣。"（《素19》）

此段似有误。或不是在讲乘侮。但"乘"解作"盛"或"胜"亦不通。

查《内经》全书有关乘侮者仅以上三条（或有疏漏，敬请指出）。故此种理论更不为《内经》重视。

综上所述，《内经》对五行说重视顺序为：一归类，二相克，三相生，四乘侮。乘侮说在"七篇大论"中才出现，与现代说法仍有异，且运用绝少。

四、关于《内经》应用阴阳五行说的评价

阴阳五行说属于古代哲学理论。最近一位哲学家专门就《内经》的哲学写了一本专著，内容空前丰富。故本书先将行家的看法较全面引用出来。

"阴阳五行学说在其兴起和昌盛的时期，对古代科学认识的发展起过巨大的推动作用，这一点不可低估。但是后来，随着人们实践领域的扩大，科学知识的增长，阴阳五行学说的缺点和局限性就越来越明显。对于那些继续将阴阳五行奉为不易之至理的人们的思想，就产生了越来越严重的束缚作用。"（刘长林《内经的哲学和中医学的方法》科学出版社1982年版79页）

刘先生认为，五行学说是朴素的普通系统论，设专章进行讨论。其书100～102页，对五行说的评价文字更多些，一并尽量引出：

"现代系统论就是为适应科学技术整体化趋势而产生的方法论。它综合地反映了二十世纪以来科学技术的新成果。我们知道，在经典力学基础上建立起来的时空观、因果概念和对系统的理解，由于量子力学、相对论、分子生物学等一系列新理论的出现而发生了深刻的变化。这就为现代系统论的形成提供了科学的理论前提。可以说，古代朴素的系统观念是现代系统理论的原始形态，现代系统理论则在更高的阶段上重复了古代系统论的某些特点。这就是五行学说在最一般的原则上与现代系统论相一致的缘故。它再一次证明，人类的思维是按照辩证的方式向前发展的。"

"毫无疑问，《内经》的五行学说作为一种朴素的理论，不能不存在着许多错误和欠缺。"

"正像自发的唯物主义'在自己的萌芽时期就十分自然地把自然现象的无限多样性的统一看作不言而喻的，并且在某种具有固定形体的东西中，在某种特殊的东西中去寻找这个统一'（《马克思恩格斯全集》第二十卷，人民出版社1971年版，第525页）一样，自发的辩证法从一开始就自然而然地把整个世界看作是大大小小的系统整体，并且在某种固定的简单的数字排列中，在特殊的物质属性（木、火、土、金、水）的特殊的关系（相胜相生，相乘相侮）中，去寻找系统整体普遍适用的一般结构模型。这样构筑起来的系统模型犹如把水、火、气等看作是世界的本原一样，不可能是科学的。事实上，它只能在一个很狭小的范围内，说明事物的某些关系，而不能科学地反映所有系统结构的一般关系和一般规律，作为普通系统模型，显然是不适用的。"

"《内经》把五行这种本来是特殊的功能属性和特殊的关系当作最一般的东西加以使用，就在认识过程中违反了特殊与一般的辩证关系，因而在指导人们以系统整体观点观察问题的同时，势必发生限制和束缚人们思想的消极作用。它像一个框子一方面妨碍人们根据新的材料概括出更具一般性、更科学的系统原则，另一方面又取消或削弱了对各种具体事物内部结构的特殊规律的探索。"

"《内经》把五时、五方、五气、五材、五色、五脏等不同事物排列起来，构成世界的五行关系图式。主要是根据经验积累，自发地采用了朴素的统计方法，将那些直观可察的大量重复出现的现象之间的联系观念，能够在一定范围内和一定程度上反映事物运动的某些规律性，有一定的实用价值，但未能深入地认识到事物的本体和内在本质，更谈不到把握整个世界的结构。为了构筑理论体系的需要，古人又常常对这些直观联系加以夸大歪曲，甚至主观杜撰，如硬把五畜（鸡、羊、牛、马、彘）、五声（呼、笑、歌、哭、呻）与五行联系起来，就是明显的例子。因此，五行体系作为世界的结构图式无疑是不能成立的。"

"同时，《内经》过分地夸大了四时对事物的影响，错误地以为万物都以四时为死生之本，万物的运动变化都取决于四时的周期循环，从而把事物整体与外界环境的联系统统归结为以四时为中心的各种五行系统之间的固定关系。这带有很大主观臆造性，也不可能是科学的。一方面把世界的普遍的结构联系固定化、特殊化，另一方面又抹杀了事物与周围环境的联系的特殊性，将人抽象化、一般化了。"

"《内经》重视系统整体的动态平衡，注意到事物运动的周期性，这在原则上是对的。但它有时把平衡绝对化，把事物运动的周期性看作原封不动的封闭圆圈，看不到每一次循环都比上一次有了变化，增添了新的内容，甚或进到高一级的程度，不懂得螺旋式上升的道理，和它的阴阳学说一样，明显地具有循环论的倾向。《内经》五行学说的所有这些缺点和错误是自发辩证法和朴素系统论因历史局限所不可避免的，是人类思想发展早期阶段不成熟的表现。"

"《内经》在应用五行学说解决医学问题时，已经多少意识到把五行当作一般结构模型与实际不符。在研究人体时，《内经》能够从实际出发，并没有处处应用和遵循五行，如它承认人体有三阴三阳六经，有六腑，还有奇恒之腑，等等，突破了五行的限制。在病的传变上，它也没有完全固守'脾移寒于肝'，'肝移寒于心'，'心移寒于肺'，'肺移寒于肾'。这里就看不出五行的影响。"

"但是在一些医学问题上，《内经》又受到五行的局限，主观主义地用五行去规范客观事实，颠倒了原则与实际的关系。如有时用五行来说明五脏的特性，用五行生胜解释五脏的生理关系，不仅对于深入探讨五脏之间复杂的具体联系起了阻碍作用，而且矛盾重重，有不少牵强附会。《内经》用五行的固定关系解释病理现象，有时甚至出现笑话，如《素问·阳明脉解篇》说：'足阳明之脉病，恶人与火，闻木音则惕然而惊，钟鼓不为动。……阳明者，胃脉也，胃者，土也，故闻木音而惊者，土恶木也。'特别是《内经》利用五行预后的某些论述，更是荒唐。《素问·平人气象论》说：'肝见庚辛死，是谓真藏见皆死。'依据《内经》，甲乙日属木，丙丁日属火，戊己日属土，庚辛日属金，壬癸日属水，所以，五脏病必然因五行相胜的关系，于其所不胜之日加重甚至死亡。这种推算没有科学根据，已经完全把五行当作一个万能万灵的神秘公式。"

关于《内经》中阴阳五行说的评价，笔者基本上赞同刘先生的看法，故不另起炉灶。引文或可能还不全面，有兴趣者最好读原作。

读者可能要问：本节开头你说《内经》的最高理论是阴阳五行宇宙全息论，为什么又同意系统论者的观点呢？拙见以为此两说无妨并存。比如有人说五行说是五元素论，也有符合原意的一面。本书着力于各学说的渊源发展，介绍其背景和原始含义，用现代思想发挥《内经》不宜兼顾，故下文还要谈其他学界对阴阳五行说的评价，略述阴阳五行说的发展史。

今欲附此补充一点看法。阴阳五行说何时开始对科学发展起束缚作用？拙见以为，作为自然哲学（或如今流行的说法——朴素的辩证法和系统论）其积极作用在两汉已发挥尽致而告终。它们在医学上的意义，也至迟在唐代，随着运气学说的完成，走到了自己的反面。具体看法见第七节。

五、前人从各方面对阴阳五行说的评价

阴阳五行说在《内经》中的应用及评价约如上。简言之，没有阴阳五行说便没有《内经》体系。

如果我们承认，一个时代占统治地位的哲学思想，必然会给那个时代的科学著作——尤其如《内经》这种理论性著作——留下明显的印记的话，那么，我们只能把它放回阴阳五行说盛行的时代去进行研究。这样，至少对《内经》在整体认识上不会犯主观、武断、因枝节而忽失主流的错误。《内经》赖以成体系的哲学盛行于什么时代呢？先看看近现代各流派的史学家得出的不约而同的结论。

梁启超说："春秋战国之前，所谓阴阳，所谓五行，其说甚稀见，其义极平淡。且此二事从未尝并为一谈。诸经及孔、老、孟、荀、韩诸大哲皆未尝齿及。然则造此邪说以惑世诬民者谁耶？其始盖起于燕齐方士，而其建设之，传播之，宜负罪者三人焉：曰邹衍、曰董仲舒、曰刘向。……两汉所谓今文家经说，其能脱阴阳五行臭味者十无二三，大率自仲舒启之。"（《阴阳五行说之来历》，1923 年《东方杂志》，第二十卷第十号）

顾颉刚、杨向奎说："西汉是阴阳学说极盛的时候。"（顾颉刚、杨向奎《三皇考》，1936 年，哈佛燕京学社出版，42 页）"汉儒生在以阴阳五行为信条的社会里，便没有不受阴阳五行说的浸润的，阴阳五行即是他们的思想的规律。到了魏晋，玄学起来了，王弼们就对于这些术数公然攻击了。……可见在一种时代意识之下，无论什么人对于它都脱离不了关系。"（顾颉刚《五德终始说下的政治和历史》，《清华学报》第六卷第一期；又

见 1986 年上海古籍出版社《古史辨五》404~616 页)

范文澜说:"先有原始的阴阳说,后有原始的五行说。原始阴阳说在殷周之际发育而逐渐盛大,接着五行说经邹衍一番附会扩充,与旧有之阴阳合并而成其新的神化的阴阳五行学说。"(《与颉刚论五行说的起源》,1931 年,燕京大学史学年报第三期)"西汉统一中国,需要维持统一的经学(三纲五常),尤其需要证明匹夫做皇帝是上天所命(五德终始),是孔子所预知(为汉制法)。因此阴阳五行化的经学,成为西汉经学的'骄子'。"(《范文澜历史文选集》,中国社会科学出版社 1979 年版,279 页)

冯友兰说:"欲明西汉人之思想,须先略知阴阳家之学说。欲略知阴阳家之学说,须先略知阴阳家思想中之宇宙间架。阴阳家以五行、四方、四时、五音、十二月、十二律、天干、地支及数日等互相配合以立一宇宙间架,又以阴阳流行于其间,使此间架活动变化而生万物。"(《中国哲学史》,中华书局 1961 年版,498~499 页)

侯外庐、杜国庠说:"汉代的正宗思想,已经走向神秘的宗教的领域。尤其因了农民起义,阴阳谶纬的神学就表现为汉代统治阶级的精神麻醉剂……五德三统的神权说,图谶纬候的宗教说,都为'王霸道杂之'的绝对王权作了精神统治武器。"(中国思想通史 人民出版社 1957 年版 51 页)

吕振羽说:"到西汉,中国社会的思想随着封建主义之重新确立——由封建初期到末期之社会质变完成——而发展为诸对立物之统一的倾向。这种倾向到董仲舒的时代完全实现了。"(《中国政治思想史》,人民出版社 1962 年版,264 页)

任继愈说:"汉武帝采纳了董仲舒'罢黜百家,独尊儒术'的建议。……董仲舒用阴阳五行附会《春秋》,用天人感应目的论发挥《春秋公羊传》的'微言大义',使今文经学更与谶纬迷信密切结合,成为十分荒谬,烦琐庸俗的神学哲学。"(《中国哲学史简编》,人民出版社 1982 年版 191 页)

张岱年说:"战国及汉初人所讲之五行学说,内容多牵强附会,烦琐殊甚,自纯哲学观之,实无多少价值。"(《中国哲学大纲》,中国社会科学出版社 1983 年版 82 页)

范寿康说:"把阴阳说和五行说结合起来,就成为阴阳五行说。这种阴阳五行到了汉代更形发展,汉代人竟把这种理论应用于一切日常行事方面。"(《中国哲学史通论》,三联书店 1983 年版 143 页)

好!上面抄得已经太多了。其余如近年出版的《中国哲学史》(肖萐父、李锦全，人民出版社 1983 年版)、《中国哲学史稿》(孙叔平，上海人民出版社 1980 年版)、《中国哲学史稿》(九所高等师范院校编写组，河北人民出版社 1980 年版)、《先秦两汉阴阳五行说》(李汉三，台湾维新书局 1968 年版) 及各家通史、秦汉史等著述极少不提阴阳五行是汉代统治哲学且应该批判者。

上述引文是为了说明，阴阳五行哲学在汉代占统治地位，最盛行。《内经》的成书时代不应提前到汉以前去，而不是为了否定《内经》的阴阳五行说。一种学说同时用于社会科学和自然科学，其历史作用可能不同。最近杜石然等编《中国科学技术史稿》即认为："具有朴素唯物自然观的阴阳说和五行说……是古代自然科学的理论基础。"也承认："由于历史条件的限制，其本身就有浓重的神秘主义、唯心主义成分。"(《中国科学技术史稿》，科学出版社 1984 年版 81、83 页)。

又如近代重要先进科学理论"生物进化论"的创立曾受马尔萨斯人口论启发，但进化论被提高到哲学高度用于社会时就有了消极作用。

随着时代变迁，一些人对阴阳五行说完全否定的论点也有所修改。如大批阴阳五行的近代"古史辨派"代表人物顾颉刚先生，1949 年后即曾说："阴阳五行虽给方士和儒生们利用了它，闹得乌烟瘴气，可是追本溯源，究竟它的本质含有朴素的唯物主义成分。……又如谶纬，我早敢说它十分之九是妖妄怪诞的东西。但终有十分之一的可宝贵资料。《尚书考·灵曜》说：'地恒动不止而人不知。譬如人在大舟中，闭牖而坐，舟行而人不觉也。'这不是地球在不断地运行这一客观真理，足以打破天动而地静的旧学说吗！这位一千九百年前无名的科学家的发现是多么该受我们珍视！"(顾颉刚《秦汉方士与儒生》，上海人民出版社 1962 年版，序 14 页)

西汉中期之后，阴阳五行说被统治者大力提倡，目的当然是为封建统治服务。笔者在此却要稍微替它翻翻案。即应该承认，作为统治思想，这种学说要比商代的绝对神权、周初至春秋的相对神权和绝对王权思想都大大进步，大大丰富了。孔夫子的思想中最重要的是"正名""仁"，其学说实在并无什么理论，不过是说社会秩序就应该是那样。孟子讲"王道""仁义"也很朴素，没有什么奥义。这种单薄的学说用于统治汉代人已经不够用了。必须使统治思想有些学术气息，"天命"要有些"科学"根据，不能被普通人一看就穿。应该承认这套学说是有些进步意义的。如果拿它和欧洲中世纪神权统治、古印度佛教统治相比，无疑是更好一些。

阴阳五行说的自然观——非意识形态的中国古文化代表，其积极意义则更大一些。

中国古代文化的上述两个方面，均基本定型于两汉。假如认为汉代统治思想在当时就完全是应该否定的东西，我们便无法解释汉代经济、文化繁荣昌盛的思想背景，秦以后的中国便没有赖以进步的思想因素了。这与我们用现代思想对它进行批判并不矛盾。

按：应该承认，阴阳五行化的儒学，甚至谶纬神学，都有积极方面。比如，没有"五德终始"之说，天命转移就没有理论依据，汤武"革命"就不是顺乎天、应乎人，推翻封建王朝就永远是违背天意的。董仲舒大发挥天人相应，固然有为汉家受命服务的目的，同时也在某种程度上限制了封建皇权。

六、《内经》时代的阴阳五行说

阴阳五行说盛行于两汉，自然不等于此说起源于两汉。近代以来，对其渊源发展的研究不胜其多。1949 年后，围绕着《内经》进行的研究也是日渐热烈。笔者绝不敢掠人之美，但本节不想写成有关综述。仅以较通俗、明快的方式讨论一下这个问题，使读者对《内经时代》的含义更加明确。

1. 阴阳说的起源及初步发展

略知中国文化史和略知中医史者，多知道阴阳学说源于《易经》。《内经》专家不应满足于这种简单结论。《易经》是绝大多数专家承认的、反映西周社会的"真经"，也是最难读的"经"。第八节专谈《周易》与《内经》，此处略做介绍。《易经》原称《易》或《周易》，本来是一本卜筮（略如后世的算卦）书。今之《周易》分两部分，即《易经》和《易传》。《易经》以"—"和"－－"为基本符号（即爻）画成六十四卦，各有卦名。每卦六爻，共三百八十四爻。每卦有辞、每爻有辞（很简单的说明语），共四百五十条易辞。这是"经"的部分，资料多属于东周前。《易传》包括《彖》上下、《象》上下、《系辞》上下、《文言》《序卦》《说卦》《杂卦》计十篇，大抵是战国至汉代儒家对《易经》作的各种解释、发挥。

《易经》四百五十辞中只有一条"鸣鹤在阴，其子和之"（中孚九二），有一"阴"字。故阴阳学说与《易经》只有思想渊源上的联系。《易传》中才渐渐充斥阴阳说。显然，是《易传》作者接受了阴阳说，《易经》中原无这种术语。今日的《易》学专家认为："以阴阳说《易》很自然，《易》的爻画为两类，刚好是分阴分阳。故阴阳说很快为《易》学家所接受。"（李镜池《周易探源》，中华书局1982年版，337页）那么，阴阳说何时见于记载呢？主要资料如下：

"伯阳父曰：'夫天地之气，不失其序，若过其序，民之乱也。阳伏而不能出，阴迫而不能蒸，于是有地震。今三川实震，是阳失所而镇阴也。阳失在杜阴，川源必塞。'"（《国语·周语》）这是公元前780年对地震的解释，是文献中最早用阴阳说理的论述。

周内史叔兴说："君失问，是阴阳之事，非吉凶所生也。"（《左传·僖公十六年》）这是公元前644年对天降陨石等异常自然现象的解释。

更可信的战国以前的文献《诗经》中仅有一句"既景乃冈，相其阴阳"（《大雅·公刘》）将"阴阳"二字连用。《尚书》中全无连用，单用处亦不多。《论语》《孟子》中全无。

按：虽然《诗经》中仅有一句"既景乃冈，相其阴阳"（《大雅·公刘》）将"阴阳"二字连用，粗读《诗经》却可知，阴阳思想对国人来说源远流长。《诗经》中含有阴、阳的句子相当多。如：

"暳暳其阴"（《终风》）；"习习谷风，以阴以雨"（《谷风》）；"游环胁驱，阴靷鋈续"（《小戎》）；"芃芃黍苗，阴雨膏之"（《下泉》）；"三之日纳于凌阴""我朱孔阳"（《七月》）；"迨天之未阴雨"（《鸱鸮》）"在南山之阳"（《殷其靁》）；"君子阳阳"（《君子阳阳》）；"遭我乎狃之阳兮"（《还》）；"首阳之巅……首阳之下……首阳之东"（《采苓》）；"日至渭阳"（《渭阳》）；"春日载阳"（《七月》）。

其中使用的阴阳，既有本义，也有引申义。至于"既景乃冈，相其阴阳"，既是本义，也是后世的引申义之一所本。我认为，《大雅·公刘》中的这一句，就是指周人的伟大祖先公刘，带领族人到达新迁徙地时，决定如何进行住所建设的关键勘测步骤。当代阴阳先生，在很多问题上的说法都是对祖先公刘的亵渎。

笔者认为，从根本上来说，阴阳思想是中国所处的特殊自然地理环境长期作用于先民形成的。《诗经》中如此多见阴阳，足以证明这一点。又，旧作《中西医结合二十讲》380页有中国所处的特殊自然地理环境，如何促进古人产生阴阳思想的略为详细的论述，可参看。

又梓慎曰："岁在星纪而淫于玄枵，以有时灾，阴不堪阳。"（《左传·

襄公十二年》）这是公元前 544 年占卜灾祥的记载。

再查《左传》中所有用《易》占卜之记载，均不以阴阳为说。故大致可肯定，至公元前 544 年，阴阳还未与《易》糅合。《易》中早期表示对立的概念不出日月、明暗、雌雄等。早期《易》之外的阴阳较为抽象，亦未发展至天地之道这种地步，而且多为占卜及星象家使用。

此外，《管子》一书中有"春秋冬夏，阴阳之推移也。时之短长，阴阳之利用也，日夜之易，阴阳之化也。"（《管子·乘马》）"阴阳者，天地之大理也。四时者，阴阳之大经也……"（《管子·四时》）接着竟讲起五行归类来，与《内经》说相差无几。

按：《管子·四时》关于五行归类的论述如下：

"是故阴阳者，天地之大理也。四时者，阴阳之大经也。刑德者，四时之合也。刑德合于时，则生福，诡则生祸。然则春夏秋冬将何行？东方曰星，其时曰春。其气曰风。风生木与骨，其德喜嬴，而发出节时，其事号令，修除神位，谨祷獒梗，宗正阳，治堤防，耕芸树艺。正津梁，修沟渎，甃屋行水，解怨赦罪，通四方。然则柔风甘雨乃至，百姓乃寿，百虫乃蕃，此谓星德。星者掌发为风，是故春行冬政则雕，行秋政则霜，行夏政则欲，是故春三月以甲乙之日发五政：一政曰：论幼孤，舍有罪。二政曰：赋爵列，授禄位。三政曰：冻解修沟渎，复亡人。四政曰：端险阻，修封疆，正千伯。五政曰：无杀麑夭，毋蹇华绝芊。五政苟时，春雨乃来。南方曰日，其时曰夏，其气曰阳，阳生火与气，其德施舍修乐，其事号令，赏赐赋爵，受禄顺乡，谨修神祀，量功赏贤，以动阳气。九暑乃至，时雨乃降，五谷百果乃登，此谓日德。"

不过，专家们多认为《管子》成书下限甚晚。故不足为确定阴阳五行说发展时限的根据。

可是，春秋末留下了一条与《内经》极有关的资料。公元前 540 年，秦国的医和说："天有六气，降生五味，发为五色，征为五声，淫生六疾。六气曰阴、阳、风、雨、晦、明。分为四时，序为五节，过则为灾，阴淫寒疾，阳淫热疾，风淫末疾，雨淫腹疾，明淫心疾。"这段话已很接近《内经》思想的基础，只是孤证难据。细读上下文颇觉文理不通。上文云："疾不可为也，是为近女室，疾如蛊，非鬼非食，惑以丧志，良臣将死，天命不佑。"下文又道："赵孟曰：'何为蛊？'对曰（指医和答话）：'淫溺惑乱之所生也，于文，皿虫为蛊，谷之飞亦为蛊，在《周易》，女惑男，风落山，谓之蛊，皆同物也。'"本来诊断明确，为"近女室，疾如蛊"，下文又肯定蛊为"淫溺惑乱之所生"，中间却大谈六气、五味、四时、五节，与理不通。《左传》向以文章见长，此处文气如此断续，很值得怀疑是否羼入。故暂存待考。近世疑古学派多持《左传》为西汉末刘歆采掇《国语》原文而成，其间难免前后错乱或加入汉代思想。我们固不必一定取此说，然从上下文看总有此疑问。

2. 阴阳说基本成熟

老子说："道生一、一生二、二生三，三生万物。万物负阴而抱阳，冲气以为和。"（《老子·四十二章》）这句话和"阴阳者，万物之道"还有较大距离。

庄子说："阴阳四时，运行各得其序。然若亡而存，油然不形而神，万物畜而不知，此之谓本根。"（《庄子·知北游》）这句话可概括为"阴阳四时者，万物之根本。"

荀子说："天地合而万物生，阴阳接而变化起。"（《荀子·礼论》）此话可换成"阴阳者，变化之父母"了。荀子论阴阳的话还有不少。

荀子生当秦王政时代，庄子约早荀子50年。是可知，阴阳学说成熟于战国末。在此以前，用阴阳说论医理的片段文章理应有，但很难设想能有《内经》中"阴阳应象大论"等那样系统的文章。反之，看看汉代文献，阴阳学说简直无孔不入。然而汉人所谓阴阳家，实则阴阳五行家，且谈五行尤多。故关于汉代阴阳说的介绍，在下文说完五行说发展过程再稍稍列举。

3. 原始的五行说

论者多言，史料所载的五行说最早在《尚书·洪范》。其中说："五行：一曰水，二曰火，三曰木，四曰金，五曰土。水曰润下，火曰炎上，木曰曲直，金曰从革，土爰稼穑。润下作咸，炎上作苦，曲直作酸，从革作辛，稼穑作甘。"这段话已将五行初步抽象，每行有基本性质，并配有五味。但无论从文意，还是从排列顺序中都看不出有生克乘侮的意思，故像是较原始的。至于最原始的说法自何时，当然不会早于铜（最早用的金属）较多使用（在我国是在公元前十六世纪左右）以前。有人说五行源于商人的五方观念，理由勉强。

另一条早期较可靠的资料是西周末史伯说："和实生物，同则不济。以他平他谓之和，故能丰长而物归之。若以同裨同，尽乃弃矣。故先王以土与金、木、水、火杂，以成百物。"（《国语·郑语》）这种抽象趋势是向元素说方面发展。"和实生物，同则不济，以他平他"，其意近于元素的化合。全部有关五行的文献中，只有这一条这样强调。故只讲五行说是古代元素说，是朴素的唯物论，并未道及五行说的主要方面。它继续发展是向首生克乘侮——互相作用，互相制约并与天地万事万物相配的方向进步的。这是五行说与西方四元素、四体液说很不相同的地方。正是这种发展趋势，使五行说与阴阳说结合到一起去了。（或受阴阳思想影响）中国亦有水一元说，见《管子·水地篇》，《内经》中也可见其影子。为免离题太远，此处不引。

按：《管子》的水一元论如下：

"水者何也？万物之本原也，诸生之宗室也，美、恶、贤、不肖、愚、俊之所产也。何以知其然也？夫齐之水，道躁而复，故其民贪麤而好勇。楚之水，淖弱而清，故其民轻果而贼，越之水，浊重而洎，故其民愚疾而垢。秦之水泔最而稽，淤滞而杂，故其民贪戾，罔而好事。齐晋之水，枯旱而铉，沉滞而杂，故其民谄谀而葆轴，巧佞而好利。燕之水，萃下而弱，沈滞而杂，故其民愚戆而好贞，轻疾而易死。宋之水，轻劲而清，故其民闲易而好正。是以圣人之化世也，其解在水。故水一则人心正，水清则民心易，一则欲不污，民心易则行无邪。是以圣人之治于世也。不人告也，不户说也，其枢在水。"（《管子·水地》）

不过，同篇的开头，却是土一元论。

"地者，万物之本原，诸生之根菀也。美恶贤不肖愚俊之所生也。"（《管子·水地》）

显然不如水一元论更完善，却可看出《管子》曾经多人编纂。

《内经》中水一元论影子见于《素问·异法方宜论篇》：

"黄帝问曰：医之治病也，一病而治各不同，皆愈何也？岐伯对曰：地势使然也。故东方之域，天地之所始生也。鱼盐之地，海滨傍水，其民食鱼而嗜咸，皆安其处，美其食。鱼者使人热中，盐者胜血，故其民皆黑色疏理，其病皆为痈疡，其治宜砭石。故砭石者，亦从东方来。西方者，金玉之域，沙石之处，天地之所收引也。其民陵居而多风，水土刚强，其民不衣而褐荐，其民华食而脂肥，故邪不能伤其形体，其病生于内，其治宜毒药。故毒药者，亦从西方来。"

早期的五行说、六府说，出于日常生活生产知识的总结是很自然的。

如公元前546年有人说："天生五材，民并用之，缺一不可。"（《左传·襄公二十七年》）由此看来，《尚书·洪范》中的五说似乎太成熟了，其名义年代是西周初，远早于某些更原始的说法。同样，《尚书·大禹谟》说："六府三事，谓之九功。水火金木土谷谓之六府。"我们不能说这是大禹时的资料。由五行按相克顺序排列推断，应在相克说出现之后。至于有人相信《左传·昭公二十九年》（公元前541年）所记载的，大禹时设五行之官（管五行的官员），以为是真古制，则未免天真。那不过是有人在宣传五行说并企图将其神秘化的明证。

上举三条资料给人的印象是，五行说越古越抽象系统，这种发展规律是很不可信的。应是《尚书》《左传》的作者把这种规律颠倒了。孟子说："民非水火不生活。昏暮叩人门户求水火，无弗与者。"（《孟子·告子》）他虽然已知道相克说，仍然把五行说得很平淡。

4. 相克（胜）说的完成

首创相克说者，暂不可确考。不过，应该在《墨子·经下》作者之前应无疑问。除不很可靠的《左传》和《国语》偶尔极简略地提及相克说之外，现存文献中，以《墨子·经下》有关论述最早而且比较详细。其中有：

"五行毋常胜，说在宜（多）。"（《经下》）

"五合水土火，火离然，火铄金，火多也。金靡炭，金多也。合之府水木离木。"（《经说下》）

"敌以东方来，迎之东坛，坛高八尺，堂密八，年八十者八人主祭，青旗、青神，长八尺者八弩，八发而止，将服必青，其牲以鸡。"（《迎敌祠》）

"子墨子北之齐，遇日者。日者曰：帝以今日杀黑龙于北方，而先生之色黑，不可以北。子墨子不听，遂北。……且帝以甲乙杀青龙于东方，以丙丁杀赤龙于南方，以庚辛杀白龙于西方，以壬癸杀黑龙于北方。"（《贵义》）

"守城之法，木为苍旗，火为赤旗，薪樵为黄旗，石为白旗（有云金为白旗、土为黄旗者），水为黑旗、食为菌旗。"（《旗帜》）

上述资料告诉我们五点：

①有了五行相克说，不是很机械。

②五行与五色、四方配合已较固定。

③五行配以天干为术数家采用。

④五行与数字也有了关系。

⑤五行已配四帝。

但是，仍看不出其中有相生说的迹象。不妨相信这是战国早期的理论。稍晚于墨子的孟子也说过这类话：

"孟子曰：仁之胜不仁也，犹水之胜火。今之为仁者犹以一杯水救车薪之火也，不熄，则谓之水不胜火。"（《孟子·告子上》）

应说明，五行说在《墨子》和《孟子》中都很不受重视。有关内容所占比例极小。战国早期、中期，五行说都没什么市场。

近代有人把战国之五行说分为"常胜派"（即主张绝对相克）和"无常胜派"（非绝对相克）。墨翟、孟轲都属于后一派。"常胜派"大约是当时的"日者"们——早期迷信术数的一家。

相克说的建立是较容易的。如水可灭火，金可伐木、筑堤防水、炭火炼金（属），为常人所知。在木制耒、耜作为主要农耕器具时，木克土也是常识。把它们都联系起来，在古人看来是大发明。再增饰一些迷信色彩，市场就更大了。

先秦显学中，墨家思想条理最清楚，又最重视科学技术，相克说由墨派发明是可信的。

此外，现本《管子》中有"五行"专篇，把发明五行说的功劳归于黄帝，具体内容颇多，很像是后世的"月令"。其时代显然不足据，且《管子》成书时代争论更大，此处不录。《管子·宙合第十一》和《公孙龙子·通变论》中亦有涉及五行说者，内容大致不超出《墨子》，为省篇幅，今并不录。

要之，先秦的五行说仅完成相胜（克）说。这已足供思想活跃者附会演绎。于是有邹衍出来用五行推演社会史，说能预知朝代更替，一下子使这种学说身价百倍。

按：关于五行相克说出现的年代和创始人的补充见解

在现存文献中，五行最早见于《尚书·洪范》，五行相生说的明确表述以董仲舒《春秋繁露》最早。关于以上两点，学界没有争论。

相克说何时出现，很难考定。

这主要是由于自邹衍之后，五行相克说开始无孔不入，特别是受到汉代朝廷的重视。汉代经学家（即今古文家）争论的核心问题之一，就是由相克（和相生）说推演而来的"三统"和"五德终始"说。

清代著名今文学家康有为，断定《周礼》《左传》等是"伪经"的主要根据之一，就是认为其中的五行相克内容是汉代经学家——特别是刘歆有意窜入的。

今《十三经》中，《左传》最长，约25万字，占《十三经》总字数的三分之一强。其中，只有两处极简略地提及相克说。故康氏的见解，不可完全否定。《国语·鲁语》和《佚周书》中，各有一处极简略的话。把它们录在下面，供参考。

《左传·昭公三十一年》："炎帝为火师，姜姓其后也。水胜火，伐姜则可"

《左传·哀公九年》："庚午之日，日始有谪。火胜金，故弗克。"

《国语·鲁语上》："及地之五行，所以生殖也"

《佚周书·周祝》："陈彼五行，必有胜"。

或问：假如上述文献被证实完全可靠，结论如何呢？笔者的看法是：那自然是证明此说出现于春秋末或更早，但是，也同时证明，此说那时很不受重视。试看，文献涉及如此之少，与《汉书·五行志》相比，有天壤之别，足以说明到了汉代才极其重视此说，而且历久不衰。

5. 阴阳家出现——五德终始盛行

邹衍稍晚于孟子，长时期活动在战国时的主要学术中心——齐国的稷下学宫，与一帮浪漫思想家相处，"各著书言治乱之事以干世主"，获得很大成功。他不仅名重于齐，而且"适梁，惠王郊迎，执宾主之礼。适赵，平原君侧行撇席。如燕，昭王拥彗先驱，请列弟子之座而受业，筑碣石宫，身亲往师之。"（《史记·孟子荀卿列传》）其思想真是风靡天下，那学说是什么呢？司马迁说他："深观阴阳消息而作怪迂之变，'终始大圣之篇'十余万言。其语闳大不经……称引天地剖判以来，五德（**按：**即五行）转移，治各有宜，而符应若兹。"又有大九州说等。

按：现存文献中的大九州说：

"何谓九州？东南神州曰农土，正南次州曰沃土，西南戎州曰滔土，正西弇州曰并土，正中冀州曰中土，西北台州曰肥土，正北泲州曰成土，东北薄州曰隐土，正东阳州曰申土。……九州之大，纯方千里，九州之外，乃有八寅，亦方千里。自东北方曰大泽，曰无通；东方曰大渚，曰少海；东南方曰具区，曰元泽；南方曰大梦，曰浩泽；西南方曰渚资，曰丹泽；

方曰九区，曰泉泽；西北方曰大夏，曰海泽；北方曰大冥，曰寒泽。凡八寅。八泽之云，是雨九州。"（《淮南子·坠形训》）

邹衍之书言："天下有九州，《禹贡》之上所谓九州也；《禹贡》九州，所谓一州也，若《禹贡》以上者九焉。《禹贡》九州，方今天下九州也，在东南隅，名曰赤县神州。复更有八州。每一州者四海环之，名曰裨海。九州之外，更有瀛海。此言诡异，闻者惊骇，然亦不能实然否，相随观读讽述以谈。故虚实之事，并传世间，真伪不别也。世人惑焉，是以难论。"（《论衡·谈天篇》）

《盐铁论》中也提及邹子之说并涉及九州，不再引。

总之都是人们闻所未闻的。这位阴阳家的奠基人思想中亦必有阴阳之说，但最受欢迎的是"五德转移"说。据多人考证，他的中心思想有这样一段话：

"凡帝王之将兴也，天必先见祥乎下民。黄帝之时，天先见大螾大蝼。黄帝曰：'土气胜！'土气胜故其色尚黄，其事则土。及禹之时，天先见草木秋冬不杀，禹曰：'木气胜'，木气胜故其色尚青，其事则木。及汤之时，天先见金刃生于水。汤曰：'金气胜'，金气胜故其色尚白，其事则金。及文王之时，天先见火，赤鸟衔丹书集于周社。文王曰：'火气胜'，火气胜故其色尚赤，其事则火。代火者，必将水，天且先见水气胜。水气胜故其色尚黑，其事则水。"（《吕氏春秋·名类》）

这是按五行相克的顺序附会历史演变。战国末，周室危，诸侯们都梦想作帝王，它很有吸引力。据《史记》记载，邹衍没到过秦国，不料最后得水德，代周天子作了帝王的恰是秦王，秦人接受这套理论反而较晚。秦灭六国之后，"邹子之徒论著终始五德之运，及秦帝而齐人奏之，故始皇采用之。""于是秦更名河曰德水，以冬十月为年首，色上黑，度以六为名，音上大吕，事统上法。"（《史记·封禅书》）五德终始说在中国历史上开始指导国家制度了。

被称为阴阳家的邹衍反而以五行说为后世所知。他的著作很多，计有《邹子四十九篇》《邹子终始五十六篇》，现在都看不到了。据说他还有一种医书叫《重道延命方》（见《汉书·刘向传》），恐怕是后人依托，因不见《艺文志》。

6. 汉代的阴阳五行说

太史公论六家指要，首论阴阳家，说："窃观阴阳之术，大祥而众忌讳，使人拘而多所畏，然其序四时之大顺不可失也。""夫阴阳、四时、八位、十二度、二十四节，各有教令，顺之者昌，逆之者不死则亡，未必然也，故曰使人拘而多畏。夫春生夏长，秋收冬藏，此天道之大经也，弗顺则无以为天下纲纪，故曰四时之大顺不可失也。"（《史记·太史公自序》）

读这段话——特别是后一段，满有《内经》的味道儿。《史记》论阴阳、儒、墨、名、法、道六家学，道家殿后，但最崇道家。这是汉初尚黄老的明证，此处暂不谈。道家之外，就是较崇尚这阴阳家了。人们看到先汉阴阳五行家著作散失殆尽，甚为可惜。其实不然。所以没有"纯"阴阳五行家的书留下来，是由于阴阳五行家学在汉代完全被儒道两家吸收了。或者说，汉代的儒、道，特别是儒家，阴阳五行化了。阴阳家已无独立存在的必要。这不是说此后中国不再有"阴阳家"。实际上它一直未衰。只要看看明朝要求各府州县设学官，儒学第一，阴阳学第二，医学第三，便可知术数迷信化的阴阳五行学，在官办教育中直到明末仍然很吃得开。以阴阳先生为职业的人，现在还有市场，更不必说1949年前或清代。他们得以存在，也是由于社会需要。旧时进行婚丧嫁娶、破土兴作、外出商旅、官府庆典等重要活动时，要决定时间、地点、方式、对象等都需要这批专业人员指导。当然，现在的市场是很小了。我们且看汉代。

汉初，为改正朔、易服色，学者们争论了百把年。反复争论色应尚黑（水德）还是尚赤（火德）、尚黄（土德）。汉武帝太初元年（公元前104年——司马迁目睹的）夏，"汉改历，以正月为岁首，而色上黄，官名更印章以五字"（《史记·封禅书》）算是告一段落。

刘邦是中国历史上第一个由布衣登上帝位的人。汉代很需要用五德终始说编造谎言，说天命该轮到他做皇帝。故事见《史记》及《汉书》。一说他因母亲与龙相交而生，二说他斩蛇是赤帝子斩了白帝子——火克金，仍是相克说。后一故事与汉初刘邦自居水德（上黑）相矛盾，又不见于西汉其他文献，纯粹是后编的。

西汉末，王莽篡位，又靠五行相生说造舆论。他说自己是黄帝之后，应土德（那时汉家改为火德），火生土，王莽坐皇帝有了根据。他不是用武力夺权，而是通过"禅让"，更不宜用相克说。此事说来甚复杂，只能提供这一事实。

至迟在汉武帝时，五行相生说便由董仲舒明确提出了。具体说法见下一节，此处提一下，知道王莽篡位的五行根据即可。当然，这不是促成王莽篡位的根本原因。

上面说的是帝王家的事。汉代民间,五行说也简直弄得人们很'拘而多畏'。那时竟有姓商的人家不能向南开门等迷信术数说(商属金,南方为火)。惹得王充大为恼火,见《论衡·术数篇》。

再看两汉典章制度。

《史记·乐书》:"春歌青阳,夏歌朱明,秋歌西皞,冬歌玄冥。"俨然是五行化的乐典。"天尊地卑,君臣定矣。……在天成象,在地成形……地气上跻,天气下降,阴阳相摩……而万物兴焉。"很像《内经》中的话。

《史记·封禅书》刘邦问:"'故秦时上帝祠何帝也?'对曰:'四帝。有白、青、黄、赤帝之祠'。高祖曰:'吾闻天有五帝,而有四,何也?'莫知其说。于是高祖曰:'吾知之矣,乃待我而具五也。'乃立黑帝祠,命曰北時。"上帝配五色、五方的祭祀制度从此定局。

《汉书》之有关内容不再多举。其《律历志第一》说:"协之五行,则角为木,五常为仁,五事为貌。商为金为义为言;徵为火为礼为视;羽为水为智为听;宫为土为信为思。"这是典型的五行归类。其余如三阴、三阳、五声、六律、四时、八风、干支、卦象,凡《内经》所有,无所不有,而且同样以阴阳五行、天人相应为骨架。没有这些东西,汉家制度也就委然脱地,只剩下约法三章了。

本节着重叙述阴阳五行说的发展过程,意在说明,只有到汉初,《内经》理论框架才具备,并且是汉代的统治哲学。但是还有四个问题没说清。

1. 五行必须与人体五脏发生关系,方能用以较全面地说明医理。它们怎样发生的关系,留待下一节。

2. 五行相克说形成的经过,大体说清,但相生说还未说清,下两节分两次说。

3. 五行归类中的另一重要环节——五行与五方、五时相配的道理主要在第六节中讨论。

4. 运气学说标志着《内经》体系的终结,第七节专门讨论。其余多是比较枝节的问题,并不一定能说得清,均见于各相应节目。

附
关于阴阳五行学说的补充评价

本节引用了刘长林先生关于阴阳五行学说的评价，旧作《中西医结合二十讲》也有专章评价此二说。现在想来，前人的见解以及此前的拙见还有不足，故这里再简略补充一下我的看法。

阴阳学说和五行学说的意义，可从哲学和科学两方面看。

作为哲理，即对世界的一般看法或世界观，它们都有可取之处。

把阴阳视为天地之道——纲纪天地万物的普遍规律，相当正确。无论是自然现象还是社会现象，无例外地体现着阴阳原理。比如数学中有奇数和偶数、整数和小数、正数和负数、平方和开方、微分和积分；物理学中有运动和静止、作用力和反作用力、加速和减速、正电和负电、（磁性的）南极和北极；化学中有化合和分解、氧化和还原、酸基和碱基、左旋和右旋；生命现象有雌性和雄性、交感神经和副交感神经、吸收和排出、兴奋和抑制、收缩和舒张、同化和异化、能量代谢和物质代谢、生和死等都是典型的阴阳现象。这些都要互相依存、互相转化并尽量保持平衡。尽管个体最后要消亡，但新生的个体还是会体现阴阳原理。

总之，阴阳学说虽然不像近现代唯物辩证法那样抽象，因而更有普遍性，但作为把握世界的一般原理还是相当正确。

五行学说作为世界观只是比神学世界观先进，作为一般哲学原理则太朴素、太原始。这一哲理，可以解释某些自然和社会现象，只是解释得令人满意的相当少。

问题是《内经》要直接拿这两种哲理来阐释医理。

于是出现了很多附会和漏洞。

《内经》乃至整个中医体系，运用阴阳学说比较成功。这不仅由于阴阳学说的经验性，可以拿来直接说明某些医理。更由于又从中发展出比较具体的理论。特别是虚实、寒热、表里、气血等，实际上在推动中医进步，至今还是中医理论的精华。

只是，阴阳学说更能启发人们认识两极现象和构造。对认识多层次、多环节问题则帮助很小，甚至有碍于认识此类问题。详细拙见请参看旧作《中西医结合二十讲》第二讲。

至于五行学说，《内经》乃至整个中医体系，运用此说只有形成理论的意义，实践上是失败的，而且阻碍了中医进步。

为什么会这样呢？

主要是五行的经验依据不可靠而古人又把它们弄得更模糊。

比如水克火似乎毫无疑义。古今人确实常用水灭火。但是，火不是只遇到水才熄灭，或者说克火者不是只有水。沙土照样可灭火而且也常用。现代人更知道二氧化碳和惰性气体均可灭火，还有其他灭火剂。总之，灭火的原理不过是隔绝可燃物和氧气。克火不是水的本质。

金克木也是这样。尽管使用金属刀、斧、锯伐木是金属工具出现后的常识，但是，克木者显然不是只有金属。金属工具出现之前，人类是使用石器伐木。即便是金属出现后，也只有有刃的金属工具才可伐木。

土克水也是这样。古今人确实常用土筑堤治水防洪。但筑堤却不是只能用土。

再细看，水克火、土克水、金克木都不是前者自动去克后者，而是人力介入的结果。

相生方面也是这样。

比如木生火确实有经验或常识基础。古代人、甚至近现代人确实最常用木柴生火、做饭、取暖等。但是，生火却不是木特有的性质。古人生火也不是只用柴火。至于取火，古代至少有钻燧取火、钻木取火两说。我国古代最成熟、普及的人工取火方式是钻燧取火。无论是钻燧取火还是钻木取火，都不是因为其中有火，而是因为摩擦生热。至于木材或柴草燃烧生火，不过是一种氧化反应。任何物质氧化都可以生火产热。总之，木生火这一常识，不能作为一般原理使用。加之取火必然有外力、特别是人力介入，木生火就更不能作为规律。

然而，从《尚书正义》开始，又把五行的性质说得更模糊且有些违背常识。火曰炎上，水曰润下、木曰曲直、金曰从革，完全无助于解释五行生克。

把这些非本质的认识再进一步推广，离经验和常识越来越远。换言之，《内经》运用五行规范万物时随意性太大。具体说来，五方、五时、五音、五味、五官等本来都和五行属性没有内在联系，用五行对它们进行归类，违背了常识，也不符合逻辑原理。至于五脏附五行，更完全没有经验基础。在这种完全不可靠的基础上进一步推理，即五脏生克制化必然更是空中楼阁。

最后再强调一下，医学是经验科学。经得起经验检验的理论，才能促进医学进步。阴阳学说经得起经验检验，故是中医进步的原动力。五行学说经不起经验检验，故阻碍了中医进步。

阴阳学说的经验性，使它作为一般哲理不够抽象。但这种经验性却便于用来说明医理。比如雌雄、男女的关系很方便用阴阳关系解释。用矛盾或对立统一来解释，反而不太方便。其他某些生理现象也是这样。比如，人体昼夜的生理周期变化，不能说白天是矛，夜间是盾，却可以说白天阳盛、夜间阴盛。交感和副交感的关系也是这样。白天交感兴奋占主导，故属阳；夜间则副交感兴奋占主导，故属阴。当然，这只是自然哲学的解释，不足以很严密地说明人体生理。这就是为什么中医要汲取现代医学理论。

第五章　儒家思想和《内经》

一、五行相生说的完成

首先，本节还是把儒家五行相生说讲清为好。文献中最先提出五行相生说系统的是西汉大儒董仲舒所作《春秋繁露》。《四库全书总目》对此书的作者是否董氏有怀疑。

按：《四库全书总目》卷二十九《经部·春秋类·附录》云："其书发挥《春秋》之旨，多主《公羊》，而往往及阴阳五行。考仲舒本传，《蕃露》《玉杯》《竹林》，皆所著书名。而今本《玉杯》《竹林》乃在此书之中。故《崇文总目》颇疑之，而程大昌攻之尤力。今观其文，虽未必全出仲舒，然中多根极理。要之言，非后人所能依讬也。"

查其思想体系确与董氏无异。近代学者怀疑者已不多。本书引用《春秋繁露》均据苏舆撰、钟哲点校《春秋繁露义证》，北京中华书局，1992年本。

董仲舒略早于司马迁，是景武时代人。他的儒学有什么特点呢？《汉书·五行志》说："汉兴，承秦灭学之后，景武之世，董仲舒治《公羊春秋》，始推阴阳为儒者宗。宣元之后，刘向治《谷梁春秋》，数其祸福，传以《洪范》，与仲舒错。至向子歆治《左氏传》，其《春秋》意已乖矣！言《五行传》又颇不同。"《史记·儒林列传》亦略同此说，不再举。《汉书·五行志》就是董仲舒、刘向、刘歆及其他五家的阴阳五行历史观异同书。本节不谈其异同。以上引文明确指出，董仲舒首先用阴阳（实即阴阳五行）说统帅儒学，是值得重视的。

今本《春秋繁露》共82篇（又一个81？篇）。总篇幅中，言阴阳五行者约占一半。列有关篇目如下：

五行对第38　　五行之义第42

董氏论五行多以相生为说。如五行相生第 58 说：

"天地之气，合而为一，分为阴阳，判为四时，列为五行。行者，行也。其行不同，故谓之五行。五行者，五官也。比相生而间相胜也。"

董氏的五行生克图已和今所知者无异，唯不谈乘侮。

五行对第 38 说：

"天有五行，木火土金水是也。木生火，火生土，土生金，金生水。水为冬，金为秋，土为季夏，火为夏，木为春。春主生，夏主长，季夏主养，秋主收，冬主藏。"

五行之义第 42 说：

"天有五行，一曰木，二曰火，三曰土，四曰金，五曰水。木，五行之始也；水，五行之终也；土，五行之中也。此其天之次序也。木生火，火生土……此其父子也。木居左，金居右，火居前，水居后，土居中央，此其父子之序，相受而布。是故木受水而火受木……常因其父以使其子，天之道也。……木居东方而主春气，火居南方而主夏气……木主生而金主杀，火主暑而水主寒……上居中央为之天润。土者，天之股肱也，其德茂美不可名以一时之子。故五行四时者，上兼之也。……金木水火虽各职，不因土方不立。若酸咸辛苦之不因甘肥不能成味。甘者，五味之本也；土者，五行之主也。"

试看上文所说，与《内经》何处不相符。特别是"木居左"应是肝居左的根据。既说"土不可名时"，又说"土为季夏"，二者虽相矛盾，《内经》亦有此说。

董仲舒又提出了相合说，见基义第53：

"凡物必有合。合必有上有下，必有左，必有右，必有前，必有后，必有表，必有里……此皆其和也。阴者阳之合，妻者夫之合。"说这是《内经》脏腑相合的根据应不为勉强。

读者若无机会见《春秋繁露》，知道董氏以阴阳五行说为宗对儒家理论进行解释就够了。

是否可以怀疑，董氏完全借用了阴阳家现成的理论呢？我看不会，只能说他继承了阴阳家学说，这种学说在他手里被最后完成了。就今所见文献而言，《淮南子》中亦有五行相生说，一般认为其说较董氏为晚。董氏确是很聪明而肯下苦功的。《史记》说他"三年不观于舍园，其精如此。""至卒，终不治产业，以修学著书为事。"他的家乡本邻齐地，又进过汉初最好古求遗书的河间献王的图书馆，继承稷下阴阳家很方便。武帝时，他一坐官就"以《春秋》灾异之变推阴阳所以错行。"（《史记·儒林列传》）完全是当时最有造诣的阴阳五行专家。

再看《汉书·董仲舒传》对册（策）语："盖闻'善言天者必有征于人，善言古者必有验于今。'故朕垂问乎天人之应。……今子大夫明于阴阳所以造化，习于先圣之道业，然而文采未极，岂惑乎当世之务哉？"汉武帝请他提意见，也是久闻他"明于阴阳""天人相应"之道。"天人相应"自天命论演变而来，也在董氏手里集大成并与阴阳五行合流。

在"天人相应"思想指导下，董氏进一步发挥，以国家比附人体。见通身国第22：

"气之清者为精，人之清者为贤。治身者以积精为宝，治国者以积贤为道。身以心为本，国以君为主。精积于其本，则血气相承受；贤积于其主，则上下相制使。血气相承受，则形体无所苦；上下相制使，则百官各得其所。形体无所苦，然后身可得而安也。百官各得其所，然后国可得而守也。夫欲致精者，必虚静其形；欲致贤者，必卑谦其身。形静志虚者，精气之所趋也；谦卑自身者，仁贤之所事也。故治身者务执虚静以致精，治国者务尽卑谦以致贤。能致精则合明而寿，能致贤则德泽洽而国太平。"

这种以心为君主，主明则下安的基本思想应该是《素8》的蓝本。《灵兰秘典论》在《内经》中看来别具一格，其直接渊源仍是董仲舒的思想。所谓"相傅之官"其官制虽始自战国，而各国名称不一。汉代方定型，故是汉代官制。中正、州都之官始自曹魏，可知《素8》不会定型于汉末之前。

董氏之论亦非全是首创，唯前人说法不如他系统。《荀子·解蔽》有："心何以知？曰虚一而静。""心者，形之君也，而神明之主也。"《管子·心术上、君臣下》有"心之在体，君之位也。九窍之有职，官之分也。耳目者，视听之官也，心而无与视听之事，则官得守其分矣。""君之在国都也，若心之在身体也。"这都是战国末的说法。

两汉最有学问的人，依应世先后为董仲舒、司马迁、刘向父子、班固和郑玄。至少他们对两汉学术思想影响最大。司马迁和董氏已提到。刘向父子是西汉后半期人，处过渡时期，问题甚多。本书不可能详述两汉思想史，故把刘氏父子略过。至班固时代，今文经学定型。以下再就《白虎通》看看《内经》与汉代儒学的关系——主要就阴阳、五行、脏腑等说比较。

五祀："祭五祀所以岁一遍何？顺五行也。故春即祭户，户者人所出入，亦春万物始触户而出也。夏祭灶者，火之藏自固也。秋亦万物成熟，内备自守也。冬祭井，井者水之深藏在地中。冬亦水王，万物伏藏。六月祭中溜，中溜者，象土在中央也。六月亦土王也。"

礼乐："乐象阳，礼法阴也。""乐者阳也，故以阴数，法八风，六律、四时也。八风六律者，天气也，助天地成万物者也。""宫商角徵羽，土为宫、金为商、木为角、火为徵、水谓羽。"

五行："五行者何谓也？谓金木水火土也。言行者，欲言为天行气之义也。"（下文几乎全同于《内经》的五行归类，文甚长，不录）

"五行所以更王何？以其转生，故有终始也。木生火、火生土、土生金、金生水、水生木。是以木王、火相、土死、金囚、水休。……木王火相金成，其火焦金，金生水，水灭火，报其理。火生土，土则害水莫能而御。"

"五行所以相害者，天地之性，众胜寡，故水胜火也。精胜坚，故火胜金。刚胜柔，故金胜木。专胜散，故木胜土。实胜虚，故土胜水也。"

"火阳君之象也，水阴臣之义也。臣所以胜其君何？此谓无道之君也。……曰五行各自有阴阳。"

"木生火，所以还烧其母何？曰金胜木，火欲为木害金，金者坚强难消，故以逊体，助火烧金。此自欲成子之义。"

"木王所以七十二日何？土王四季各十八日，合九十日为一时。"

"土所以王四季何？木非土不生……故五行更王，亦须土也。"

"木所以浮、金所以沉何？子生于母之义。肝所以沉、肺所以浮何？有知者尊其母也。"

"行有五，时有四何？四时为时，五行为节。故木王即谓之春，金王即谓之秋。土尊不任职，君不居部，故时有四也。"

"人有五脏六腑何法？法五行六合也。人目何法，法日月明也。"

八风：（略）

情性："人有五脏，五脏者何？谓肝心肺肾脾也。""《元命苞》曰：目者肝之使，……鼻者肺之使……耳者心之候……阴者肾之泻……口者脾之门户……或曰：口者心之候，耳者肾之候。或曰肝系于目，肺系于鼻，心系口，脾系于舌，肾系于耳。"

"六府者何谓也？谓大肠、小肠、胃、膀胱、三焦、胆也。府者为藏宫府也。……胃者脾之府也……膀胱者肾之府也……故先决难也。三焦者包络府也，水谷之道路，气之所终始也。故上焦若窍、中焦若编、下焦若渎。胆者肝之府也。肝者木之精也，主仁。仁者不忍，故以胆断也。……小肠大肠心肺府也。肠为心肺主，心为皮体主，故为两府也。"

日月："日行一度，月行十三度十九分度之七。""周天三百六十五度四分度之一。"

嫁娶："阳数七，阴数八。男八岁毁齿，女七岁毁齿。"

读以上引文，不是有些像读《内经》或听人讲《内经》吗！它处不说，单是"耳者心之候"，尚见于《素4》，时人或有不知，更多不解。原来出自纬书，东汉本有此说，不必强解。

《白虎通》中的阴阳五行说真是炉火纯青了。提了那么多尖锐的问题，居然都能讲得通。实在是那时最科学的理论。此书是公元79年为统一今文经学，集中儒士讨论明定的官方政治思想提要。其中受阴阳五行统帅者近半。直接涉及医理者虽少，亦可看出其时五行与五脏的配属关系已固定。五脏六腑说也与今本《内经》很接近。这一部分术语和概念可能又反过来参考了当时的医书。

至此，儒家的相生说大体说清了。但五行是怎样和五脏发生关系的呢？极须从儒家书中去找。

二、五行配五脏的由来

阴阳五行说混一之后，先是像邹衍那样鼓吹"五德终始"，为改朝换代服务。一经汉室统治稳固，这种学说就得再改进。于是，它组织得更加严密，网罗许多内容，意图指导一切政令。结果出现了所谓"月令"——各季各月政府应干什么大事，发布什么政令。

"月令"是有一个完善过程的。现存最复杂的"月令"，在《礼记》中。从医家观点看，《礼记》中五行和五脏搭配的关系与《内经》不同。它是：木配春配脾，火配夏配肺，土配季夏配心，金配秋配肝，水配冬配肾。只有肾属水与《内经》同。这做何解呢？下面列一表先看"月令"发展情况，然后再略做分析考证。"月令"内容很烦琐，需先读一段原文，才知道下表的意思。《礼记·月令·孟春之月》如下：

"孟春之月，日在营室，昏参中，旦尾中（天象）。其日甲乙，其帝太皋，其神苟芒（主神、日干）。其虫鳞、其音角、律中大蔟、其数八、其味酸、其臭膻、其祀户、祭先脾（五行归类）。东风解冻、蛰虫始振、鱼上冰、獭祭鱼、鸿雁来。（物候）天子居青阳左个。乘鸾路，驾苍龙，载青旗，衣青衣，服苍玉，食麦与羊，其器疏以达（天子活动礼仪）。是月也，以立春。先立春三日，太史谒之天子，曰某日立春，盛德在木（节气及五行）。天子乃齐。立春之日，天子亲率三公九卿、诸侯、大夫，以迎春于东郊。还反尝公卿诸侯大夫于朝。命相布德和令，行庆施惠，下及兆民，庆赐遂行，毋有不当。乃命太史守典奉法，司天日月星辰之行，宿离不贷，毋失经纪，以初为常（朝廷活动）。是月也，天子乃以元日祈谷于上帝。乃择元辰，天子亲载耒耜，措之于参保介之御间。率三公九卿，诸侯大夫，躬耕帝藉。天子三推，三公五推，卿诸侯九推。反执爵于大寝。三公、九卿、诸侯、大夫皆御，命曰劳酒（朝廷劝农）。是月也，天气下降，地气上腾，天地和同，草木萌动（气候阴阳变化）。王命布农事，命田舍东郊。皆修封疆，审端经术，善相丘陵、阪险、原湿，土地所宜，五谷所殖，以教道民，必躬亲之。田事既饬，先定准直，农乃不惑（督促农事）。是月也，命乐正入学习舞，乃修祭典，命祀山林川泽，牺牲毋用牝。禁止伐木，毋覆巢，毋杀孩虫、胎夭飞鸟，毋麛毋卵，毋聚大众，毋置城郭。掩骼埋胔。是月也，不可称兵，称兵必天殃。兵戎不起，不可从我始（戒杀）。毋变天之道，毋绝地之理，毋乱人之纪。孟春行夏令，则雨水不时，草木早落，国时有恐。行秋令则其民大疫，飙风暴雨总至，藜莠蓬蒿并兴。行冬令则水潦为败，雪霜大挚，首种不入（月令异常的结果）。"

按：月令之令指政令，即政令要顺应天时，否则会出现天时不正等不良后果。《管子·幼官图》有成套的说法。仅引其右中方副图如下：

春行冬政，肃。行秋政，雷。行夏政，则阉。十二，地气发，戒春事。十二，小卯，出耕。十二，天气下，赐与。十二，义气至，修门间。十二，清明，发禁。十二，始卯，合男女。十二，中卯。十二，下卯。三卯同事。举时节，服青色，味酸味，听角声，治燥气，用八数，饮于青后之井，以羽兽之火暴，藏不忍，行驱养，坦气修通，凡物开静，形生理。合内空周外，强国为圈，弱国为属。动而无不从，静而无不同。举发以礼，时礼必得。和好不基，贵贱无司，事变日至，此居于图东方方外。

我看，如此烦琐的规定，只是理论上的推演。后世古人一直遵循而且最容易理解的是所谓"秋决"，即执行死刑一般要在秋分之后，因为秋气肃杀。

好了。以上引文只是十二月之一。青年朋友们读起来一定头痛。括号中的简单附注可能有点用处，供参考。下表不能把全部内容列入，那样太烦琐，反而不便比较。

五家月令比较表

四孟月	主要比较内容	礼记月令	吕氏春秋十二纪	淮南时则训	夏小正	管子第40、41、53
孟春（木）	天象	日在营室	同左	斗指寅	斗柄在下	无
	日干	甲乙	-	同左	无	无
	音	角	-	-	无	无
	味	酸	-	-	无	无
	祭先	脾	同左	-	无	鱼
	民病	行秋令	-	无	无	无
	禁令	伐木、杀夭	-	同左	无	伐木、杀生
	驾	苍龙	-	-	无	无
	物候	虫振、祭鱼、鸿来	-	-	同左	无

续表

四孟月	主要比较内容	礼记月令	吕氏春秋十二纪	淮南时则训	夏小正	管子第40、41、53
孟夏（火）	天象	日在毕	–	斗指巳	无	无
	日干	丙丁	–	斗指巳	无	无
	音	徵	–	–	无	无
	味	苦	–	–	无	无
	祭先	肺	同左	–	无	无
	民病	无	–	–	无	无
	禁令	伐大树	–	–	无	无
	驾	赤骝	–	赤骝	无	无
	物候	蝼鸣、王瓜生	–	同左	无	无
孟秋（金）	天象	日在翼	–	斗指申	织女正北向	无
	日干	庚辛	–	同左	无	庚辛
	音	商	–	–	无	无
	味	辛	–	–	无	无
	祭先	肝	同左	–	无	无
	民病	寒热不节	–	–	无	无
	禁令	奸、邪	–	–	无	淫邪
	驾	白骆	–	–	无	无
	物候	白露、蝉鸣	–	–	大体同左	无
孟冬（水）	天象	日在尾	–	斗指亥	织女正北向	无
	日干	壬癸	–	同左	无	壬癸
	音	羽	–	–	无	无
	味	咸	–	–	无	无
	祭先	肾	同左	–	无	无
	民病	无	–	–	无	无
	禁令	淫、巧	–	–	无	奸、盗、迁徙
	驾	铁骊	–	玄骊	无	无
	物候	雉入水、虹不见	–	同左	同左	无

续表

四孟月	主要比较内容	礼记月令	吕氏春秋 十二纪	淮南时则训	夏小正	管子第40、41、53
"土"的配法		十二月之外、中央、日戊己、音宫、祭先心、无天象、物候。	中央在六月中说,内容同左。但六月又有本月其他内容。	六月即配土,内容同左之中央。	无孟仲季之说。内容以物候为主,略及农事,无五行说。	有"中央曰土"一句。

由上表不难看出,《礼记·月令》《吕氏春秋》《淮南子》三家非常接近。查对原文,则《礼记·月令》更接近《吕氏春秋》,其间只有极少文字不同。《淮南子》文字较少。这说明,从秦开始,阴阳五行的"月令"迅速成熟了。这三家之间最大的区别是土德怎样配四时。《淮南子》直接把六月说成是土德,只体现了土主季夏。《吕氏春秋》中,六月照样是火德。但把中央附在其内,不通。《礼记·月令》算是最后安排得较妥当。中央土在十二月之外单独说,不主月,也不主时,四时与五行怎样相配算是解决了。很显然,这种安排不会早于西汉。其意义在于把四时递变的顺序与五行相生的顺序一致起来,又突出了土的地位。此后,五行说才更有了生命力。有的专家认为"月令"已完全受五行相生说指导,不见得对。浅见以为,应是随着"月令"发展,总结出五行相生说。《吕氏春秋》的月令与《礼记·月令》无大差别,但其中不见相生说明文。《淮南子》中已明确相生次序,但仍可能晚于董仲舒。本节不对此做详细考证。

《夏小正》《管子》两书中的"月令"内容显然较原始。然而,二者合一,便具备了《礼记》的基本要素。《夏小正》重在天象、物候,《管子》重在利用五行说。谁更早呢?应是《夏小正》更早。它是一种很简单的物候历,加上很粗略的天象资料。其中也不称春三月、孟春等。《管子》有春三月、夏三月等说法。五行说贯彻得那样彻底,正是齐人熟悉这种学说的佐证。其成书年代不必确考,从五行说发展史来看,不会早于战国末。近年出土的秦墓竹简,亦有"月令"内容。虽系残简,亦可知尚未超出《夏小正》水平,见《睡虎地秦墓竹简》(1978 年,文物出版社,26页),不再引。

按:《睡虎地秦墓竹简》中的《田律》有如下文:

"春二月,毋敢伐材木山林及雍(壅)堤水。不夏月,毋敢夜草为灰,取生荔、麛(卵),毋□□□□□□毒鱼鳖,置罔(网),到七月而纵之。

唯不幸死而伐绾（棺）享（椁）者，是不用时。邑之（近）皂及它禁苑者，麛时毋敢将犬以之田。百姓犬入禁苑中而不追兽及捕兽者，勿敢杀；其追兽及捕兽者，杀之。河（呵）禁所杀犬，皆完入公；其他禁苑杀者，食其肉而入皮。"

可见其中完全没有阴阳五行和天象等内容。按现代理解，有关规定主要是为了保护环境和资源。

本节欲重点探讨的不是"月令"发展史。"月令"的思想渊源是顺应四时，这是农业社会必有的思想。早期资料还较多，兹不再举。读者有兴趣，可参看清人鄂尔泰编《授时通考》和古历法史有关内容，然后与本文及上述文献相对勘便是捷径。直接读《礼记》会使青年朋友望而生厌。

本节想重点探讨的是，为什么五脏最早在"月令"中与五行有了关系。《夏小正》无用五脏祭的说法。《管子》只记有春三月用鱼祭。这是齐国沾渔盐之利的痕迹。而《礼记》等三家书中，五时祭先脏的说法却完全一致。古人和近人对此解释大伤脑筋。医界多回避这一点，因为"月令"表面上与《内经》矛盾，自己又搞不清。五时祭脏与五行的关系如下：

春、 木、 脾
夏、 火、 肺
季夏、 土、 心
秋、 金、 肝
冬、 水、 肾

总之，从《内经》眼光看，祭脏的顺序非按相生排列，亦非按相克排列。春夏秋祭所胜（克）脏，冬祭本行脏。秦汉学者们对此应是大费过心血的。本来把心和肾调换一下，就完全是祭所克脏了。为什么不这样做呢？段玉裁在《说文解字注》中较全面地介绍了古人对这个问题的争论。他注"肺"字时这样说：

说文原文："肺、金藏也。"

注文："按各本不完，当云火藏也，博士说以为金藏。下文脾下当云木藏也，博士说以为土藏。肝下当云金藏也，博士说以为木藏。乃与心字下土藏也，博士说以为火藏一例。《玄应书》两引《说文》：'肺，火藏也。'其所据当是完本，但未引一曰金藏耳。《五经异义》云：'今尚书欧阳说，肝木也，心火也，脾土也，肺金也，肾水也'。许慎谨按：'月令'，春祭脾，夏祭肺，季夏祭心，秋祭肝，冬祭肾，与古尚书同。'郑驳之曰：

'月令祭四时之位，乃其五脏之上下次之耳。冬位在后而肾在下。夏位在前而肺在上。春位小前，故祭先脾。秋位小却，故祭先肝。肾也、脾也俱在鬲下。肺也、心也、肝也俱在鬲上。祭者必三，故有先后焉。不得同五行之义。今医病之法，以肝为木，心为火，脾为土，肺为金，肾为水，则有瘳也。若反其术，不死为剧。'郑注月令自用其说，从今尚书说。杨雄《太玄》：'木藏脾，金藏肝，火藏肺，水藏肾，土藏心。'从古尚书说。高注《吕览》，于春先祭脾曰：'春木胜土，先食所胜也。一说脾属木，自用其藏也。'……其注《淮南·时则训》略同。皆兼从今古尚书说。《说文》虽兼用今古尚书说，而先古后今，与郑不同。"

段注中有几个人名、书名略说一下。《玄应书》是唐代和尚玄应的一种著作，又名《一切经音义》。欧阳指传《尚书》今文学的汉人欧阳生。《五经异义》是《说文》作者讨论儒经的书，已佚。郑指东汉末大儒郑玄。杨雄是西汉经学家、文学家，《太玄》是他的一种著作。"高注《吕览》"是说东汉人高诱注《吕氏春秋》。《说文解字》的作者是东汉人许慎。关于今古文《尚书》需略介绍一下今古文经学，附于本节后。

段氏注告诉我们这样几个事实。

1. 汉代原有两种《尚书》，学者各遵师传，对五行配五藏有两种说法。现《礼记·月令》与古文《尚书》说相同，祭脏原是按相生顺序排的，而今《尚书》说与现《内经》配法同。

2. 东汉末的医家已完全按现《内经》的说法用五脏配五行。

3. 西汉的杨雄持古文《尚书》说。

4. 东汉末，高诱注《吕氏春秋》《淮南子》时不知哪家好，兼采之。

5. 许慎《说文解字》原本也是从古文《尚书》说的。今本有人改过。

然而，我们从《说文解字注》仍不能弄清问题的关键。

近代古文大师章太炎对此采取无所谓的态度，以为："就在二家（指今古文《尚书》说）之外，别为配拟，亦未必不能通也。今人拘滞一义，展转推演于脏象病候，皆若言之成理，实则了无所当。"（《章太炎医论》，人民出版社，1957年版，1页）章氏显然认为，五脏附五行由汉儒的经说来，但未予深考，甚或认为都没道理。

我们是否可以说《内经》完全同于今文，"月令"完全遵古文，所本不同，自然有异，来了结这个问题呢？不能。那样还有两点疑问。

1. 为什么不可以说今文《尚书》说是本于《内经》呢？

2. "月令"为什么说"祭先脾"呢？有先应有后，后祭何脏呢？

如果说今文《尚书》说本于《内经》，则《内经》肯定在西汉或更早便成书且广为流传了，连经学家也很尊重它。此推论很难成立。

总之，若说早在"月令"之前，《尚书》学家解五脏配五行就有两套说法，经不起推敲。今本"月令"是汉代经学的最后定本，早期"月令"也应有过两套说法。

关于祭脏的先后，最好还是在儒家经典，特别是《礼》一类书中去找根子。古礼最重祭祀，常常要用牲。原始人用牲也有些习惯。后来用牲的讲究日益复杂。

果然，《礼记》本身和《仪礼》中就有关于用牲时祭藏先后的一些记载。

《礼记·祭统二十五》："凡为俎者，以骨为主。骨有贵贱。殷人贵髀，周人贵肩……是故，贵者取贵骨，贱者取贱骨。"

这段话不会全是由汉人瞎编的。我们已知道，殷周都以肢胛骨记卜辞，取胛时应有一定的习惯。祭祀用过的胛骨自然会更受重视。这里没说祭藏的话，但总是证明古人祭祀时对牲身各部是分别贵贱（先后？）的。

《礼记·明堂位第四十九》："有虞氏祭首，夏后氏祭心，殷祭肝，周祭肺。"这明显是汉人的追述，开始有五行味了，而且越说越浓，不再引。拙见以为其中很多是汉初儒生的附会，它与"月令"成书应大体同时。这时祭脏开始有规律并且受五行说统帅。看看更早的祭脏说法，则完全没有五行味。

《仪礼·特牲馈食礼第十五》："佐食取黍、稷、肺祭，授尸。……举肺、脊以授尸。尸受，振祭，哜之，左执之，乃食，食举。……宾长以肝从，尸左执角，右取肝，擩于盐，振祭哜之。……尸举肝，举奠，左执觯，再拜稽首，进受肝，复位，坐食肝。……肵俎，心、舌皆去本末，午割之，实于牲鼎，载，心立，舌缩俎。"

《仪礼》是公认可信的先秦古礼。文字颇难读。那烦琐的步骤规矩，大约只有孔夫子之流才能精通。以上引文尽量简化，大致能懂。"尸"是受祭对象的替身。"佐食"是打理、递送祭祀食物的人。"宾长"约是助祭者。这段文字中，依次出现了肺、肝、心、舌等内脏。那位"尸"确实是先受肺祭（尝尝好吃，就吃掉），后受肝祭（也吃掉），最后把心和舌剔净，切好，留在鼎里，大概是不吃掉，让它们到另一个世界去表达献祭人的心愿去了。

这一次祭祀过程中，"尸"要吃十几种东西，单只牲荤也还有鱼、软骨等，他要十来次告饱，才能饶过他。很可能要多次吃生的，所以"尸位素餐"不行。其他规定，如器物、祭品摆布，衣服色泽式样等均很烦琐，看不出受五行说指导。

《仪礼》较古老却没有五行气息，当时何以那么烦琐，自然也有些讲究。有古礼专家赐教，当感谢。从《仪礼》到《礼记》的变化，说明古祭礼至汉初（或稍早一些）开始阴阳五行化了。也可以证明由祭祀用牲认识内脏等，是原始解剖学的一个重要方面。《尚书》古文说也好，今文说也好，都不过是在用五行说使祭脏规范化、理论化。古代许多祭祀与季节、时令有关，更有五行化的需要。今文经学自西汉初兴起，至东汉初一直受到官方保护。《内经》之五脏配五行与今文《尚书》说相同，应是当时统治思想的表现，有关内容不会早于汉初。阴阳五行说不与内脏挂钩则不便说明医理。笔者由以上初考发现，这种学说竟然由祭脏五行化的儒家学说中来。

再加两句。《仪礼》有"左执爵取肝"，发展至《礼记》的"肝从左"即《内经》"肝居左"的根子。

按：此处不确。《仪礼》更多说："左执角，右取肝"。而且"左执爵取肝"不足以作为"肝居左"的依据。又，"肝从左"不见于《礼记》原文。

郑玄注《尚书》说肝在鬲上，也见于《内经》。后人勉强解释肝左肺右均不得其要。再请记住，《内经》的五脏说，最初并非出自医家，而是从古礼中来，这是本书的重要论点。欢迎读者就此批评。

按：《内经》言肝左肺右之说如下：

"黄帝问曰：愿闻禁数。岐伯对曰：藏有要害，不可不察，肝生于左，肺藏于右，心部于表，肾治于里，脾为之使，胃为之市。鬲肓之上，中有父母，七节之傍，中有小心。从之有福，逆之有咎。"（《素问·刺禁论篇第五十二》）

三、天人相应

读者多知道，董仲舒最先提出了"天人相应"这个命题。他"究天人之际，明天人之分"的结论与荀子大不同。他说"天人之际，合而为一""人副天数"（《春秋繁露·深察名号第三十五》）。

按：董仲舒的天人相应，确有神学目的论味道。如他说："观天人相与之际，甚可畏也。国家将有失道之政，而天乃先出灾害以谴告之；不知自省，又出怪异以惊惧之；尚不知变，而伤败乃至。以此见天心之仁爱，人君而欲止其乱也。……天之所大奉使之王者，必有非人力所能致而自至者"（《汉书·董仲舒传》）。

把宇宙间的一切事物——包括当时的全部封建制度都说成上应于天。这不仅是附会，而且是反动，且不讲。就是讲人体构造及生理上应于天的祸端也始自董氏。《春秋繁露》说：

"为生不能为人，为人者天也。人之本，本于天，天亦人之曾祖父也。人之形体，化天数而成。"（为人者天第四十一）

人就是这样来的。在这点上《素3》比董氏说进步一些。

"求天数之微，莫若于人。人之身有四肢，每肢有三节。三四十二，十二节相持而形体定矣。……一时之中有三长，天之节也。人生于天而体天之节，故亦有大小厚薄之变，人之气也。"（官制象天第二十四）

董氏的附会在《淮南子·天文训》中也可找到同调。

"天有九重，人亦有九窍；天有四时以制十二月，人亦有四肢以使十二节；天有十二月以制三百六十日，人亦有十二肢以使三百六十节。"

《内经》更是后来居上。请看《素5、6、9、25、77》《灵11、12、41、71》等篇，均有成套的比附。

浅见以为，《内经》之整体观，以阴阳五行四时之整体自然观为积极代表。对上举"天人相应"的臆说只能历史地看。就当时而言，触着点宇宙全息论的边际，至少是思维比较活跃的表现之一。当今再教给学生，便很不妥当。

《内经》中有两句较难解的话："天运当以日光明"（素3）"地气者冒明"（素2）。欲解此，亦需求之董仲舒。《春秋繁露》说：

"天高其位，而下其施，藏其形而见其光。……藏其形所以为神，见其光所以为明。"（离合根第十八）

"天积众精以自刚……天序日月星辰以自明。"上述天道论很难说以唯物倾向为主。

本节原想多举几例，看看汉儒是怎样把儒经阴阳五行化的。惜乎内容太多。好在已引过近现代许多专家研究的结论，约已能说明汉代阴阳五行说之盛行。秦以前则大非如此。《内经》专家或古医史专家，最好念念汉儒的经说。如此便决不会相信，用阴阳五行全面统帅医理的《内经》会成书于汉之前。这并不排除单用阴阳说、五行说、经脉说，或不大成熟的阴阳五行合流说，讲医理的文字会出现于战国。

最后提提《礼记·礼运》中讲的两句话。

一是："人者，其天地之德，阴阳之交，鬼神之会，五行之秀气也。"

人的本质如此，医理能不从阴阳五行立论吗？

再一句是："何谓人情？喜怒哀惧爱恶欲，七者弗学而能。"

中医讲内伤七情，在《内经》中是没有根据的。《内经》只讲五情或六情。故七情说亦本于儒家，《内经》反而仅供参考。

附

今古文经学和《内经时代》

本节多次提到今古文的事。这是中国旧学中最复杂的问题。能讲通今古文发展史——经学史，可算全面了解中国的旧学了。笔者并未受过系统的经学训练，只是为研究《内经》时代，才翻翻经及少数今古文经学著述。当代医界同道和笔者情况差不多的人应占多数。不稍微知道点今古文之争，影响理解《内经时代》。

近现代讲经学史的专著很多。最值得向读者推荐的是范文澜先生的《中国经学史演变》和《经学讲演录》。范先生的讲解最深入浅出，简括精辟。此处不宜多引原文，以免取舍有失。下面仅就《内经时代》的需要，照我自己的理解，写几句极粗浅的话。若是《内经》专家，必已读过许多专著，以下文字便无必要读。

一、经和经学

1903 年正式废科举、兴学校之前，上溯至春秋末孔丘时代，儒生们读的标准书都属于经和经学。自汉至清末，官办教育以及为考科举做官服务的民间教育，教的也都是经和经学。

经和经学都不断变化，经学变化更大。大体说来，唐以后，"经"没多大变化。它的变化以两汉最明显可考。汉以前，学经多口耳相传，变化本应更大，但很难说清。经学是解经的，其演变大体分四个阶段。孔子到秦为第一阶段；汉至唐为第二阶段；宋至明为第三阶段；清代为第四阶段。清末，经、经学、儒生都走到末路。此后的中国社会不再需要这一文化支柱，经和经学都变成史学资料。

什么叫经呢？严格说来就是孔子的经学。即他"删""订""修""传"的古代文化记录。以眼下常见的书而言。按其可靠程度依次为：

《诗》——周初到春秋的一部分诗歌。

《春秋》——孔子以鲁史为主写的公元前 722 到公元前 481 年的很简单的编年史。

《礼》——国家、家族制度和贵族起居饮食规律的记录。

《尚书》——史官们保存或追记的"圣贤"号令谋谟。

《周易·卦辞、爻辞》——卜官占吉凶的隐语。

上述五种经，除最后一种是否孔子删定并用以教弟子还不能十分肯定外，其余都是有的。孔子也教音乐，按说应有《乐经》。但乐附于《诗》和《礼》，礼乐常变，《诗》渐渐不唱了，《乐经》未能单独传下来。

轮到孔门弟子手里，经即开始演变增益，轻重次序也有改变。比如，《周易》在汉之前是否居于六经之首，不能确证。内容方面，《礼》自孔子就认为可以损益，故增益最多。现在还能看到的就至少有《礼记》《仪礼》《周礼》三种。《尚书》原有"史"的意思，下接《春秋》，上记到尧，也可增补。后人很难增补删改的只有《诗》和《春秋》。

汉中期后，儒家独尊。主要秘诀是汉儒善于解释历史迎合统治者胃口。《春秋》原文既不便改，就在"传"上下功夫。渐次有《春秋公羊传》《春秋谷梁传》《春秋左氏传》等解《春秋》的书。

按：此说不确。一般认为，《春秋公羊传》是先秦的儒家书，大约成于战国初期。《春秋谷梁传》的内容与《春秋公羊传》没有大出入。有人认为此书成于西汉。《春秋左氏传》的来路更加蹊跷，康有为断言它是"伪经"——刘歆伪造的。此说至今有很多人不同意。但是，说他是和孔子同时的人左丘明所作，更加站不住脚。不过，利用天人相应、阴阳五行解释《春秋》始自董仲舒，是毫无疑问的。

它们几乎和《春秋》同样重要。另有《孝经》《尔雅》等就与孔子没关系，是造经运动的产物。唐以前，《论语》（孔门言行录）也曾被当作经，这与经的原意倒是不矛盾。唐代官方最后认可的经够了九种，即《周易》《尚书》《诗》《周礼》《仪礼》《礼记》和《春秋》三传。

经本身就难读，加上经学书更难学。古人能通一经即算可以了。西汉设十四经博士，就是各承师传教一经的。北宋以后，为使一般读书人由浅入深又方便科举考试，规定读《大学》（《礼记》中的一篇）《中庸》（《礼记》中的一篇）《论语》《孟子》，即"四书"就行，并且均以朱熹的注解为准。

清代文化统治很厉害，一些学者不满足于只读四书和宋儒的解释，开始对经进行考据。后来对汉儒的经说和汉代的经发生了怀疑，要闹清经的本来面目，结果把汉代的今古文经老账翻出来了。

二、汉代的今古文经和经学

秦以前的经和经学肯定也有演变。但那时并非儒家独尊，各家自唱自说，经不在众目睽睽之下，有改变不很引人注意。西汉中期以后，被秦始皇坑过的儒家队伍壮大了许多。火余之书不很满足统治者需要，于是出现了新经——即古文经，经学有了今古之分，经也今古真假难辨了。

汉初，一部分儒生用当时通俗的隶书写出经文教学生，朝廷立他们为博士。他们的经后来称为今文经。解释今文经即今文经学。这时只有少数儒生用秦以前的字形写的老本子经在民间传授。西汉末，由于王莽的政治需要，古文经——新经出现了好几种。按当时重视的顺序为：《周礼》《尚书》《左传》《毛诗》等。古文经出现后，形成了新学——古文经学。

按："新学"指为王莽的"新"朝服务的经学，这个名词定型于康有为的《新学伪经考》。清末另有"新学"之说，指当时的西学。

此前的经学反而称为今文经学。东汉末，古文经学大胜。此后，今文经学直到清末才翻身。我们现在最常作为资料书查考的《十三经注疏》，是以古文经及其经学为主的。与本节关系最密切的经是《尚书》，涉及《内经时代》的古文经要再加上《左传》和本来不属于经的《国语》。

据《史记》记载，古文《尚书》是景帝末年鲁恭王从孔子的老宅墙中挖出来的。《周礼》《左传》《国语》等，刘歆说是从国家图书档案馆里发现的。宣帝时还有河内女子拆老房子发现了一篇《易传》。不专门研究经学史，不必深究今古文经的真伪。大体情况是：古文经都比今文经篇目多、内容多。经学家们争论的焦点依次是《周礼》《尚书》《左传》等。清代末年又涉及不属于经的《说文解字》，因为它替古文经说话。古人最难说清的新经是《左传》。它的内容很多，真实古资料也很多，真伪难分。至今还有专家在算这笔账。

研究《尚书》的专著很多。《尚书》在汉以后还有伪造的。汉代基本是两家。从研究《内经》出发，我们并不强调古文《尚书》比今文《尚书》多出多少内容或谁是真经。关键在于古文《尚书》经学，关于五行配五脏的说法与今文《尚书》经学大相径庭，而五行在两种经中都是那几个字。古人解《尚书·洪范》中的水、火、木、金、土时，都要上联《周易》下牵《月令》，把天地人扯到一起。今本《月令》祭先何脏的说法就是古文家言。《月令》原是专书，后归入《礼记》。古文经学自东汉中叶才开始与今文抗衡，东汉末战败今文。《内经》之五脏配五行与今文经学说法相同。这一背景提示《内经》的有关内容理应成书于东汉中叶前。

为今文经学争得独尊地位的关键一步，是董仲舒吸取阴阳五行说大发挥《春秋公羊传》。早期的古文经学不讲阴阳五行，无资格与今文经学争锋。东汉末，郑玄博习古文、今文、谶纬之学，取今文之长融入古文。古文经学无论是讲典章制度（主要靠《周礼》）、解释《春秋》（主要靠《左传》），还是讲阴阳五行，都比今文丰富了。今文经学从此崩溃。

魏晋时，古文经学内部开始分派，加之做官靠门第不靠读经，再加上玄学的反动，古文经学也险些消亡殆尽。这已超出《内经》时代。联系本节上文看这段经学外行话，能知道两汉儒家大讲阴阳五行，基本上清楚本节所引《说文解字注》的一段文字是何来历就行了。

第六章 《内经》与古代天文学

一、再谈五行相生说的形成

正式探讨《内经》中的天文学内容时代标志之前，还是首先把前几节没说很清的一个较关键的问题再讲细些。那就是五行相生说是怎样完成的。笔者反复分析查考，觉得不联系天文知识，便说不通。

相生说不像相克说那样，可以比较容易地从生活常识中总结出来。木、火、土、金、水这个相生的圈子中只有一环——木生火，是容易从常识中升华的。其余四环都太难了。五行学说要能用于解释自然现象，必须使五行和四时相配。最初的配法，应是没有考虑到土，而且是受五行相克说指导。由于水火相克，金木相克最易理解，用它们去配四季便很自然。其中，冬与夏气候寒热相反，分别配以水火理应是首选。春秋虽不如冬夏相反那么明显，其由寒渐暖和由暖渐寒的相反变化还是较易发现。至于两行各配那一季比较符合常识，还是金配秋比较好，因为金给人的感觉以凉为主，木则反之。于是相克的四行配四季便完成了。然而，四时在一年中是以次递变的。由春至夏，至秋，至冬，这个顺序不能说是依次相克，应该说是依次相生，所以最早的相生环应该是木火金水。这个环子除了金生水较牵强外，都比较容易理解。如果不参考天文学发展的影响，现在只有土无处可放。可惜，在五行中它又是最尊贵的。要坚持"土不主时"或"土王四季"，就完不成五行相生的圈子。这是一个矛盾。现本《内经》五行归类的内容中还留有明显的痕迹。

《素5》中的归类法是先配五方。摘要如下：

"东方生风，风生木。"

"南方生热，热生火。"

"中央生湿，湿生土。"

"西方生燥，燥生金。"

"北方生寒，寒生水。"

是四时配五行在先，还是五方配五行在先，我认为应是四时。但无论何者在先，这两者均可受天文学启发迅速联系。《鹖冠子·卷上》这样说：

"斗柄东指，天下皆春；斗柄南指，天下皆夏；斗柄西指，天下皆秋；斗柄北指，天下皆冬。"

可见，四行配四季之后，再配四方便可以直接取来天文学知识。四方配上木火金水，中央只好去配土了。《汉书·天文志第六》说得更好：

"斗为帝车，运于中央，临制四海。分阴阳，建四时，均五行，移节度，定诸纪，皆系于斗。"

按这种理论，中央如此尊贵，只有配土才合适。再分析"建四时，均五行"六个字连写，又有土可以在四时中占一个位置的意思。为了这种需要，便先后有了土主季夏，五行各主七十二日，土主中间七十二日和土主长夏等说法。不管这几种说法怎样矛盾，在土居一年之中这点上是一致的。五行相生的顺序就这样成为定局。如果用图表示以上三步演变过程，应如下：

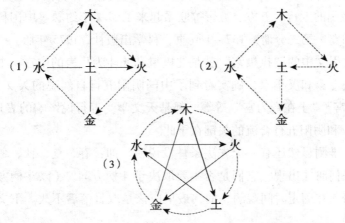

图［1］重在相克，土无恰当位置，构不成五行相生的循环。图［2］完成了相生说，因土居中央，不便同时表示相克规律。图［3］将土拉出来，相生相克同时表现在一图。董仲舒说"比相生而间相胜"。显然，他手里就有这个图。这样，土表面上屈尊一点，五行生克说却天衣无缝了。

上面联系到的天文知识是"斗"或"斗柄"。读者可能认为这是任择所需，随意附会。其实不然。"斗"——北斗在中国天文学体系中是最重要的基础。它是上天意志的代表。上引《汉书》已足以说明，下面再引国外学者的说法：

"北极是中国天文学的基本依据。这一点和以小喻大的思想背景有关。天上的北极星相当于地上的帝王。官僚政治农业国家的庞大组织，自然是不知不觉地围绕着帝王打转的。"（李约瑟《中国科学技术史·第四卷·第一分册》142 页，科学出版社，1975 年版）

北斗是北极星——天帝象征的指挥棒。斗的运行决定着天地间的一切。《淮南子·天文训》说："帝张四维，运之以斗……一岁而匝，终而复始。指寅则万物蠢蠢也……指卯，卯则茂茂然……指辰，辰则振之也……指巳，巳则生已定也。"万物没有敢不听这个指挥棒指挥的。

北斗和北极星的重要性还不止此，它们还是中国古代星空分区的基础。这也和五行有关。

"二十八宿已按四宫分为四组，每组七宿。四宫的象征性名称是和季节相对应的。……增设一个第五宫（中宫，即拱极宫），这是中国宇宙论的最大特点。这一点在和其他文化（例如伊朗文化）有相互影响的所有问题上都很重要。由于有了这个宫，便把天上的分区和我们介绍'对应思想'时谈到的五行、五方、五帝等联系起来了。"（李约瑟《中国科学技术史·第四卷·第二分册》157－160 页，科学出版社，1975 年版）

上述引文中的"拱极宫"就是北极星和北斗为代表的中宫。李约瑟这位科技史专家和汉学家，确实看到了中国阴阳五行自然观的天文学基础。"土主中宫""土在音为宫"等等，都是天文学受五行说影响的表现。"天人相应"和阴阳五行合流的关键在于此。

以上推测显然还有一个先决条件没说明。即：春、夏、秋、冬的四季分法到底何时才出现？它们是否主要取决于斗柄方向？（以斗柄方向定四季，指每天在固定时间观测斗柄，最早应该是取日落后不久。下文还要简单介绍。）

如果我们完全相信古文献，则尧时已有二分、二至和四季。那时判断四季不以斗柄为根据。《尚书·尧典第一》说：

"分命羲仲，宅嵎夷，曰旸谷。寅宾出日，平秩东作。日中，星鸟，以殷仲春。厥民析，鸟兽孳尾。申命羲叔，宅南交。平秩南为，敬致。日永，星火，以正仲夏。……分命和仲，宅西，曰昧谷。寅饯纳日，平秩西成。宵中，星虚，以殷仲秋。……申命和叔，宅朔方，曰幽都。平在朔易。日短，星昴，以正仲冬。……期三百有六旬有六日，以闰月定四时成岁。"

中外天文学家和史学家，根据这段文字写了许多文章，从四仲星变迁的规律推测这种观察记录可能出现的准确年代。不过，甲骨文研究已肯定商末历法中，"年"还只分春秋。天文学家研究《春秋》得出的一致结论是："春秋时代的历法，以鲁文公（公元前626—前609）、宣公（公元前608—前591）为分界线。在此以前，冬至大都出现在十二月，置闰没有明显的规律，大小月的安排比较随便。宣公以后，冬至大都出现在正月，置闰已大致符合十九年七闰的闰法，大小月的安排也比较有规律。这表明历法正是在此前后摆脱了观象授时的被动性，掌握了按科学规律来编排历日的主动权。"（《中国天文学史》，科学出版社，1981年版，71页）历法的大致定型是天文学体系中定型较早的。其时在春秋。故《尚书·尧典》中的记载不可全信。夏代无文字且不说，那时不可能有春夏秋冬四季的划分，更没有把它们依次配以东南西北。那些资料，不过是春秋战国时人据当时的天文学知识追述的夏代历法史，并有汉人加进去的东西。孔子编史名为《春秋》，大概也能说明，四时划分在春秋早期或西周末期还不很严格。孔子时代，四季的说法已是天经地义了。他说："天何言哉？四时成焉，万物出焉。"（《论语·阳货第十七》）后世儒家不敢轻易把四时改为五时，孔夫子的话是起了作用的。孔子时，斗的作用似乎还不大。他说："为政以德，譬如北辰，居其所而众星共之。"（《论语·为政第二》）汉儒"法北斗以齐七政"等瞎附会，是对孔子的歪曲。孔子的话不过是比喻。到孟子时，历法知识便为很多学者熟悉了。他说："天之高也，星辰之远也，苟求其故，千岁之日至，可坐而致之。"（《孟子·离娄下》）这段话给了一个纯科学背景：天文、历法毫不神秘。星辰之远和千岁之日至，不但可以解释，而且都可以计算出来。

上面提到两种以天象定四时的办法，标准不同却都和四方有关。按常识推测，以斗柄定四时应该早些。

中国星学体系的奠基应在战国时期。近来史家认为："中国星座的命名系统是在战国到三国这五、六百年中完备定型的。那正是封建制取代奴隶制后，巩固、发展时期。观看中国的星座体系，就宛如一个完整的封建社会。""在剥削阶级社会中，天文学主要控制在统治阶级手里。因此，天文学会受到剥削阶级思想意识的侵袭。"（《中国天文学史》，科学出版社，

1981 年版，41 页）上面说的这个时期，正是阴阳五行说发展完善成为官方哲学的时期。所以，它在古代天文学上留下的印记和《内经》中有关内容完全是一个模式。只要看看《史记·历书、天官书》，即使完全不懂天文学的医家也能发现这一点。

为了证明封建制度的合理性，象征帝王的天极和它的指挥棒——斗，被说得越来越重要。《夏小正》还不把斗指作为定四时的唯一根据，《淮南子》就完全这样做了。故我看阴阳五行说统帅天文学也是汉代最为明显。反过来，天文知识促成了五行相生说。

主要天体中，日和月本来是最昭然的，岂知它俩也不能居于北辰之上，只是天之阴阳罢了。其次是斗。再次是金、木、水、火、土五行星，它们是均五行的标志。五行化的五行星名，应不早于战国末出现。粗查《史书·天官书》有"水、火、金、木、填星，此五星者，天之五佐"之说，但《天官书》全文中还常提到这五星的其他名称。另一批较重要的天体叫"二十八宿"，它们是日月运行的中间站，和五行说也有关系。

《史记·天官书》分二十八宿为：

"东宫苍龙"

"南宫朱雀"

"西宫咸池"（西方七宿中有"参为白虎。"）

"北宫玄武"

分这四方有什么用呢？同书接着说：

"察日月之行，以揆岁星顺逆。"

"东方木，主春，日甲、乙"

"南方火，主夏，日丙、丁"

"中央土，主季夏，日戊、己，黄帝"

"西方，秋，日庚、辛，主杀。"

"北方水，大阴之精，主冬，日壬、癸。"

上引的归类法不是《素5》五行相生归类法的基础吗？不过，《天官书》中占星术内容，实在更多于科学的星学内容。在反对占星迷信这一点上《内经》比《天官书》大有进步。《汉书·天文志》的迷信色彩更浓，《后汉书》反而好一些。

关于五行相生说形成的过程，及其与古代天文学的一般关系，略述如上。最后加注一句，即二十八宿在天文史界争论很大，但不影响我们解释相生说的形成过程。下面还要提到它。

二、古代天文学常识简介

上面围绕相生说联系了一些天文知识。为使一般读者对中国古代天文学内容有一个概括的印象，以便更好地理解《内经时代》，下面再简单介绍一点常识。

首先再说"斗"，它即指现在的"北斗七星"。青年朋友，特别是大城市长大的人，对它不很熟悉——高楼大厦遮挡之外，再加上强烈的人造光源，使城市人很少注意星空。再加之北斗现在的位置往北（或说下）移了一些，就更不便于城市居民看到。然而两千或三千年之前，它的位置比现在高，离天极也较近。其亮度虽不及太白（金星）等一等星，却非常容易识别。北斗七星图形象一把勺子，枓柄（斗柄）朝外，大体上每年围绕北极星（北极星不是固定的，但取代间期很长）转一周。因地球自转，斗的视运动又是每昼夜一周。它既可用作每日计时的标志，也可用于一年中定季节的标志。《夏小正》及《淮南子》中所说的"斗柄在下""斗柄指寅"等，就是作为判断季节、月份的标志。原始历法"观象授时"，肯定参考过它。中国在这点上得天独厚，南半球和赤道附近便没有这一优越条件。古代中东天文学另有所本，此处不便说。北斗围绕的中心，是中国古代天球的北极。天球南北极的连线也正穿过地的南北极（中国古代地极的概念与现在不同）。天球也有赤道和子午线。另有黄道、白道等说，都是用以说明日、月、行星运动及其他星体在天球上的位置的。

如果超出《内经时代》的时限介绍中国古代天文学体系的特点，可简单总结为以下九点：

1. 星空分区以上面提到的五宫为主。（唐以后再加三垣说）

2. 表示星体位置使用赤道坐标系统。

3. 二十八宿虽非中国特有，但特别受重视。

4. 历法方面一直以阴阳合历为传统，故有闰月。二十四节气也为中国独有。

5. 进行数学推算时以代数法为主，几何法少用。

6. 干支配日、记年、地支配时、每日分为百刻（有例外时期）是中国古代特有的计时方式。

7. 一周天常分为365.25度。

8. 天体理论不统一，和历法推算的关系也不密切。

9. 与天文密切相关的占星术以阴阳、五行、分野、天人感应等为基础。

以上这种外行式的介绍，对讨论《内经》中的天文学知识已大体够用。下面提到某些内容时，再作必要的说明。

三、《内经》中的天文历法内容

1. 关于天体理论

汉及以前的天体理论有过"盖天说""浑天说""宣夜说"。《内经》中亦有。

盖天说：《灵71》说："天圆地方，人头圆足方以应之。"

现《内经》全书中约只有此一句是盖天说的遗迹，故其作者如何详细理解此说，不可知。盖天说的文献记载最早见于《周髀算经》。此书名为算经，讲的全是天文历法的数学原理和观测方法，是为盖天说服务的数学书。古代的复杂运算以天文学方面需要最迫切。中国最早的数学书如此表现是很自然的。"周髀"二字解释很费事，我们不妨说是指天文。此书采用周公问，商高答的形式叙述，形式上是先秦书的特点。其中对盖天说最形象的说法是"天象盖笠，地法覆盘。"（卷下之一）书中阴阳五行说不多。专家多认为它成书于西汉初。

按：关于周髀一词的含义，《周髀算经》如下说：

"荣方曰：周髀者何？陈子曰：古时天子治周，此数望之从周，故曰周髀。髀者，表也。"

天圆符合人的直观印象，盖天说应是中国天体结构的最早学说。《内经》中的天圆地方说与《大戴礼》关系甚密切。该书《曾子天圆第五十八》有这样一句话："曾子曰：天之所生上首（人首员足方——按：这五个字是今本加注），地之所生下首，上首之谓员，下首之谓方。"可见《内经》中这一唯一采盖天说处，亦最可能本自汉儒。

盖天说在秦汉之际是颇有市场的。《吕氏春秋·圜道篇》大讲其理论。《淮南子·天文训》也讲："天道曰圆，地道曰方。"后来，经过落下闳、杨雄等人的批判，到了西汉末，此说才渐渐不受重视。

浑天说：《素10》说："天至广不可度，地至大不可量。"这是说宇宙无限。

汉代论天三家之中，浑天说和宣夜说均提出宇宙无限的思想，其中宣夜说似稍前。宣夜说由东汉早期人郗萌最先系统叙述。故说《内经》这句话肯定源于浑天说有点勉强。浑天说至张衡（公元78～139年）集大成。

其形象表述为："浑天如鸡子，天体圆如弹丸，地如鸡中黄"。但是，张氏又说："天地各乘气而立，载水而浮"，"天表里有水"，故尚不如《内经》最崇尚的宣夜说高明。（浑天说引文均据《开元占经·卷一》）

宣夜说：《素67》说："地为人之下，太虚之中者也。冯乎？大气举之也。"

宣夜说认为："日月众星，浮生于虚空之中"（《晋书·天文志》）可惜宣夜说的书籍均佚。今无从查考《内经》所说是否宣夜家原话。有人认为"太虚"概念是外来的，宣夜说亦受外来思想影响。又，运气说中的《太始天元册》文亦有人视为宣夜说演变。

论天三说，均可溯源到战国去，但综观《内经》涉及的天体说，仍为汉代特点。

天不足西北说：《素5》说："天不足西北，故西北方阴也，而人右耳目不如左明也。地不满东南，故东南方阳也，而人左手足不如右强也。"《素70》说："天不足西北，左寒而右凉，地不满东南，右热而左温。"

上引说法虽不是严格意义上的天体说，却亦有时代特点。它源于女娲补天的神话。女娲至汉代列于三皇，纬书当中称引尤多。《淮南子·览冥训》说她（他）"炼五色石以补苍天，断鳌足以立四极。"又，《天文训》说："昔者共工与颛顼争为帝，怒而触不周之山。天柱折，地维绝。天倾西北，故日月星辰移焉。地不满东南，故水潦尘埃归焉。"以上两则神话均是天圆地方说的演义，至汉代更多见于篇籍。《内经》显然也把这种神话化的天体论取来说明医理了。

按：《淮南子·原道训》有："昔共工之力，触不周之山，使地东南倾。与高辛争为帝，遂潜于渊，宗族残灭，继嗣绝祀。"《山海经》记有"禹攻共工国之山"；又"共工之臣相繇，九首蛇身，自环，食于九土。禹湮洪水，杀相繇。其血腥臭，不可生谷，其地多水，不可居也。禹湮之，三仞三沮。乃以为池，群帝因是以为台"；《荀子·成相》说"禹辟除民害逐共工"。

王充不相信此说。他在《论衡·谈天篇》里说"儒书言：共工与颛顼争为天子不胜，怒而触不周之山，使天柱折，地维绝。女娲销炼五色石以补苍天，断鳌足以立四极。天不足西北，故日月移焉；地不足东南，故百川注焉。此久远之文，世间是之（言也）。文雅之人，怪而无以非，若非而无以夺，又恐其实然，不敢正议。以天道人事论之，殆虚言也。与人争为天子不胜，怒触不周之山，使天柱折，地维绝，有力如此，天下无敌。以此之力，与三军战，则士卒蝼蚁也，兵革毫芒也，安得不胜之恨，怒触不周之山乎？且坚重莫如山，以万人之力，共推小山，不能动也。如不周之山，大山也，使是天柱乎，折之固难；使非柱乎，触不周山而使天柱折，是亦复难信。颛顼与之争，举天下之兵，悉海内之众，不能当也，何不胜之有！且夫天者，气邪？体也？如乎，云烟无异，安得柱而折之？女娲以石补之，是体也。如审然，天乃玉石之类也。石之质重，千里一柱，不能胜也。如五岳之巅不能上极天，乃为柱。如触不周，上极天乎？不周为共工所折，当此之时，天毁坏也？如审毁坏，何用举之？断鳌之足以立四极，说者曰："鳌，古之大兽也，四足长大，故断其足以立四极。"夫不周，山也；鳌，兽也。夫天本以山为柱，共工折之，代以兽足，骨有腐朽，何能立之久？且鳌足可以柱天，体必长大，不容于天地，女娲虽圣，何能杀之？如能杀之，杀之何用？足可以柱天，则皮革如铁石，刀剑矛戟不能刺之，强弩利矢不能胜射也。察当今天去地甚高，古天与今无异。当共工缺天之时，天非坠于地也。女娲，人也，人虽长，无及天者。夫其补天之时，何登缘阶据而得治之？岂古之天若屋庑之形，去人不远，故共工得败之，女娲得补之乎？如审然者，女娲（多）〔已〕前，齿为人者，人皇最先。人皇之时，天如盖乎？说《易》者曰："元气未分，浑沌为一。"儒书又言："溟，气未分之类也。及其分离，清者为天，浊者为地。如说《易》之家，儒书之言，天地始分，形体尚小，相去近也。近则或枕于不周之山，共工得折之，女娲得补之也。含气之类，无有不长。天地，含气之自然也。从始立以来，年岁甚多，则天地相去，广狭远近，不可复计。儒书之言，殆有所见。然其言触不周山而折天柱，绝地维，消炼五石补苍天，断鳌之足以立四极，犹为虚也。何则？山虽动，共工之力不能折也。岂天地始分之时，山小而人反大乎？何以能触而折之？以五色石补天，尚可谓五石若药石治病之状。至其断鳌之足以立四极，难论言也。从女娲以来久矣，四极之立自若鳌之足乎？"

王充固然很理智，但把神话当作史实来考证，就失去了神话的意义。

三国前的天体说，在《晋书·天文志》里综述得很好。现代天文史家论说多本《晋书》。明末之前，浑天说一直为中国天体说的正宗。中国的天体理论原不甚发达，但也有少数见解过人者。今附于下，使读者印象较完整。

按：《晋书·天文志》对那以前的论天三说，综述颇好，此后，中国的天体理论只有朱熹提出模糊的地中心说。

以下是洪钧认为《晋书》中重要的有关文字。

"古言天者有三家，一曰盖天，二曰宣夜，三曰浑天。汉灵帝时，蔡邕于朔方上书，言'宣夜之学，绝无师法。周髀数术俱存，考验天状，多所违失。惟浑天近得其情'"。

"又周髀家云：'天圆如张盖，地方如棋局。天旁转如推磨而左行，日月右行，随天左转，故日月实东行，而天牵之以西没。譬之蚁行于磨上，磨左转而蚁右去，磨疾而蚁迟，故不得不随磨以左旋焉。天形南高而北下，日出高故见；日入下故不见。天之居如依盖，故极在人北是其证也。极在天之中，而今在人北，所以知天之形如依盖也。日朝出阳中，暮入阴中，阴气暗冥，故没不见也。夏时阳气多，阴气少，阳气光明，与日同辉，故日出即见，无蔽之者，故夏日长也。冬天阴气多，阳气少，阴气暗冥，掩日之光，虽出犹隐不见，故冬日短也'"。

"宣夜之书亡，惟汉秘书郎郗萌记先师相传云：'天了无质，仰而瞻之，高远无极，眼瞀精绝，故苍苍然也。譬之旁望远道之黄山而皆青，俯查千仞之深谷而谬黑，夫青非真色，而黑非有体也。日月众星，自然浮生虚空之中。其生其止皆需气焉。是以七曜或逝或住，或顺或逆，伏见无常，进退不同，由于无所根系，故各异也。故辰极常居其所，而北斗不与众星西没也。摄提、镇星皆东行，日行一度，月行十三度，迟疾任情，其无所系者可知矣。若缀附天体，不得尔也。"

以下略及安天论、穹天论、昕天论，更无说服力。

值得注意的是，《晋书》提到王充对浑天说的批评并且作了反驳。

王充的看法有正确的地方，如"日随天而转，非入地"。但也有不正确的地方，如"夫日，火之精也；月，水之精也。水火在地不员，在天何故员？"

关于浑天说：《晋书》引葛洪"浑天仪注"说：

"天如鸡子，地如鸡中黄，孤居于天内，天大而地小。天表里有水，天地各乘气而立，载水而行。周天三百六十五度四分度之一，又中分之，则半覆地上，半绕地下，故二十八宿半见半隐，天转如车毂之运也。"

按说这已经是比较明确的地心说，但是，中国古代的宇宙理论始终不成熟。特别是大地到底是否球形，中国古人始终不很肯定。大约是因为把大地理解为球形的，则那么多的水就无法安置。结果，天上也有了水。

又《晋书》论仪象说：

"前儒旧说，天地之体，状如鸟卵，天包地外，犹壳之裹黄也；周旋无端，其形浑浑然，故曰浑天也。周天三百六十五度五百八十九分度之百四十五，半覆地上，半在地下。其二端谓之南极、北极。北极出地三十六度，南极入地三十六度，两极相距一百八十二度半强。绕北极径七十二度，常见不隐，谓之上规。绕南极七十二度，常隐不见，谓之夏规。赤道带添之纮，去两极各九十一度稍强。

黄道，日之所行也，半在赤道外，半在赤道内，与赤道东交于角五少弱，西交于奎四少强。其出赤道外极远者，去赤道二十四度，斗二十一度是也。其入赤道内极远者，亦二十四度，井二十五度是也。"

洪钧以为，读一下《晋书》的上述综述要点颇有好处。从中可以看出，任何宇宙或天体构造模型，总要经得起经验验证。假如连直观常识也不能解释，就站不住脚。西方很早就流行地心说，而且认为大地是球形的。这种认识有一定的经验基础。比如，亚里士多德举出，出海的船桅随着远去渐渐看不见，但他对地是球形的论证主要是思辨的。地球＋地心说在解释直观常识时，比中国古代的论天三说明显优越，但也很容易发现漏洞。比如，它不足以解释金星的逆行。日心说已是当代人的常识，有此常识更容易理解为什么中国古人会有几种天体理论，以及它们的优缺点。

天体理论自然会影响历法。不过，古代的生活和生产水平对历法的要求不是很高，加之不断地通过实测纠正，传统历法还是不断进步。由于日食和月食是很重要的天象。看某种历法精密的程度，最立竿见影的检验办法是看其预测的日月食是否应验。明末清初，中国人很快接受了西方历法，就是因为那时的西方历法预测日月食远比中国历法精确。

一为《慎子》（战国人慎到著）指出："天体如弹丸，其势斜倚。"这是对那时天球概念的准确说法。

二为北宋大儒朱熹把中国古代天体说发展到顶峰。他说："天地初间只是阴阳之气。这一个气运行，磨来磨去，磨得急了，便拶出许多渣滓。里面无处出，便结成个地在中央。气之清者便为天，为日月，为星辰，只在外，常周环运转。地便只在中央不动，不是在下。"（《朱子全书·卷四十九》）这是中国古代集大成的地球中心说。

再细考《内经》的宣夜说，又有深恐大地坠落的意思，故一定加一句"大气举之"。这似与纯宣夜说有别。先秦诸子，这样思考问题的似乎只有

《庄子·天下篇》准确地记载过。此处不引原文，意在推测《内经》改造的宣夜说受道家思想影响。

按：《庄子·天下篇》属于"杂篇"，应该后出。其中一见天坠地陷之说，是综述战国辩士之言时提及的。原话如下：

"南方有倚人焉，曰黄缭，问天地所以不坠不陷，风雨雷霆之故。惠施不辞而应，不虑而对，遍为万物说。"

2. 关于历法与星学

（1）对一年时间长短的提法：这里先不使用"回归年""恒星年""物候年"等现代术语。但应承认《内经》时代"岁"的概念是以"回归年"为主的。

《内经》中提到年日数时，有多种说法。

《素6》："大小月三百六十日成一岁。"

《素10》："人有大谷十二分，小溪三百五十四名。"

《素9》："五日谓之候，三候谓之气，六气谓之时，四时谓之岁。"

《素9》："人亦有三百六十五节以为天地。"

《素9》："大小月三百六十五日而成岁，积气余而成闰矣。"

《素9》："天有十日，日六竟而周甲，甲六复而成岁，三百六十日法也。"

《素57》："孙络三百六十五穴会，亦以应一岁。"

《素57》："溪谷三百六十五穴会，亦应一岁。"

《素54》："人九窍、三百六十五络应野。"

《灵71》："岁有三百六十五日，人有三百六十节。"

《灵1》："节之交三百六十五会"（《灵3》亦有同样的话）

以上摘抄可能还有漏。即如讲五行主运各72日，或把一年分为8个45日处，也是360日法。又据《灵77》计算太一游完九宫，则是366日，等等。

列出上面这些直接或间接指出"岁"日数的原文，并不能从中看出古代历法发展史，却可以发现这些"岁"日数，大都是在"天人相应"思想指导下讲医理时提到的。既要天人相应，又不能离"回归年"常数太远，所以有了前后矛盾的说法。不然，我们只能说《内经》的作者完全不懂历法。这种推测对某些作者来说也可能是事实。

完全使用"四分历"回归年常数（每年365.25日）的，只是在七篇大论中，那也是阴阳五行的"天人相应"体系。

（2）关于日月运行

《素9》："日行一度，月行十三度有奇焉，故大小月三百六十五日而成岁，积气余而盈闰矣。"

这一记载所说的月行度数，造成很多麻烦。王冰注此句涉及的天文知识算是较先进了，仍未说通。关键是"大小月三百六十五日而成岁"与当时实用历法不一致，这样便不需有闰月。若非上引原文有误，则宋人沈括提出的这种办法在唐以前已有。宋臣未校正一字。张介宾注此句，大体说通了，但他不能说清恒星月和朔望月何以都能使用这一数据。我们若查一下《淮南子·天文训》，则有："月日行十三度七十六分度之二十六（六或作八）"，这应是当时的实测所得。《内经》作者从内行人那里听来了这个数字，但他未写很准确。由这一观测算出的恒星月是 27.32 日，但也可以用它算出一个朔望月为 29.53 日来。如果把"十三度有奇"说成"十三度十九分度之七"，计算结果仍同上（取两位小数）。以上数据均系汉代实用过的。

（3）关于五星

《素4》五方（五行）归类的五星如下表（有关内容并未全列入表内）：

方位	类行	色	脏	开窍	谷	味	星	音
东	草木	青	肝	目	麦	酸	岁星	角
南	火	赤	心	耳	黍	苦	荧惑	徵
中央	土	黄	脾	口	稷	甘	镇星	宫
西	金	白	肺	鼻	稻	辛	太白	商
北	水	黑	肾	二阴	豆	咸	辰星	羽

《素69》五运五星归类如下表：

岁　运	太　过　上　应	甚　则　上　应
木	岁星	太白星
火	荧惑	辰星
土	镇星	岁星
金	太白星	荧惑
水	辰星	镇星

《内经》中没有把五星直称金星、木星、土星、火星、水星。大约因其中提五星时从来都是与五行（或五色）相配的缘故吧。对看《史记·天官书》则已有这种五行化的简称。但《史记》说星主物类时亦有与《内经》不同处。如："东井为水事""柳为鸟注，主木草""轸为车，主风"。这几个28宿中的星名也被赋予五行的含义，并且与五行星所主相混。《素4》中讲"岁星主草木"，约从"柳星主木草"而来。司马迁本人就是天文学专家。他在《武帝本纪》和《封禅书》中讨厌神仙方术之士的情绪，常溢于言外，从《史记·天官书》看，他可能相信星占。这在当时是难免的。后面我们还要提到，张衡相信"九宫八风占"。

五星当中，太白最亮，应是人们最先认识的，其次约是木星。它运行一周天很近于12岁，又叫岁星，在历法方面的意义比其余四星更重要，也最容易与十二支发生关系。成书于秦汉之际的《五星占》对五星运行的规律（主要是公转周期）认识已相当精确。由于当时人们不理解公转周期不同的原因，故赋予它们许多五行迷信含义。其实，五星与五方、五季并无必然联系，所以五行说不是来自五星。

《内经》中的五星，完全是五行化的五星，其天文含义很少。至运气说体系中，竟硬要五星运动的规律与五行生克相应，这样完全不尊重事实的思想比《五星占》只有过之。

（4）关于28宿

《灵15》说："天周二十八宿，宿三十六分。人气行一周千八分，日行二十八宿。人经脉上下左右前后二十八脉，周身十六丈二尺，以应二十八宿。"

《灵76》说："天周二十八宿，而一面七星，四七二十八星。房昴为纬，虚张为经。是故房至毕为阳，昴至心为阴。阳主昼，阴主夜。故卫气之行一日一夜五十周于身。"

这里又全是星占家的28宿概念。天文学上的28宿，各宿之间从来都不是等距离的，所谓宿也不是一个星。《内经》引来了星占家的28宿说，又与人体经脉相配合，也是"天人相应"的一种附会。文中提到人体有28脉，可能是十二经加冲、任、督、带等凑成的数目。后世医家讲脉象有28脉说，也很可能是进一步附会28宿。

需略加说明的是：28宿在中国天文学中出现很早。有人说西周初已形成。夏鼐综合各家所得结论说：28宿体系就文献而言，最早在战国中期（公元前四世纪）出现。根据是《汉书·艺文志》中有大致可定为甘德、石申所著的28宿专书。再据"月令"及《吕氏春秋·十二纪》推算，可上溯至公元前620年左右。"至于28宿分作四方或四陆，每方七宿，与四象相配，即：东方苍龙，配以角、亢、氐、房、心、尾、箕；西方白虎，配以奎、娄、胃、昴、毕、觜、参；南方朱雀，配以井、鬼、柳、星、张、翼、轸；北方玄武，配以斗、牛、女、虚、危、室、壁等，过去一般学者都认为是秦汉之后的产物。"（《中国天文学史》，科学出版社，1981年版，44~45页）1978年，湖北发掘下葬于公元前433年的曾侯乙墓，发现了完整的28宿名称。故28宿出现于战国前，可以定论。至马王堆三号汉墓出土的帛书中，28宿星名已与现用者完全一致。出土文物仍不能证明每方七宿与四象相配的星占28宿说出现于秦汉之前。《淮南子·天文训》末附有28宿与干支、五行相配的颇复杂的图，可供读《内经》者参考。论经脉处借助星占家的28宿说这样多，亦约可推测，经络学说之定型不会早于西汉末。

用心读一下《史记》八书，《汉书》十志（这往往是非史学专业人员不感兴趣的部分），就会深刻体会到那时的科学是怎样难以容忍地被改变本相，为统治阶级服务并被迷信术数利用。《内经》成书于这样一个年代，不沾染迷信气息根本不可能。

（5）关于二十四节气和九野

《素9》说："五日谓之候，三候谓之气，六气谓之时，四时谓之岁。"

这是360日法的二十四（节）气。同篇又说："大小月365日而成岁，积气余而成闰。"更说明是运用二十四节气置闰月了。运气学说中显然已暗含了"四分历"的二十四节气，但完整的二十四节气名称不见于《内经》。比较系统地提到二十四节气的是《灵78》。下面把有关内容列成一表。

人 身 部 位	节 气	日 干 支
左 足	立 春	戊寅、己丑
左 胁	春 分	己 卯
左 手	立 夏	戊辰、己巳
膺喉首头	夏 至	丙 午
右 手	立 秋	戊申、己未
右 胁	秋 分	辛 酉
右 足	立 冬	戊戌、己亥
腰尻下窍	冬 至	壬 子
六脏膈之下藏	中 州	太禁太乙所在及诸戊己

这里有了最重要的二分、二至、四立等八个节气名，与《灵77》"九宫八风图"中所载的节气一样。可知这两篇是一个体系。上表是讲针刺禁忌与节气、日干的关系的。后世"子午流注"等针灸术即从运气说和上述内容发端。显然，现在很少有人以上表这种禁忌理论为可信了。

上文已经说过，二十四节气是中国历法中特有的东西，当然也不可能一下子就成熟。许多学者据《尚书》资料推算，以为我国殷商时代已能测定分至，只是卜辞中无明显记载。据《左传·僖公五年》记载，四立可上溯至春秋初。《内经》中有多处提到"八风"，它的原始历法含义亦可能是把一年分八个节气的意思。这大概在春秋末。现存先秦文献及出土先秦文物中，找不到完整的二十四节气记载。《吕氏春秋·十二纪》中的节气约12个，名称与现通用者亦不一致。公元前130年左右成书的《淮南子·天文训》中才第一次出现了完整的二十四节气名称。《内经》中除上述八节气外，只能再找到白露、大寒、启蛰等节气名。但不能据二十四节气名称不全即断《内经》有关内容成书于《淮南子》之前。

九野原指星空分野，是五宫分法稍加改造而来的。大致是中宫不变（改为钧天），其余四宫各一分为二。出处见《吕氏春秋·有始览》《淮南子·天文训》《广雅·释天》，文甚多，不摘引。

按：《吕氏春秋·有始览》之九野说如下：

"何谓九野？中央曰钧天，其星角、亢、氐；东方曰苍天，其星房、心、尾；东北曰变天，其星箕、斗、牵牛；北方曰玄天，其星婺女、虚、危、营室；西北曰幽天，其星东壁、奎、娄；西方曰颢天，其星胃，昴、毕；西南曰朱天，其星觜嶲、参、东井；南方曰炎天，其星舆鬼、柳、七星；东南曰阳天，其星张、翼、轸。"

《淮南子·天文训》之九野说，与《吕氏春秋》完全相同。

星占家把九野改造为"九宫八风太乙人神占"，医家再一改造，就成为上表。九野之说仅限于汉代，此前及后世均不为天文家使用。星占家使用它盛于东汉。故《灵77、78》成书上限只能断自东汉。

（6）关于月建

《灵49》说："正月太阳寅，寅太阳也。"

《灵41》说："寅者，正月之生阳也，主左足之少阳。"

此篇以十二地支应十二足经，十天干应十手经，整理如下：

寅　正月　　左足少阳

卯　二月　　左足太阳

辰　三月　　左足阳明

巳　四月　　右足阳明

午　五月　　右足太阳

未　六月　　右足少阳

申　七月　　右足少阴

酉　八月　　右足太阴

戌　九月　　右足厥阴

亥　十月　　左足厥阴

子　十一月　左足太阴

丑　十二月　左足少阴

甲　左手少阳

乙　左手太阳

丙　左手阳明

丁　右手阳明

戊　右手太阳

己　右手少阳

庚　右手少阴

辛　右手太阴

壬　左手太阴

癸　左手少阴

相应的根据是："足十二经脉以应十二月，月生于水……手之十指以应十日，日主火。"这种说法又启示我们什么呢？我看这是较早的一种经络体系。它从比附天干、地支而来，因天干共十个，故手经无厥阴。这种情况在《内经》其他论经脉处亦可寻出。近年出土的马王堆医书，也能证实这一点。此处暂不谈经络学说，先说月建。

月建即把十二月与地支固定相配，从冬至所在月份起，依次配以十二支。这种配法应是历法当中很早出现的。最初大概是与"斗"每年绕天极一周有关。把天极周围均匀标上十二支（像现在的钟表盘），每天夜里在固定时刻（按：关于昏的规定，秦汉之前是日落后三刻，此后则为二刻半；旦则为日出前三刻或二刻半）观察斗柄所指，每移一支作为一个月，于是每月就配一个地支了。这种猜测还有漏洞，因为中国的历法自初具雏型时便是阴阳合历。一个月是指一个朔望月，约 29 天半。十二个月不是一个回归年，况且周初的"一个月"还不是始自朔，终于晦。不过，当时为了确定一年之首——正月，还是很有可能主要参考斗柄指向。在分至观测很不准确的时候，这是比较说得通的。然而到了汉代，儒家把正月建于何支说得神秘化了。他们把正月建寅、建丑、建子等说成是"三统"的天文根据，又与五德终始说纠缠，弄得矛盾百出。若按五德终始定岁首，把正月弄到亥月（今农历十月）以前去（秦代及汉初以亥月为岁首）很难为人们接受。最后是"三统"说占了上风。汉武帝时的"太初历"终于"正月建寅"了。汉代之后的"改正朔、易服色"逐渐变成空礼仪形式，颁布的历法即不再把正月挪来挪去。"七篇大论"也提到建寅，故我们把它作为考证其成书年代的一个根据。有人据"古六历"也有用"正月建寅"的，即推翻这一根据，其说勉强。因①汉以前并不强调"三正"（三统）说。②"古六历"现有资料不足。

按：关于"三正"和"古六历"，《中国天学史》如下说：

在战国秦汉之际的文献中，出现"三正"之说——认为夏、商、周三代是行用三种不用岁首的历法，例如：

火出，于夏为三月，于商为四月，于周为五月。（《左传·昭公十七年》）

夏正以正月、殷正以十二月、周正以十一月。盖三王之正若循环。（《史记·历书》）

建子、建丑、建寅，三正也。（《尚书·甘誓》释文引马融之说）

在今天看来，对"三正"之说最合理的解释，是将三种不同岁首看作是"春秋战国时期不同地域的历日制度，不应看作是三个王朝改变正朔的故事"。还有的学者认为，"三正"之说"完全没有历史事实作根据，是非科学的东西，完全是汉儒的臆说"。

与"三正"相联系的是"古六历"。所谓"古六历"是指如下六种历法：

黄帝历、颛顼历、夏历、殷历、周历、鲁历。

现代的研究证明，这六种历法都是在战国时期制定的，不可能像其名称所标举的那样古老。关于这六种历法，只在后世的文献中保留下零星资料：《续汉书·律历志》记有六历历元年份的干支；唐代《开元占经》记有六历的上元积年,前者及《新唐书·律历志》中,还记有个别历法的历元资料。

"古六历"其实都是四分历,只是由于各自的测定时间、测量精度等互不相同,因而推求出了各不相同的历元。六历都以夜半为一日之始,合朔为一月之始,冬至月为一岁之始(只有颛顼历以寅时即旦为一日之始,以立春为一岁之始)。这反映出战国时代各国的历法都已有一定之规,大同小异而已。祖冲之曾说:"古之六术,并同四分。……古术之作,皆在汉初周末。"现代研究证明这是正确的判断。(江晓原、钮卫星《中国天学史》,上海人民出版社2005年第1版19~20页)

(7)关于月相

《素26》说:"月始生……月郭满……月郭空……"

《素41》说:"以月生死为痏数。"

《灵79》说:"正月朔日,太乙居天留之宫。"

《素79》说:"逢月之空""遇月之满"。

上述月相记载均是在谈论天人怎样相应时提到的,主要指导针刺补泻、禁忌。《内经》作者虽未完全用天文学术语,但基本术语是用了。《后汉书·律历志》有关月相的术语已定型。《汉书·律历志》记"太初历"文字中用了"月乃生""弦望满亏""晦朔弦望"等,"三统历"有关术语仍同上。故《内经》中关于月相的术语仍是汉家风味。

(8)关于一日时刻

《内经》中应用最多的是每日分为百刻,且均说"水下",不必举例。这也是汉代计时的特点(汉以前已有)。只有每日八十一刻的说法没有找到。这种在西汉实行过的计时制度,约仅适于历算。其余小于刻者无单位规定。大于刻者则有十二时辰,亦有多处提到。另如平旦、日西、日中、日夕、夜半、日入、日出、蚤食、人定、晏食、日昳、大晨、早晡、鸡鸣、下晡等,则是指某一时间,带有先秦遗风,但仍更接近《淮南子》15段法。

按:《淮南子》15段法,见于"天文训"。原文如下:

"日出于旸谷,浴于咸池,拂于扶桑,是谓晨明。登于扶桑,爰始将行,是谓朏明。至于曲阿,是谓旦明。至于曾泉,是谓蚤食。至于桑野,是谓晏食。至于衡阳,是谓隅中。至于昆吾,是谓正中。至于鸟次,是谓小还。至于悲谷,是谓铺时。至于女纪,是谓大还。至于渊虞,是谓高春。至于连石，是谓下春。至于悲泉，爰止其女，爰息其马，是谓悬车。至于虞渊，是谓黄昏。至于蒙谷，是谓定昏。"

医家这样说也是人之常情，并不足以说明这些都是早于秦汉的文字。此节已经写得很长，不再征引文献。

（9）历法方面的一点疑问

《内经》当中全不见干支纪年以前用的另一套纪年术语。它们在"太初历"中还是标准术语。总数十二个。《离骚》的第二句是："摄提贞于孟陬兮，惟庚寅吾以降"。其中的"摄提"就是序列第一的术语。这套术语在战国两汉历法中一脉相承，其影响应见于民间。关于术语的原意和起源，天文史家也还未说清。此类颇拗口的名词，应该也能借题发挥，《内经》中不见，也许能反证有关内容应定型在东汉。

按：见于《淮南子·天文训》的"摄提格"等术语如下：

太阴在寅，岁名曰摄提格，其雄为岁星，舍斗、牵牛，以十一月与之晨出东方，东井、舆鬼为对。太阴在卯，岁名单阏，岁星舍须女、虚、危，以十二月与之晨东方，柳、七星、张为对。太阴在辰，岁名曰执除，岁星舍营室、东壁，以正月与之晨出东方，翼、轸为对。太阴在巳，岁名曰大荒落，岁星舍奎、娄，以二月与之晨出东方，角、亢为对。太阴在午，岁名曰敦牂，岁星舍胃、昴、毕，以三月与之晨出东方，氐、房、心为对。太阴在未，岁名曰协洽，岁星舍觜巂、参，以四月与之晨出东方，尾、箕为对。太阴在申，岁名曰涒滩，岁星舍东井、舆鬼，以五月与之晨出东方，斗、牵牛为对。太阴在酉，岁名作鄂，岁星舍柳、七星、张，以六月与之晨出东方，须女、虚、危为对。太阴在戌，岁名曰阉茂，岁星舍翼、轸，以七月与之晨出东方，营室、东壁为对。太阴在亥，岁名大渊献，岁星舍角、亢，以八月与之晨出东方，奎、娄为对。太阴在子，岁名困敦，岁星舍氐、房、心，以九月与之晨出东方，胃、昴、毕为对。太阴在丑，岁名曰赤奋若，岁星舍尾、箕，以十月与之晨出东方，觜、参为对。

《史记·历书》所记太初历就是用的这十二个岁名。由"摄提"见于《离骚》可知，它必然早在屈原时代之前，就在楚国历法当中使用。

郭沫若对它们的来路做过相当复杂的探索，文繁不录。大概有一点可以肯定：它们是其他语言的汉语音译。

（10）关于行星运行的顺逆、恒星亮度、颜色变化及类似黄道光的说法，多见于"七篇大论"，本书暂不讨论。

四、干支与阴阳五行

天干和地支的出现，在中国文化史上实在是一件大事。分别看天干和地支，其意义约仅限于数学方面，即分别是十进位和十二进位制的基础。然而，从甲骨文时代用二者相配记日开始，干支便成为中国历法的最重要术语或工具之一。

按：使用干支纪日、纪年——特别是前者，有很重要的意义。对史家来说尤其如此。我国有文字可考的历史，主要是以干支纪日的形式记录并保存下来的。干支纪日体系成为传统的、宝贵的时间记录方法，为研究计算中国古史年代，提供了可靠的时间依据。

干支纪日体系就是利用干支60一循环（即六十花甲）对真太阳日一日接一日的实际记录。

学者们普遍认为：从鲁隐公三年（公元前722年）二月己巳日至今，我国干支纪日从未间断。即我国保存了2700多年的完整连续的历日。

这一点看起来很简单，其实不然。

中国的历史虽然很长，只要顺着干支往上推，历史日期就清清楚楚。这是中国古代创用干支法的功绩。在古代历法中也使用干支法，只要求出气、朔的干支，其余就一目了然。

完整且准确的"日历"对历史学家很重要。

在世界上历史上，不同的文化或民族曾经使用过不同的历法。它们记录年月日的方法不同，又各有不同的起点，要想弄清楚某一文化当中，按它的历法记载的某一件大事发生的时刻，相当于其他文化使用的历法的什么时刻，必须首先把各种"历"当中排列的"日"准确对应起来。所以，中外历史学家都曾经花了很大的工夫，以准确对应的"日"的序列为准编排"长历"。

我们能知道，穆罕默德从麦加迁到麦地拿的那一天——即回历的起点，对应于公元622年7月16日，又对应于唐高祖武德五年壬午6月3日癸丑，必须有上面的"长历"。

对看目前世界通用的儒略历纪日体系，从1582年之后才是对真太阳日一日接一日的实际记录。此前的要靠推算。推算中，既要考虑历法变化，也要考虑回归年影响。于是，西方人在判断某一历史事件到底发生在历史上的哪一天（按儒略历）时，就非常麻烦而且会众说不一。

　　干支本无阴阳思想，更没有五行含义。最初的"天干"只称"干"，"地支"只称"支"。添上"天""地"二字，已有了阴阳思想在内，这种名称是很晚出现的。

　　干支完全是人为的数字符号，本质和1、2、3、4这类数码没有区别。为什么后来竟然都被赋予阴阳、五行的含义，同时又成为推演阴阳消息、五行生克、五运六气的工具了呢？这种把自然颠倒过来的典型，实在令人诧异。究其根源则是典型的唯心自然观影响。汉代天地五行生成于数的思想，较此更甚，其说同样见于《内经》。《内经》中并行两套阴阳五行干支系统，见下表。

阴阳配干支表

干	阳	甲 丙 戊 庚 壬
	阴	乙 丁 己 辛 癸
支	阳	子 寅 辰 午 申 戌
	阴	丑 卯 巳 未 酉 亥

五行配干支表一

五行	土	金	水	木	火
干	甲 己	乙 庚	丙 辛	丁 壬	戊 癸
支	丑 未	卯 酉	辰 戌	巳 亥	子 寅 午 申

五行配干支表二

五行	木	火	土	金	水
干	甲 乙	丙 丁	戊 己	庚 辛	壬 癸
支	寅 卯	午 巳	辰 丑 戌 未	申 酉	子 亥

　　干支分阴阳多用于"七篇大论"。天干配五行的两套系统，"表一"仅适用于"七篇大论"，"表二"则同时见于"七篇大论"之外。举例如下：

　　七篇大论系统中的天干配五行：

"土主甲己，金主乙庚，水主丙辛，木主丁壬，火主戊癸。" （《素67》）

《灵44》中的天干配五行：（为醒目将内容简化）

（木）——肝——甲乙

（火）——心——丙丁

（土）——脾——戊己

（金）——肺——庚辛

（水）——肾——壬癸

至于地支配五行，《内经》全无明训。《类经图翼·五行生成数解》话虽说得多，意在强为掩饰，实则陷入唯心泥坑。我认为，天干也好，地支也好，与五行相配均为配五方（或五宫）而设，只不过不是一家之言。今试以地支而论。

运气说的配法是：

五 行	火	土	火	金	木	水	火	土	火	金	木	水
地 支	子	丑	寅	卯	辰	巳	午	未	申	酉	戌	亥

丑（土）未

辰　　寅　卯

（木）子（火）午（金）

戌　　申　　酉

巳（水）亥

这是非正统的配法，从五行变为六气而来。

另一种配法是：

五 行	水	土	木	木	土	火	火	土	金	金	土	水
地 支	子	丑	寅	卯	辰	巳	午	未	申	酉	戌	亥

若地支分布四方，就是四面均有土。这是为了体现"土主四时"：

```
          水  土  木
          子  丑  寅
       水  亥        卯  木
       土  戌        辰  土
       金  酉        巳  火
          申  未  午
          金  土  火
```

如果把土都放在中央，就是"土主中宫"。

```
             木
          寅    卯
          丑       辰
       子             巳
    水     土      火
    亥             午
       戌       未
          酉    申
             金
```

这是正统的配法。《内经》中两套配法并行，以后一种为主。

天干何以那样配五行，不再示范。读者可试配一下。

张介宾解干支配五行，引《河图·序》说："天一生水"，然后依次为火、木、金、土。又说："子者阳之初生，一者阳起之数，故水曰一"，不能自圆其说。《河图》所说的五行次序，不是相生顺序，诸家解法均不脱旧套。试看本节讲相生说形成时所画之图，即能知其意。

干支分阴阳完全是为了进行抽象推理的需要。既然十干象天属阳，十二支象地属阴，再各分阴阳（即奇数为阳，偶数为阴的变象）又有何必要呢？人们或以阴阳的无限可分性（所谓阴中有阳，阳中有阴）来搪塞，那么，这种分法如何验证于事实？运用符号进行推理是不错的，但必须先能肯定符号所代表东西由实验来，方能将推演结果用于实际去。当代科学把许多问题数学化，均不能违背这一原则。干支分阴阳、配五行其合理性仅在逻辑思维（推理）过程中。如果求其始，验其终，均无踪影。干支本来是人为的一种数学符号，在数学运算范围内推演是合理的。如果先验地赋予它们数学外的抽象属性甚至具体事物的含义（汉代即曾这样用），便走到唯心方面去了。

上文中实际上已经说过，把干支与阴阳五行、四时、日月相配，并非《内经》首创，这是它那个时代统治思想影响所致。

"月令"当中已有这种配法，读者可回头查"月令"比较表。其余汉以前的有关资料很少，今所见者，仅《墨子·贵义》有：

"帝以甲乙杀青龙于东方，

以丙丁杀赤龙于南方，

以庚辛杀白龙于西方，

以壬癸杀黑龙于北方。"

这里已有天干配五行的苗头，但含义约和后世说相反。"月令"中的甲乙日和春、青色就不是相杀的关系了。

《史记》中已具备了正统的干支阴阳五行说基础，仅摘几句为证：

"东方木，主春，日甲乙"

"南方火，主夏，日丙丁"

"甲乙，四海之外，日月不占。"

以上均见《天官书》。干支一配阴阳五行便很容易被迷信术数采用，各句尽量删去了星占内容。

又："卜禁曰：子亥戌不可以卜及杀龟……庚辛可以杀，及以钻之。"（《史记·龟策列传》）

读者至少可以用五行相克说理解庚辛日为什么可以杀龟。

《内经》中类此推理很多。《素22》通篇即如此写成。

它如论何脏病，几日传于何脏，何日已，何日持，何日死，等等，亦多用阴阳五行的干支为说。读《内经》若于此处不略深究，则要么随文附会，要么不知所云。

近年教中国医史，问新生干支为何，十有八九一无所知。如此昧于中国传统文化，岂可读《内经》原文。

最后再采《汉书》一段，来说明"天气始于甲、地气始于子""人生于寅"的来路，看干支怎样把天地人拉到一起。下一节讲运气说亦需先知道这一点。

"天统之正，始施于子半，日萌色赤；地统受之于丑初，日肇化而黄；至丑半，日牙化而白。人统受之于寅初，日孳而成黑；至寅半，日生成而青。天施复于子，地化自丑毕于辰，人生自寅成于申。故历数三统，天以甲子，地以甲辰，人以甲申。”

这段话肯定是刘向父子为说明"三统历"如何合理，如何符合汉家受命而编造的鬼话。刘氏博学有过于司马迁，学风则与太史公大异。他是"三统历"的主持制定人。纯历法方面的东西他是很明白的。为什么非要编造这么一套东西呢？除了政治需要没有别的解释。不过，刘歆的"天施复于子""天以甲子""地化自丑""人生自寅"中的天地人只是天统历、地统历、人统历的简称。此说被星占家一采用，径直说成：天从甲生出来，人自寅生出来了。三统的瞎说，已完全没必要作为理论知识教给青年，但不知汉代历法演变与"三统说""五德（行）说"的关系，就不知道为汉室统治服务的那部分"理论"为什么是瞎说，故我建议当今之《内经》专家多了解一点汉代历法史。不然，就可能在就要进入21世纪时，还在受董仲舒、刘向的骗，替他宣传唯心主义天命论，甚至给他们的学说戴上各种堂堂皇皇的桂冠。二千多年后的今天，我们再受他们愚弄，就是科盲。我们再利用他那一套，就是反科学规律而动。

附

天文历法门外谈

洪钧按：和医有中西一样，历法也有中西之别，而且也曾经因此发生过中西历法的争论。为加深读者认识中西医问题，洪钧写了以下关于中西历法问题的浅见。这样做还因为，本书多数内容，很枯燥。以下文字则可读性较好，可以使读者轻松一下，换换脑筋。假如，此文有助于在医界普及天文历法常识，则更有意义。但洪钧确非天文历法专家，故本文只能是门外谈。倘有专家指出浅见的不当之处，则洪钧深表感谢。

一、什么是天文和历法？

二、为什么会有天文历法？

三、我国现行历法和中西历

四、如何看天文理论和历法实践

五、日本位规则和日长度观测

六、朔望月长度观测

七、回归年长度和分至观测

八、天球和天文观测

九、关于28宿

十、关于岁差

十一、关于二十四节气

十二、农历如何置闰

十三、关于五大行星

十四、关于日月食

十五、关于上元积年

十六、关于阴历和回历

十七、关于星占

十八、农历历书上的附着内容

十九、天文历法和政治

二十、也谈历法改革

本节讨论了《内经》中涉及的古代天文和历法知识，也许对读者有所帮助。只是，其中不便比较系统地介绍天文和历法。当代青年读者，特别是生长于城市的朋友，离自然很远，很可能不会真正理解有关知识的意义。所谓离自然很远，指他们很少有机会观察天象，又缺乏相关的农牧业生活和生产感性常识，会觉得天文和历法很神秘，对先民如何认识天文和为什么制定历法不容易有真确的理解。本书的读者中，城市青年应该是多数，所以，有必要尽可能通俗但又比较系统地做些说明。

目前，有多家天文和历法网，中国天文学史和古历法史的著作也有多种。不过，网上的知识一般是不系统的。其中多数帖子不是太专业，就是太浅显，大多还有严重错误，一般读者难以取舍。天文和历法史著作，不是科普，更不是为中医读者写的。为了帮助读者更好地理解本节，笔者不揣固陋，把这篇"天文历法门外谈"附在这里。

所谈问题大都和常人的生活关系密切，因而是受过中等教育的人容易理解的。涉及理论的问题，尽量让中医院校的在校生容易读懂。这样有助于理解《内经时代》，对如何看中西医关系也有帮助。

显然，只有掌握比较先进的有关常识，才能对古代知识理解更深，因而，本文虽然非常通俗，却不是只介绍中国古代天文历法知识。

应该再次说明，《内经》虽然涉及一些古代天文历法知识，却不能代表那时的专业水平。其中之所以出现一些那时的常识和数据，完全是为了阐述"天人相应"思想。读过这篇门外谈，有助于更深刻地理解这一点。

一、什么是天文和历法？

本文使用"天文"二字，即指现在说的"天文学"。

不过，中国古代说的"天文"则不限于今所谓"天文学"，其中还包括某些现在认为属于"气象"的内容。

比如，"习天书，通阴阳"的诸葛亮，"登坛台借东风"时要"踏罡步斗"，就是古时认为气象和天文有关。

现在也认为，天文、历法和气象关系密切。

天文尤其是历法的理论基础——历法是应用天文学的主要部分。

总之，天文和历法虽然不是一回事，却是密切相关两门学问。

什么是天文历法呢？

关于天文的定义，相当统一也很好理解。

比如，《新华词典》上说："天文是研究天体在太空中的分布、运动、变化以及宇宙演化的学问。"

关于历法的定义则各家有些距离。

比如，网上至少有两种说法如下：

1. 历法是根据天象等来推定年、月、日、时、节气，用以计算较长的时间的方法。

2. 推算年、月、日的时间长度和它们之间的关系，制定时间序列的法则称为历法。定出年、月、日的长度，是制定历法的主要环节。确定年首、月首、节气以及比年更长的时间单位，也是制定历法的内容。

然而，有的专著，把历法称作数理天文学，说它主要研究日、月及五大行星的运动规律。

上面说的历法概念或定义，有的来自辞典，有的来自专业网，有的来自专著，按说是准确的现代概念。不过，绝大多数读者，很难从中看出先民为什么和怎样制定历法。

比如，为什么古人要推算年、月的时间长度，大概可以理解。那时为什么和怎样推算日的时间长度就很难理解了。历法中还要计算哪些比年长的时间更难理解。

其实，先民制定历法之初，不可能、当时也不必要，实际上也不推算日的时间长度。因此，最好通俗地定义早期历法如下：

历法是先民出于生活、生产需要发明的观测并计算日、月、年这几个自然周期之间的关系的方法。比较准确地把这三个自然周期按顺序排列出来，就是比较准确的"历"。

我的定义把年、月、日、时顺序倒过来了，而且略去了"时"，又特别强调日、月、年是自然周期。为什么这样定义，见下文。

为了更通俗地理解历法，可以这样说：历法是为了让一大群人或几大群人有一个公认的年月日时序列。即对常人来说，历法不过是让你知道当下是人们公认的何年、何月、何日、何时。

当然，对历法专家来说，历法的意义就远远不仅如此了。

比如，历法还要预先告诉人们，日月蚀何时出现，何处可以看到何种日月蚀，就不是常识可以理解的。

二、为什么会有天文历法？

天文历法首先是人类生活、生产的需要，其次是因为人类天性有了解自然界的兴趣。古代统治者常常出于政治需要，把他们的意识——即占统治地位的意识形态强加于天文历法。这种需要一般不会促进天文历法发展，而是更多起到阻滞作用。伽利略支持日心说而被罗马教廷迫害，是世人皆知的典型事例。

为说明人类天性有了解自然界的兴趣，先读几句《楚辞·天问》：

"遂古之初，谁传道之？上下未形，何由考之？冥昭瞢暗，谁能极之？冯翼惟像，何以识之？明明闇闇，惟时何为？阴阳三合，何本何化？圜则九重，孰营度之？惟兹何功，孰初作之？斡维焉系，天极焉加？八柱何当，东南何亏？九天之际，安放安属？隅隈多有，谁知其数？天何所沓？十二焉分？日月安属？列星安陈？出自汤谷，次于蒙汜。自明及晦，所行几里？夜光何德，死则又育？厥利维何，而顾菟在腹？"

从中可知，屈原想知道的就是：宇宙如何出现？它的构造如何？日月运行的原因和规律如何？等等。

他是一位大诗人，会提出这么多问题，当时的天文和历法专业人员当然更会想到这些问题。就是略有知识的百姓，甚至儿时的我们，何尝完全没有这些疑问呢？

至于历法和人类生活生产的关系更是很实际、很浅显的道理。

比较大的几群人之间——甚至一大群人内部——要交流，必须有公认的时间序列——最初最重要的是逐日序列。

比如，卜辞记录占卜，如果没有何日占问，何日结果如何，就几乎失去了意义。

至于出现特殊天象——如日食和月食——占问就同时在做天象记录。积累得多了，就能找出规律。

可见，人类进入文明社会的主要标志之一，就是出现早期历法。

天文学对当代航天飞行的指导意义，更是不言而喻。

恩格斯说："必须研究自然科学各个部门的顺序的发展。首先是天文学——游牧民族和农业民族为了定季节，就已经绝对需要它。"（恩格斯《自然辩证法》）

然而，有的专家，否认天文历法对古代农业生产有指导作用。下文将略做讨论，相信读者读过本文会得出自己的看法。

三、我国现行历法和中西历

和医学一样，天文历法也有中西之分（有的国内少数民族，也有过与汉族不同的历法，从略）。我国现行两种历法，生活常常要求我们适应两种历。历史上也曾经发生过如何认识和处理中西历法关系的问题。明末清初，中西天文历法交替过程曾经表现为相当激烈的思想文化斗争。1929 年左右，南京政府更是发起过废除"旧历"（即中国传统历）运动。

民国以来，我国并用中西两种历法。目前分别称之为公历和农历。

1. 公历的含义和来历

公历的含义是："世界公用的历法"。作为我国官方历法，它始于民国元年（1912），而且是临时大总统孙中山宣誓就职第二天（1912 年 1 月 2 日）以第一号总统令颁布的。不过，总统令中的名称不是"公历"，而是"阳历"。到南京政府时代，又曾称之为"国历"。不过，民国使用"阳历"或"国历"，却不使用公元纪年，而使用民国纪年。1912 年是民国元年。

西方语言中，没有"公历"这个名词。国人所谓"阳历""国历"或"公历"就是"格里高利历"。由于此历是那时东西方列强各国通行的历法，采用它主要是和世界接轨。总之，公历是国人对格里高利历的称谓。

它的来历和演变大体如下：

最初它是埃及人发明的。公元前一世纪中叶，罗马统帅儒略·恺撒在希腊数学家兼天文学家索西琴尼的帮助下，改进了埃及历法取代旧罗马历法，于公元前 46 年 1 月 1 日实行。于是，该历法被称为《儒略历》或简称"儒历"。

16 世纪末，罗马教廷又改进了《儒略历》，并于 1582 年由教皇格里高利十三世颁布。这就是格里高利历，简称"格里历"或"格历"。教皇颁布的历法，很自然地把"耶稣降生"的那一年作为元年。

如上所说，民国改历主要是和世界接轨。不过，那次改历也有中国历史上凡朝代革替都要"改正朔"的传统影响——"改正朔"是改朝换代的主要标志之一。

1949 年 9 月 27 日，中国人民政治协商会议第一届全体会议，通过了《关于中华人民共和国纪年的决定》，规定"中华人民共和国纪年采用公元"。

于是，公历又有了"公元纪年"的意思。

新中国官方继续使用公历，但为了照顾民众的习惯，在公历上同时注明相应的阴历日期，以及二十四节气、春节等民间节日。

由此可知，新中国开国时，在采用"格历"的同时也承认了传统历。官方至今没有提倡废除传统历。近年来，春节、中秋节和端午等实际上成为法定假日，于是，传统历实际上取得了合法地位。

2. 现行传统历的含义和来历

在我国历史上，包括实施和没有实施过的历法，共约100部，但基本历法思想一致——体现阴阳学说和天人相应思想。

现行传统历法源自清初的《时宪历》，是我国传统历法中的最后一种。实行公历之后，它曾经被称为夏历、中历、旧历、阴历等。目前网上多称为"农历"。

农历之称始自"文革"中，据说是当时主流媒体先使用的。总之，现行传统历法，至今没有标准或统一的名称。下文就称之为农历。

3. 公历的历法要点

公历是一种纯阳历，或者说，公历是阳历的一种。

公历的编制，完全为了协调以太阳为准的两个周期。其中一个周期叫回归年，另一个周期是人们最熟悉的，即由于地球自转而产生的太阳视运动周期——日、昼夜、一天或真太阳日。虽然公历每年有12个月，英文中月份之月 month 也源于月亮之月 moon，但12个月和月亮运转周期完全没有关系。或者说，阳历完全不考虑月亮运转的历法意义。

由于日月运行是循环无端的，历的编排总要有某些人为的规定。比如：哪一年是该历的第一年？一年从何时起算？各月的日数如何分配？等等。公历的现行规定，有的甚至很随意。

现行公历中，30日和31日的月是固定的，2月则连续3年是28日，第4年是29日。这样的年称作闰日年——多了1日的年——简称闰年。每100年少一个闰年。每400年再加上一个闰年。于是，多数年是365日，366日的年不足四分之一。

公历的安排似乎很复杂，其实，为什么如上安排，是四年级小学生就能理解的。前提是，他知道回归年长度和历年长度。

现在公认的回归年长度约等于365.242190日（一说365.242193日）。回归年长度有很缓慢的变化，趋势是日趋缩短。

我国南宋天文历法学家杨忠辅于宁宗庆元五年（公元1199年）作

《统天历》时就认为，回归年有缓慢缩短的趋势。他认为，经过 5700 年，回归年要减少一天时间——实际上没有这么快。

我国现代历算学家曾次亮，严密处理我国数千年积累的日月食资料后认为：一回归年时间长度在一世纪初为 365.24231551 日（365 天 5 小时 48 分 56 秒）；二十世纪初为 365.24219879 日（365 天 5 小时 48 分 46 秒）。（见曾次亮遗著《4000 年气朔交食速算法》第 195 页）。

现公历采用的历年长度是 365.2425 日。

然而，公众使用的历书上，一年只能是个整日数。

如果每年都是 365 天，四个 365 天的年，就比四个历年少将近 1 天。即：

$$365.2425 \times 4 - 365 \times 4 \approx 0.97 \text{（日）}$$

于是，每四年要加上一天，即闰年是 366 天。

可是，如果一直这样，每过四百年又比四百个回归年多大约 3 天。即：

$$365 \times 400 + 100 - 365.242190 \times 400 \approx 3.12 \text{（日）}$$

于是，每 400 年只能有 97 个闰年。

为此，公历在规定公元纪年能被 4 整除的年份是闰年同时，又规定凡世纪年（如公元 1600，1700 年等）只能被 400 整除才能算是闰年。

所以，1600 年是闰年，1700、1800 和 1900 年都不是闰年，但 2000 年是闰年。

总之，知道回归年常数和历年长度，读者都可以编出相当准确的历。

4. 农历历法要点

农历是一种阴阳合历。

之所以把中国传统历看作阴阳合历，是因为它的历法包括两个要点。第一是它的月完全是天文意义上的月亮公转周期。每月必须始自"朔"，终于"晦"。由于国人称月亮为太阴，农历的这一部分属于太阴历，简称阴历。第二是它有二十四节气，是它的阳历部分。不过，二十四节气不是为了协调以太阳为准的两个周期，而是为了准确地反映地球围绕太阳公转运行的规律。

为了协调回归年、太阴月和平太阳日三个周期，农历的编排就复杂一些。

农历的闰年是闰月年，即平年是 12 个月，闰月年是 13 个月。大月 30 日，小月 29 日。

于是，农历平年（即 12 个月的一年）大多是 354 天。如 2005 年乙酉是六个大月六个小月。但也有的年是 353 或 355 天。如 2003 年癸未是七个小月五个大月，1965 年乙巳是五个小月七个大月。闰年 13 个月，大多是 384 天。这样的年必然是七个大月六个小月，如 2004 甲申。也有的闰年是六个大月七个小月，因而是 383 天，如 1993 癸酉年。假如闰年是八个大月五个小月——如 2006 年丙戌——就是 385 天。

倘问：为什么非要如上这么复杂呢？

简单说就是：为了协调回归年、太阴月和平太阳日三个周期。

农历力求保证每个月始于朔，终于晦。

它的二十四节气也能准确反映地球在公转轨道上的 24 个点。

这两点下文专门略谈。

5. 公历和农历的矛盾——科学屈从于历史、文化和实用的典型

毫无疑问，就历法反映的天文意义来衡量，农历比公历更科学。

现农历是相当完整的天文年历。

历法对常人来说，首先是获得公认的年月日时序列。

但是，文化传统不可能轻而易举地改变。

在历法史上，科学性常常要屈从权威的规定或政治需要。

特别是随着世界一体化，强势文化必然要求弱势者与它同步。

比如，公历的 7、8 连续两个月是 31 天，莫名其妙。其实，规定 8 月份为 31 天，不过是罗马皇帝奥古斯都出生在 8 月。从 2 月拿来 1 天，使本来 30 日的 8 月变为 31 天，是为了显示他的尊贵。英文 8 月 August，就是奥古斯都的英译。

至于把查无实据的"耶稣""降生"的那一年作为公元元年，更是宗教在历法上的深刻烙印。

12 月 25 日的圣诞节，也便于圣诞节和新年连接。

按说，把公历改得更合理，很容易。这一点留待下文。先说一下常人需要同步。

毫无疑问，对当代大多数人来说，七天一个星期是最重要的同步周期。

换言之，星期历是当代最重要的日历。

这个毫无天文意义的周期，不过是上帝"创世"花费的时间。

尽管上帝只休息一天，在双休日，很多机关、学校甚至商店、银行都

关门。于是，几乎全世界的当代人，在安排日程表时都要首先考虑星期这个周期——不和他人同步会到处碰壁。

于是，在历法的其他方面，当代中国人也只好和世界同步。

这种历法有很多缺点，只能迁就了。

它已经沿用了数百年，是列强们首先沿用的，几乎全世界沿用也有近百年，就更要迁就了。

但是，由于传统文化积淀很深，中国人还是不愿意、也不可能完全丢掉自己的历法传统——即便农历不那么科学。

于是，中国实际上现行两种历法。

二者并行，必然引起一些矛盾。

这些矛盾主要不是因为天文原理不一致，而是中国和西方的历史文化差异造成的。矛盾给当代国人的生活带来某些不便。

其中最主要的是：农历新年——春节是中国人最大的节日，它和公历新年不同步，和圣诞节这个基督教国家最大的节日也不同步。

春节强烈影响中国人的经济和文化活动。比如"春运""春晚"和其他相应文化活动以及消费都在春节前后达到高潮，而其他很多经济活动则暂时停顿。

无论政治、经济还是文化活动，一旦涉及春节或圣诞节，国人和外国人之间要互相迁就——该办的事要停下来或赶在节前办。

学校放寒假，必须照顾农历新年，常常使学期长短差距较大，给安排教学带来某些困难。

这是很难解决的传统文化和现代世界的冲突。

从理论上讲，这个问题不难解决，选二十四节气中最接近公历新年的交节日——冬至或小雪——代替农历新年就可以了。但是，多数人会觉得那样失去了传统节日中最重要的"春节"或"新年"的意义。

1929年左右，南京政府曾经发起废除"旧历"（自然废除"春节"）运动，试图强力解决中西历问题，基本无效。

说到这里，无妨设想一下：假如早在17、18世纪，中国是世界第一军事、经济和科技强国，因而必然影响全世界，当今世界是否会把农历当作"公历"呢？

我看毫无疑问。

可惜，历史不是这样。

7. 农历的科学属性和文化属性

有些读者可能知道，现行农历的前身《时宪历》，完全采用了那时的西方天文理论、观测数据和计算方法。

或者说，早在370多年前，中国在历法方面已经完成了中西结合。

《时宪历》于清顺治二年（1645）颁行。它是《西洋新法历书》对民间颁布的缩略本。《西洋新法历书》的前身，是约1634年完成的《崇祯历书》。《崇祯历书》是在徐光启主持下，由龙华民、邓玉函、罗雅谷和汤若望等四位耶稣会士完成的。

《崇祯历书》"系统地介绍了西方古典天文学的理论和方法，着重阐述了第谷、托勒密、哥白尼三人的天文学工作。大体上未超出开普勒发现的行星运动定律之前的水平，但也有少数更先进一些的内容。全书的实用公式、重要参数和大量天文表则都以第谷的天文学体系为基础——这一体系仍将地球置于宇宙的中心，让太阳围着地球转，但同时五大行星则绕太阳而运行，是日心说与地心说之间的折中体系。由于第谷体系的精确度明显在托勒密和哥白尼体系之上（第谷以精于观测和计算驰名欧洲），故这一体系在当时有其先进性和优越性。"（江晓原，钮卫星《中国天学史》，上海人民出版社，2005年第1版294~295页）

今天的农历，更是完全采用了最新的天文理论、实用公式、重要参数等。

所以，从科学本质角度看，农历不再传统。

不过，它的阴阳合历性质，虽然能得到更科学当代的解释，也比古代历法都严密，却仍然负载着传统特色。

其中的某些人为规定，更与公历不同。

于是，农历又有传统文化特性。

四、如何看天文理论和历法实践

读者不难想象，只有日心学说确立，万有引力定律发现之后，关于太阳系的一切解释才顺理成章。此后的历法，才能完全建立在实验之上。（**按**：指广义的实验，因为天文历法的研究方法主要靠观测和推算，而不能在实验室里做受控实验。）

不过，这不等于说没有成熟的天体理论——即对天体构造和成因的正确认识——就不可能有相当严密的历法。

古代各文明民族，都有过自己的历法。最早的历法，可能在史前就出现了。

不过，从历法完成其雏形起，甚至更早，人类就总想弄清宇宙的构造。

本节提到的汉代之前的论天三说，都应该有很久远的历史。

关于古人了解天文的兴趣，上文已经提及《楚辞·天问》，不再提。

对天体构造和运行规律的认识固然重要，但现实生活首先要求历法解决以下几个问题。

第一是有个公认的时间序列——如上所说，最早只有逐日序列即可。

第二是进一步认识年周期、月周期以及年、月、日之间的关系，特别是日和年之间的关系。

汉代之前的历法中，日实际上就是常识中的一天——即真太阳日。即那时不认为日长是变化的。后世关于日的观测和计算，见下文。

月周期的初步认识，也只需要很直观的观测。

比较准确地认识年周期较为复杂，但也不以对天体构造的准确认识为前提。

所以，如果把历法定义为：观测并计算日、月、年这几个自然周期之间的关系的方法。则历法的初步成熟，不以对天体构造的准确认识为前提。

中国人至迟在商代就发明了干支纪日，此法六十一周期，很容易引导古人发现朔望月和回归年周期。

假如一个回归年恰好360天，一个朔望月恰好30天，用干支编历是何等方便！可惜自然不是这样完美——离完美很近。

中国处于北温带，四季分明，更有必要，也比较容易发现回归年。

上文谈的内容，主要限于历法如何协调日、月、年三个周期。

即便把历法定义为："研究日、月及五大行星的运动规律"，也不是必须有地心学说或日心学说，才能研究得比较严密。

为使读者对古人如何观测并计算日、回归年、朔望月周期有真确的理解。下面将各列专题介绍。

当然，理论的重要性不言而喻。没有日心学说和万有引力等近现代理论指导的天文和历法，大体上只能是经验性的。这种形态的天文历法，不能算是对研究对象有了全面、彻底的理性认识，也必然不可能很严密。它们不能完全适应当代生活和生产实践，特别是某些高科技活动，如航天活动等，也不言而喻。

五、日本位规则和日长度观测

"日本位规则"是笔者杜撰的。意思是：任何面对公众的历书，必须把一个月、一年的日数安排为整数。比日更长的自然周期月和年，必须迁就日这个周期的完整。或者说，一日不能分属两个月或两年。不能在时间序列中任取 24 个小时作为一日。

为什么历法必然遵循日本位规则呢？

首先因为，太阳对地球——亦即对人——影响最大。没有太阳就没有地球上的生物，更没有人。日或一昼夜，是对人类生活、生产影响最大的自然周期。不遵循日本位规则，人类的生活和生产安排就会十分麻烦。任何时刻都可能进入下一天、下一月、下一年，于是地球上就乱了套。

其次因为，日是最小或最短的天体运动周期。

至此，读者应该能明白，在历法史上，"日"必然长期作为计量时间的标准单位。时、刻、分、秒等概念，只是人为地把"日"这个周期分为更小的时段。

那么，"日"就是绝对规则、绝对等长因而是不需要观测的周期吗？

不是。每年当中的日不完全等长。不同年份的同一日，也不完全等长。

不过，在一年当中，乃至人类进入文明时代以来，"日"的变化范围非常非常小。在不需要时间很精确的古代，制定历法时，这种变化可以忽略不计。

尽管如此，了解一下关于日的概念和观测还是必要的。

为此，先介绍现代历法当中两个"日"的概念。

即真太阳日和平太阳日。

常识中的"日"，就是真太阳日。

所谓真太阳日，即太阳视圆面中心连续两次经过上中天的时间间隔。

这就是先民和当代普通人常识中的日或一天。

由于真太阳日不完全等长，历法当中使用平太阳日。

平太阳日就是年周期中真太阳日的平均值。

真太阳日为什么会不等长呢？

读者不难理解，随着太阳系"衰老"，地球自转速度会越来越慢，于是真太阳日必然越来越长。

不过，在人类文明出现的这四五千年中，"衰老"不是影响太阳日长短的主要原因。

主要原因是：①地球公转速度不等；②黄道平面与赤道平面间的夹角。①造成冬至前后真太阳日最长，夏至前后最短，相差±8秒。②造成春分和秋分前后较短，冬至和夏至前后较长。合在一起的结果大体是：冬至前后真太阳日最长、秋分前后最短，即"冬至长、秋分短"。长短相差可达51秒。这是①②两个因素同时发生作用的结果，而且主要因素是后者。其中的详细道理从略。

如此说来，钟表告诉我们的中午和子夜等，不是和真太阳日的中午和子夜等不相符吗？

是的。不过，由于真太阳日在一年中是周期变化的，长短相差最大不足一分钟，常人不会发现钟表时刻和真太阳日时相之间的差异。这也是为什么历法可以使用平太阳日。所谓"日本位规则"的"日"既可以是真太阳日，也可以是平太阳日。钟表就是按平太阳日设计的。

真太阳日长度如何观测并计算呢？

很简单，就是观测相邻两天中午（日影最短时）之间的时间间隔。

显然，发现真太阳日长短变化必须日影观测手段和计时器都非常精密。古时很难做到如此精密。我国古代最主要且比较精确的计时仪器是漏壶。漏壶的计时刻度精细到每日一百刻。几秒之差很难通过这样的计时手段发现。所以，在相当长的时期内，古人都会认为真太阳日等长，而且把它作为整数1的标准时段。

有周期的运动形式最易于用来计量时间。

比如，伽利略发现单摆运动的周期性，于是成为机械钟表的主要工作原理。

目前常见的石英电子钟表原理，基于水晶振动周期。这个周期很小（即频率很高）而且规整，于是计时很精确。

到了20世纪，有了更精确的计时标准，即所谓历书时和原子时制的计时标准。

历书时的秒长定义为1900年回归年长度的1/31556925.9747。

原子时的秒长定义为铯–133原子基态的两个超精细能级间在零磁场下跃迁辐射9192631770周所持续的时间。

新时制对"秒"的定义，固然很精确，却还是从自然运动周期来。非历法专业人员，不必很清楚新时制涉及的理论和复杂计算。实际上，至今普通人需要的历法，还是基于传统的计时制。比如，北京时和伦敦时差8个小时，就不是、也不必按新时制计算。这个时差概念，和普通人常识中的一天分为24小时，只有很小很小的区别。即它还是基本上从常识中的"日"来的。

为使读者加深对"日本位规则"的理解，略说几句时间及其计量。

时间是物质存在和运动的一种形式。它与长度、质量一起构成了三大基本物理量。但是，同后二者相比，时间的计量具有特殊性。人们不可能像计量长度和质量那样，利用一个"原器"把时间标准恒定地保存起来，而只能选择某些适合的物质运动过程计量。

长期以来，人类普遍采用天体的宏观运动周期作为计量时间的标准。这就是传统的天文时间标准。20世纪60年代以后，天文时间标准被以物质内部原子的微观运动为基础的原子标准所取代。目前，计量时间的标准是铯原子在一定条件下跃迁辐射的振荡频率。

总之，时间总是以运动周期来计量。

顺便说明，记载完整且准确的逐日序列，也是"历"——真正的"日历"。它对历史学家很重要。

在世界历史上，不同的文化或民族曾经使用过不同的历法。它们记录年月日的方法不同，又各有不同的起点，要想弄清楚某一文化当中，按它的历法记载的某一件大事发生的日期，相当于其他文化使用的历法的什么日期，必须首先把各种"历"当中排列的"日"准确对应起来。所以，中外历史学家都曾经下大功夫编排"日"序列准确对应的"长历"。

我们能知道，穆罕默德从麦加迁到麦地那的那一天——即回历的起点，对应于公元622年7月16日，又对应于唐高祖武德五年壬午6月3日癸丑，必须有上面的"长历"。

显然，上述"长历"基本上是近现代历史学家的需要。先民没有这种需要，他们制定历法完全不是出于这种目的。反之，正因为不同的文化创造了不同的历法，才出现了历史学家要研究的"长历"问题。

总之，只熟悉"日"或昼夜的时间概念，形成上面说的"日历"是不够的。为了尽量准确地知道某一时段或时刻对生活和生产有什么影响，先民必须认识更长的自然周期和"日"的关系。

六、朔望月长度观测

朔望月是以月相变化为准的，即从朔到朔或从望到望的时间间隔。

朔的意思是：夜间完全看不到月亮（的那一天的某一时刻）。

望的意思是：月亮最圆（的那一天的某一时刻）。

朔望月长度观测，就是观测从朔到朔或从望到望的时间间隔。

显然，观测一个周期，就能发现，这个时间间隔不会小于 29 天，也不会大于 30 天。想得到更精确的数据，办法之一是连续观测几个月或更长的时间以求其平均值。

不过，我国唐代之前朔望月长度，不是如上独立观测得出，而是通过所谓"闰周"推算。比如，由"19 年 7 闰"和回归年长度 365.25 日，即可推算出一个朔望月为：二十九日九百四十分日之四百九十九。这就是古《四分历》的朔望月长度。

后来又有更长的闰周。比如祖冲之提出"391 年 144 闰"。

显然，"闰周"长度和朔望月、回归年长度的精确性有一定的关系。有了闰周，可以精确地观测一方而后通过计算使另一方也更精确。

就这样，我们的古人得出了相当精确的朔望月长度。元代人郭守敬所得，就达到了当时世界上最高精度。

然而，朔望时刻——特别是朔——还有另一重含义：用于推算日月交蚀时刻，特别是日食时刻。

有了精确的朔望月长度，似乎很方便确定朔望月的起点"朔"。然而，朔和望都是瞬间，朔望月长度精确，不等于朔望时刻精确。更不等于可以据以精确地确定任意时刻的月位置。这主要是因为，日、月运行不完全是匀速圆周运动。

月亮是地球这个行星的卫星，月地之间的引力固然是决定月亮运动规律的主要因素，但是，太阳系中的天体都可以影响它，所以，在日、月五星中，月亮的运动最复杂。于是，不但朔望月周期不很规则，在一个朔望周期中，月亮的运行速度也不均匀。

进一步说明此问题，笔者的知识不足，一般读者也不需要了解。从略。

然而，月周期总是不很重要。绝大多数当代城市人，几乎不知道农历的初一、十五，也许只有大年初一、元宵和中秋节是例外。对古人来说，月的意义要大一些，但远远不如"年"重要。因此，必须认识"年"这个周期。

七、回归年长度和分至观测

所谓回归年，就是地球围绕太阳公转一周所需的时间，也就是地球公转的实际周期。

在中国传统历法中，回归年长度曾经被称作"期""岁实"等。

对寿命相当长的动物——特别是人来说，比日长的、最重要的、制约其活动的时间周期不是"月"，而是"年"（按：指回归年）。于是，年长度的观测必然最受重视。

《内经》反复讲"顺应四时"，其实是重视年这个周期。

如何观测并计算回归年长度呢？

主要是通过分至观测（而后计算）。

分至观测是历法史上最重要的一步，没有它不可能发现日和年的严格关系，也不可能定出准确的季节和其他节气。

动植物通过遗传获得的本能来适应环境的回归年周期变化。

人类这种本能退化许多，今天人类基本上不靠本能生存。

因此，只有准确地把握回归年这个周期，弄清它和环境的变化规律的关系，人类才能主动地安排生产和生活，因而在自然面前有更多的主动权。

于是，必须找到"日"和"回归年"这两个时间周期之间的关系。

关于"日"的观测和变化，上文已经交代。

又如上所说，"月"这个周期，是比较容易粗略确定的。

所以，先民接着要下功夫研究"日"和"年"周期的关系。

至此，顺便提及另外两个关于年周期的概念。

一个是物候年，比如从麦熟到麦熟（因而收割），算是一年。

中文年（季）字的初义也是庄稼成熟有收成。如：庄稼大熟，文言称为"大有年"，白话称为好年成或好年景。

另一个是恒星年：指太阳在天球上连续两次通过某一恒星所需要的时间，也就是太阳在天球上的视运动周期。

1 恒星年 = 365. 25636 日——比回归年略长。

回归年和恒星年的差异，导致"岁差"。其含义见下文。

怎样寻找日和年（回归年）的关系呢？

主要有物候观察法和分至观测法。

1. 物候观察法

所谓物候观察法，就是通过观察动植物和非生物的重要变化现象（即候）出现的规律，确定"年"周期并确定"候"代表的时刻。

这种办法只需要观察、记录和简单的计算，不需要测量。

先民时刻和动植物打交道，抬头是天，低头是地，时刻有意无意地观察自然。渐渐地就发现了某些自然现象之间的关系。这些关系必然包括其他现象和日月运行的关系，于是就能认识一年中各种现象出现的规律，并利用这种规律计算一年包括多少天。先秦文献中有不少记载，待下文说。先说一下现代人或我知道的部分经验知识。

我的故乡至今有很多农谚是"物候"观察经验，如："燕来不过三月三，燕走不过九月九"；"六月六，看谷秀"；"枣牙发，种棉花"。这种物候观察经验还有的和天象联系，如："天河东西，种高粱黍稷；天河吊角，吃北瓜豆角"。至于妇孺皆知的"数九歌"，更是比较准确的物候观察经验总结。即："一九二九不出手，三九四九凌上走。五九半，凌条散。春打六九头……九尽杨花开"等等。还有："大雪不封地，不过三五日（指大雪节时一般会封冻大地）。"

不过，这种观察方法得出来的规律常常很不准确。

有了进步的历法和气候知识，我们知道它导致不准确的因素有二。一是阴阳合历使农历的月份与节气没有准确对应关系。12个月的一年一般是354日，13个月的一年一般是384日。于是，不一定"六月六，看谷秀"等。换言之，如果根据"谷秀"（谷子秀穗）就确定那一天是六月六日，很可能比实际的历日提前或滞后10天以上。二是逐年的气候变化不是绝对规则，因而，即便完全根据节气来的"数九歌"，也常常不应验。

当然也有准确的，如："参不见辰，辰不见参"。不过，这一天象常识对认识年周期没有直接意义。

总之，物候法只在判断物候之间的关系时比较可靠，用以推断"年"的周期和某一物候代表的一年中的时日，就很不准确。

须知，只有相当准确地弄清年这个周期，特别是有了节气之后，才便于指导农业生产。

我的家乡至今还有这样的农谚：

"清明前后，种瓜点豆。"

"清明棉花，谷雨谷（指棉花和谷子播种时间）。"

"四月芒种芒种前；五月芒种芒种后（指麦熟收割在芒种前后）。"

"白露早，寒露迟，秋分前后正应时（指种麦时间）。"

"立冬不倒股，不如土里捂（指如果立冬时小麦还完全不分蘖，就不如种子埋在土里）。"

可想而知，于种子和耕作方式的改变，上述农谚在它曾经长期适用的局部，目前也不很适用了。不过，现在可以通过相当准确的天气实况和预报指导农业生产。

总之，通过节气指导农业生产，在古时是必要且可靠的。说历法对农业生产没有多大指导意义，很武断。多数情况下，播种固然不是早一天、晚一天都不行，但农民必须事先做很多准备，这就需要有季节和节气指导。

物候观测法有如上缺点，故必须通过别的办法尽量准确地弄清"年"周期，并且据以准确地推断一年当中的不同时段。

2. 分至观测和计算方法

不知道经过多少代先哲的观察，发现一年中，"昼"和"夜"的长短是逐渐变化的，期间太阳的升落点也是周期移动的。

于是，先民设法通过寻找其中最准确的依据，确定"年"这个周期。

这就是测"分至"——最初应该是测"至"日。

"至"是"最"的意思。"至日"即每年各有一天白天最长（必然夜间最短）和白天最短（必然夜间最长）。现在分别称之为"夏至"和"冬至"

相邻的两个"夏至"或"冬至"之间，就是"年"周期。

"分"的意思是昼夜平分，即这一天昼夜时间等长或几乎等长。现在分别称之为"春分"和"秋分"。

相邻的两个"春分"或"秋分"之间，也是一年。

需要说明，我们现在知道为什么一年当中有"分至"的天文原理，即这是地球围绕太阳公转时，公转轨道面和地球赤道面有一个不大的夹角（23度多一点）的缘故。这个夹角也是一年中地球上有四季的缘故——地球南北极附近是例外。

但也须说明，"分至"不是发现上述天文原理以后才知道的，也不是非知道日心说就不能发现。在哥白尼之前，西方人也不公认地球是围绕太阳转动的。文明时代早期的西方人，也必然基本上和我国先民一样，用类似的办法测分至。

怎样测分至呢?

最早的应该有两种办法。

一种是从一年的连续观察中,确定白天最长、最短那两天和昼夜等长(实际上是几乎等长,即除这两天之外,昼夜长度差别更大)的那两天。

另一种是从一年的连续观察中,确定中午日影最短和最长的那两天和中午日影居于平均长度的那两天。

中午日影长度和中午太阳高度等价,为便于理解,本文只用日影长度。

以上两种办法的意义是等价的。即白天最长的那一天,中午日影必然最短;白天最短的那一天,日影必然最长。日影居于平均长度的那两天,必然是昼夜平分的那两天。

先说第一种办法。

按说,第一种办法也最好同时测日影,但不是必须,因为直接观察并逐日记录日升日落的位置就可以达到目的。

如何观察记录呢?

当代城市人也应该知道,在一年当中,太阳初升和降落于地平线的位置是周期变化的。初升和降落的位置越往北,白天越长,反之,越短。在最北和最南之间,太阳必然两次从中间(基本上是正东和正西)初升和降落。

古人可以做一个圆心有标杆的圆盘,尽量水平地(不很水平也不会有大误差)固定在地面的某个比较高的地方,在这个圆盘的周边上逐日标出太阳升落的对应点(这两点必然对称),于是相当容易发现上述四天。

自然,做上述观察和记录,也可以通过另一种办法。即在一片相当水平的地面上划一个大圆,圆心处尽量垂直地竖起一个标杆,标杆下端捆上足够长的绳子,就很容易在圆周上逐日标出太阳初升和降落的点了。

这个办法应该最早使用。

做上述观察,要有作圆以及基本上保证垂直和水平方法。

笔者以为,这三种方法的发明,至迟不晚于半坡文化时期,因为那时已有轮制陶器,即有了经验性的做圆和保证水平、垂直的方法。

再说第二种方法。

就是尽量垂直地竖起一个标杆,不间断地逐日观测中午时标杆影子的长度。

影子最长的那一天为"冬至",反之为"夏至"。

分日的影长则大体上在平均影长的那一天,不过,日影主要适用于测至日。

然而,不是每天都是大晴天。

所以,分至观测不能只在一个地方,也不能在相距很近的几个地方,以免较大范围阴天时,无法观测。此外还有一个办法,就是观测点设在很高的山上,至少那里阴天相对较少。

可见,准确观测分至,要有国家组织,而且国家的版图不能太小,否则,不可能在很大的范围内长期同时进行观测,观测人员的生活和安全也没有保障。

据天文史学家研究,大约最晚在春秋中期,用测日中影长的办法来定冬至和夏至,已成为历法工作的重要手段。

我国古代把测量分至用的标杆称作"表"或"圭表"。

"表"不是越长(或越高)越好,因为,随着表增高,影子的远端会越来越模糊。即便不太长,影子远端也有点虚影。这也是观测中很重要的技术问题。

据记载,至迟从西汉开始,使用的"表"都是铜的,多数都是当时的8尺高。这个高度接近一般人的身高,便于携带和安置。据专家推测,8这个数字还便于形成一个边长为6、8、10(即3、4、5)的直角三角形,再同时使用铅垂线,更容易保证"表"的垂直安置。

实际上,西汉的"表"很可能是曲尺形,读者应该能够想出用曲尺形的表如何尽量准确地观测。

可想而知,使用铜表之前,必然使用过其他材料做成的"表"。

据记载,最早的圭表是土做的,自然不会很高,也不可能长期使用。我想,这样的测量方法应该是商代之前的。

如上所说,通过分至测出的"年",现在叫作"回归年"。即地球从公转轨道某一点开始转动又回归到该点的时间——现在把春分点规定为始点。

用圆盘测分至的装置,后来演变为日晷。它既可以用于测分至,也可以作为钟表,而且多数用于后一种目的。

主要用于计时的日晷不是水平安置的,而是和天球赤道平面(与地球赤道平面是重合的）平行。在故宫、国子监（今首都图书馆）和孔府等地方，还可以见到这样的日晷。

如何做到日晷和天球赤道面平行？为什么这样的日晷双面有刻度？为什么它可以同时计时、报时和报分至？相信多数读者可以想明白。

元代人郭守敬曾经把日晷和圭表结合制成仰仪。近年有人发明了功能更齐全的此类仪器，但它们遵循的基本原理是一致的。

3. 关于测分至的早期文献

据现存文献，我国什么时候已经能测分至呢？

相当专业的文献有两种。

一是《尚书·尧典》，二是《夏小正》，而且使用的方法都不是一种。

由于其中都同时包括其他天象内容，在介绍它们之前，预先说一下天象和历法的关系。

历法从来离不开观察天象，不过，比较粗略地确定日和月，有关天象是很直观的——就是观察日相和月相，不用专家就能做到。所以，观天象授时主要是参考其他星象确定年、季节和月。早期主要是确定分至，于是在确定年的同时也就确定了四仲月。

因为《尚书·尧典》相当完整，我们先看它如何说。

3.1 尧典的历法意义

《尧典》是今《尚书》第一篇，主要内容是讲那时怎样观象授时。核心原文如下：

"乃命羲和，钦若昊天，历象日月星辰，敬授民时。分命羲仲，宅嵎夷，曰旸谷。寅宾出日，平秩东作。日中，星鸟，以殷仲春。厥民析，鸟兽孳尾。申命羲叔，宅南交。平秩南为，敬致。日永，星火，以正仲夏。厥民因，鸟兽希革。分命和仲，宅西，曰昧谷。寅饯纳日，平秩西成。宵中，星虚，以殷仲秋。厥民夷，鸟兽毛毨。申命和叔，宅朔方，曰幽都。平在朔易。日短，星昴，以正仲冬。厥民隩，鸟兽氄毛。帝曰："咨！汝羲暨和。期三百有六旬有六日，以闰月定四时，成岁。允厘百工，庶绩咸熙。"

当时测得的一个"期"——即今所谓"回归年周期"，是366日。那时的岁有了闰月，显然是阴阳合历。

尧怎么组织观测并得到上述结果呢？

他任命羲和主管观象授时工作。

羲和派四个人分别在四个地方，观测昼夜长短和鸟、火、虚、昴四星，得出上述结果。

如果没有必要的历法知识，文中所述会被理解为：在不同的时候分别派四个人去相距很远的地方观测一次。显然不能这样理解。这四个人（羲仲、羲叔、和仲、和叔）是两对兄弟，应该是天文历法专业户。故至少他们不会每年跑到很远的地方去观测一两天就回去，实际上那样也不可能观测准确。总之，应该是他们都长期在各自呆的地方观测。

本来，只要能保证在一个地方连续观测，也能得出上述结果。为什么四个人各授一时呢？除了记述和追述者理解有误之外，主要原因上文已经说明。就是，只有同时在相距比较远的几个地方同时观测，才能保证记录的连续性，因而结果准确，但这需要政治和经济支持。故《尧典》所述，应该是国家组织的。

其中日和宵相对，即昼夜的意思。

日中，指白天不长不短，就是今所谓春分日的意思。

日永，指白天最长，就是今所谓夏至日的意思。

宵中，指夜间不长不短，就是秋分日。

日短，显然是冬至日。

他们还同时观测了物候。比如，春分时鸟兽交尾繁殖，夏至时鸟兽脱毛等。

总之，他们通过观测三类现象授时。

毫无疑问，这种观测是为了测分至。

天文史家想知道上述记载可能实施的年代，却有了不同看法。

关键是上述鸟、火、虚、昴是在一天的什么时候观察的，观察时四星在天上的什么位置。

这四星都是后来发展成为28宿的成员。毫无疑问，它们曾经是最早观测的天象。

虽然太阳也是恒星，但是，对地球人来说，太阳在天球上的位置只能以其他恒星为准表示。在中国天文学史上，最重要的、作为观测标志的恒星是28宿。关于天球和28宿下文会专题介绍。在此先指出，某一时刻28宿和太阳的相对位置，在天球上是逐年略微变化的，天文历法学家把此种现象叫作岁差。岁差是推算某一历史事件发生时刻的主要理论依据——只要事件和重要星象相关。

于是不少专家根据四仲星推算过上述观测可能实施的时间。

专业性的文章不必详细或一一介绍。

不同的结论大致如下。

往早说的人认为，这是距今 7400 年之前的观测。假设前提是，在天亮之前和天黑之后不久观测，这四星在地平线出现。

往晚说的人认为，这是距今 3000 年之前的观测结果。假设前提是，在天黑之后不久观测，四星恰好在上中天——略同我们说的正南方接近天顶处。

专家的认识距离显然太大了。我的看法是，只通过岁差一个因素来判断，难免见仁见智。拿我们看病来说，一般不能通过一个指标来辨证。

3.2《夏小正》的历法内容

《夏小正》见于《大戴礼记》，虽然只有 400 多字，却不便全文引出。

此书就是旧时历的形式。笔者小时候，农家没有月份牌，一般人家也没有《黄历》。父亲每年都是根据不知道谁家的历书自己写一张很简单的历贴在墙上。这样的历，只有月。各月注明大小、节气，再就是物候。物候中只记得"王瓜生"，其他不记得了，但内容肯定比《夏小正》少。所以，读读《夏小正》感到很亲切。

《夏小正》从正月到十二月几乎每个月都有天象，物候则更多。谨摘引三个月的内容。

"正月：启蛰。雁北乡。雉震呴。鱼陟负冰。农纬厥耒。初岁祭耒始用畼。囿有见韭。时有俊风。寒日涤冻涂。田鼠出。农率均田。獭献鱼。鹰则为鸠。农及雪泽。初服于公田。采芸。鞠则见。初昏参中。斗柄县在下。柳稊。梅、杏、杝桃则华。缇缟。鸡桴粥。"

"五月：参则见。浮游有殷。鴃则鸣。时有养日。乃瓜。良蜩鸣。匽之兴，五日翕，望乃伏。启灌蓝蓼。鸠为鹰。唐蜩鸣。初昏大火中。煮梅。蓄兰。菽麋。颁马。将闲诸则。"

"十月：豺祭兽。初昏南门见。黑鸟浴。时有养夜。玄雉入于淮，为蜃。织女正北乡，则旦。"

这三个月涉及的历法内容相当重要。正月有"启蛰"，五月有"养日"，十月有"养夜"。养日和养夜除了夏至日和冬至夜没有其他解释。于是，启蛰只能是惊蛰的前身。略有疑问的是：为什么夏至在五月，冬至在十月？（按：今农历规定，冬至一定要在十一月）有人认为，《夏小正》的一年只有十个月，颇值得参考。

为了帮助读者比较生动地理解物候，试把正月的有关内容写成白话散文。

天上一队队大雁往北飞。树林里的野鸡咕咕叫。鱼儿浮到薄薄的冰下。田鼠出来觅食了。水獭捉了好几条鱼在那里欣赏。柳树冒穗了。梅花、杏花和山桃花漫山遍野。菜园里的韭菜冒出嫩叶。

显然是一片早春景色。

不过，从天文历法角度看，更重要的是天象。

正月的天象是：天黑不久，参星（即三星）出现在正南天上，北斗星的勺柄垂在下方。

五月的天象是：天黑不久，大火星（即荧惑星）出现在正南天上，三星早晚两次看到。

《夏小正》还在六月提到斗柄朝上，无论是天象、物候、祭祀还是政令，完全看不出有五行思想。对看《月令》，则一派五行气息。

专家们认为，《夏小正》适用于公元前 2000 年到公元前 600 年。总之，还是很不成熟的历法。

4. 古典观测法

我把出现规范的观测仪器，称作古典观测。所谓规范的观测仪器，主要是圭表和日晷。这些仪器的出现并不断改进，就会使测得的回归年周期不断更加准确。

上面提到，"尧典"的"期"是 366 日，比我们知道的回归年数据多了多半天。不过，这距离测出比较准确的数据，已经不远了。

先民如何进一步测准确呢？办法有四个。

第一个是连续观测多个周期。比如，接着 366 日再测下一个周期，若是 365 日，平均数就是 365.5 日。若第 3 个周期还是 365 日，平均数就是 365.333 日。

第二个是提高观测准确度。即改进观测仪器、训练观测人员，同时多设观测点。

第三个办法是多种观测并举。这样可以最大限度地消除误差。比如，当至日时刻接近两天之交时，最可靠的日影观测也可能难以断定这相邻的两天哪一天最短或最长。这时再参考太阳初升和降落点，就是多了一个判断依据。天象指标中，最有价值的是昏旦中星，但总的来讲意义不如前两者大。

通过日晷还能确定太阳上中天（真正午）时刻，从而确定（一般是用百刻制——即把一日分为一百刻）太阳下中天时刻（真午夜）和日出没时刻及晨光始和昏影终时刻。有的还观测月影长。进行规算后，取日影长度和规算后的月影长度的差（即月长）来定每月初一在日晷中的位置。

第四个办法是制造出有黄道和白道的观测仪器。最早的这种仪器是东汉人张衡发明的。

古人还测过月影，读者也许能够理解它和日影正相反。即中午日影最长那个月，望日半夜月影最短。不过，月影的测量只能在以望日为中心的那三天，因为至日离望日稍远，月影不但难测，对分至观测也没有什么意义。

总之，中国古人在没有明确的地心学说、更没有日心学说指导下，通过上述观测和计算得出了相当精确的回归年长度。

以下列出中国历史上最重要的几部历法中的回归年长度。

公元前 104 年，邓平等编制的太初历为：365.2501624 日。

公元前 85 年编訢等编制的四分历为：365.250000 日。

公元 206 年刘洪等编制的乾象历为：365.2461800 日。

公元 463 年祖冲之等编制的大明历为：365.2428148 日。

公元 665 年李淳风等编制的麟德历为：365.2447761 日。

公元 1281 年郭守敬等编制的授时历为：365.2425000 日。

公元 1644 年汤若望等编制的时宪历为：365.2421875 日。

不难看出，总趋势是回归年长度越来越精确。

在前人历法数据的基础上，再加上某些观测修正，得出的数据可以更准确。

明代人邢云路就曾经这样得出回归年长度为365.242180 日——当时世界上最精确的数据。

八、天球和天文观测

上文多次提及天球。什么是天球呢？

就是为了研究天体的位置和运动而引进的一个假想圆球。

因选取的天球中心不同，有日心天球、地心天球等。

对本文来说，只需有地心天球概念即可。

所谓地心天球，就是假想一个和地球同心的无限大的规则圆球。

把地轴无限延长，就是假想的天轴。地轴北极指向点是北天极，地球南极指向点是南天极。通过地球中心和天轴垂直的平面叫作天赤道面。天赤道面和天球的相交线就是天赤道。

严格而言，不同的观测者各有不同的天球中心。从地心观测的天球，才叫作地心天球。在地面上观测时，观测者的眼睛是天球中心，这样建立起来的天球应该叫作地面天球。由于相对于日地距离或更远的天体和地球之间的距离而言，地球的尺度很小，可以把它看作一个质点，我们不很需要地面天球的概念。即在地面上观测的天球也可以视为地心天球。

至此，读者应不难理解，观测人造卫星时，不能把地面天球等同于地心天球——在地球不同地方观测卫星位置和运动规律会有很大差异。这是因为人造卫星距地球相对很近，地球的尺度——直径或半径甚至海拔高度都会明显影响观测结果。

地心天球就是预设地球处于宇宙中心。

或问：地心说不是错误的吗？为什么天文观测至今还主要基于这一学说呢？

正面回答这个问题之前，先说一下地球概念的重要性以及东西方在这个问题上的差异。

如上所说，来自地球概念的天球概念非常重要。

地心学说虽然不正确，但是，早在古希腊时代，西方人就公认，大地是球形的。

中国古人始终没有很明确的地球概念。

本节正文中已经提及：

张衡说："浑天如鸡子，天体圆如弹丸，地如鸡中黄"。

北宋大儒朱熹把古代天体说发展到顶峰。他说："天地初间只是阴阳之气。这一个气运行，磨来磨去，磨得急了，便拶出许多渣滓。里面无处出，便结成个地在中央。气之清者便为天，为日月，为星辰，只在外，常周环运转。地便只在中央不动，不是在下。"（《朱子全书·卷四十九》）这是中国古代集大成的地球中心说。

但是，张衡又说："天地各乘气而立，载水而浮"，"天表里有水"。

朱熹的认识也没有形成地球概念。

问题是，不承认或设想大地是球形的，人们就无法解释每天的日月升落这一妇孺皆知的现象。特别是认为大地水平且无限大，日月为什么每天东升西落就完全无法理解——除非认为他们每天在西方钻入地下，再每天从东方钻出来。

最为理智的王充认为："夫日，火之精也；月，水之精也。水火在地不员，在天何故员？"即他不敢设想大地是球形的，也不敢设想日月是球形的。

也许和对地球的认识有关，尽管慎到和张衡都认为天体（即宇宙）是球形的，中国古人却没有明确的天球概念——虽然实际上在使用。

天球概念有什么用呢？

简单说来，就是给天象观测一个定位系统。有了这个系统，就能定量地表示和研究天体投影在天球上的位置和运动。这就是在天球上建立参考坐标系，并主要应用球面三角学计算点位的关系。

这个定位系统以地心为准。之所以如此，是因为人类至今还是基本上在地球上观测，古代更是只能在地面上观测。按照这个定位系统，可以认为恒星是镶嵌在天球面上，它们随着天球一体转动。天球每昼夜转动一周天——实际上是地球自转的结果。五星之所以被称为行星，是因为它们在天球上运行得很快——除了跟着天球转，它们自己还要"行"。

太阳和月亮不是行星，却由于在地心天球体系中，日、月和地球转换了角色，日和月在天球上运行得更快。说见下文。

为了帮助读者更好地理解天球，再引一段我认为讲得比较好的网上帖子（文字略有改动）如下：

多数人应该见过教学用的太阳系模型，用它可以演示地球、月亮和其他行星的运行规律，特别是可以直观地告诉人们为什么地球上有年月日周期和四季的变化。

如果太阳系确实像模型这么小，人们就可以像研究地面上小尺度的周期运动那样随时标出地球和月亮的准确位置。定位的办法一般是确定模型的太阳不动，以它为坐标中心确定地球、月亮和其他行星的位置。

但是，实际上的太阳系尺度太大了，古人无法按上述定位办法定位。现在虽然有了飞出太阳系的航天器，但是，至今仍然无法这样定位。

于是，天文学上必须确定一个最方便的定位系统。

这个系统就是天球——假定天体都在它的球面上运动。

尽管实际上不存在这样的天球，但是，人类不创造出它来就无法进行尽量准确的天文观测。

天球和地球的意思差不多，它也有两极、赤道和经纬度。现代的天球概念就是和地球中心重合的一个大而规则的球面。因而，它实际上规定地球不动。于是，日、月也就被看作行星。也只有这样地球人才能观测、量度天体如何分布和运动。

天球的北极大体上是北极星，于是，延长北极星和地球北极的连线，就穿过地心、地球南极再穿过天球的南极。

总之，日月星辰就是在这样的天球上运动。

不过，直接用天球上的经纬度表示天体运动不是很方便，最好以某些恒星为参照。地球上的物体运动，也常常以重要地名为参照。比如火车从北京到南京，中间有很多站；飞机从北京到伦敦，即便中途不降落，也有许多导航站。这些站就相当于天球上的恒星。

所以，观测日月运行常常以重要的恒星为参照。

古人选择了分布在黄道和赤道附近的 28 宿。

由于历法所需要的天体运行以日月最重要，古人很早就发明了可以直接测量它们在天球上的经度的仪器。

比较成熟的此种仪器要具备三个正圆形轨道，即赤道、黄道和白道。

赤道即天球的赤道，黄道是太阳运行的轨道，白道是月亮运行的轨道。它们之间都不平行，于是，必然都有两个交点。

这些轨道都是 360 度。

显然，太阳走完这一圈，要花一年，月亮走完这一圈只花一个月。（引文完）

笔者再接着说几句。

我国古代一般把一周天分为 365.25 度。即那时不是把天球赤道一周分为 360 度。

之所以如此，是因为早在汉代之前即发现回归年长度很接近 365.25 日。于是那时的历法基本上都是四分历。假如回归年长度确实恰好 365.25 日而且永远不变，于是太阳每天恰好在天球上运行一度，历法该是多么简单、和谐而且完美——尽管不如恰好 360 日更完美。

日、月、五星在天球上的运行速度用度数表示。

太阳每天运行的度数就是一周天除以回归年长度。

365.25/365.2422，约等于 1 度。

月亮每天运行的度数，就是一周天除以朔望月长度。

365.25/29.5306，约等于13度多。

所以，《素9》说："日行一度，月行十三度有奇。"

月亮在天球上运行得最快。

《淮南子·天文训》提及当时月运行速度、月长度、岁余和闰周等，说："月日行十三度七十六分度之二十六。二十九日九百四十分日之四百九十九而为月。而以十二月为岁，岁有余十日九百四十分日之八百二十七，故十九岁而七闰。"

九、关于28宿

28宿指什么，本节正文中已经说明。

不过，完全没有经验知识，很难理解它们的意义。

如果读者有机会且想亲自观察28宿，参星（即三星）、牵牛星和织女星是最容易认出的。其他的就要有人指导或自己对照书本仔细观察了。

28宿有什么用呢?

上文是如下说的：

直接用天球上的经纬度表示天体运动不是很方便，最好以某些恒星为参照。地球上的物体运动，也常常以重要地名为参照。比如火车从北京到南京，中间有很多站；飞机从北京到伦敦，即便中途不降落也有许多导航站。这些站就相当于天球上的恒星。所以，观测日月运行常常以重要的恒星为参照。

古人选择了分布在黄道和赤道附近的28宿。

换言之，28宿就是为了方便描述天体运行的恒星站。

把他们当作定位标准显然不很理想，因为它们距天球赤道或黄道都不是很近，分布也很不均匀。天球赤道或黄道上很均匀地分布几十颗或更多（最好是一度一颗）的恒星该是多么好！自然界却不迁就人类。

28宿只能是最好的选择。

28宿都不是一颗星。为了确定该宿的宿度，古人取其中一颗作为该宿的起点，这颗星被称为该宿的"距星"。该距星和右临距星之间的经度，就是该宿宿度。

还有很不理想的是：各宿度（即它们在黄道或赤道上的经度跨度）之间差异太大。按现代数据，经度跨度最大的"井"宿，占33度。其次是"斗"宿，占26.25度。最小的觜只有2度。

日月五星在天球上的位置用"入宿度"和"去极度"表示。

"入宿度"是经度位置，"去极度"是纬度位置。

对历法来说，最重要的是太阳在某节气——尤其是冬至时的"入宿度"。

这样我们就能明白以下祖冲之所说：

"汉代之初，即用秦历，冬至日在牵牛六度。汉武帝改立《太初历》，冬至日在牛初。后汉《四分法》冬至日在斗二十二。晋时姜岌以月食检日，知冬至在斗十七。"

其中所说，都是冬至时太阳的入宿度。

读者可能要问：有太阳时是看不到星星的。只有最亮的金星有时在日将落或初升时可以看到。太阳的入宿度是如何观测到的呢？

回答是：这个数据确非直接观测所见，而是观测加计算所得。办法是通过观测冬至日夜半上中天宿度推算。这时太阳在天球的下中天。

按祖冲之所说，该数据也可以通过月食测算。其原理和方法，非常识可解，从略。

十、关于岁差

关于岁差，专家如下说：

"在现代天体力学中，岁差是指地球自转轴运动引起春分点向西缓慢运行而使回归年比恒星年短的现象。岁差的度量以春分点退行的速度来描述。每年 50″2，约合 25800 年运行一周。"（江晓原，钮卫星《中国天学史》，上海人民出版社，2005 年第 1 版 104 页）

多数读者不容易理解专家的说法。

古人发现岁差，不是先有了上述理性认识，而是通过发现太阳在冬至时的入宿度不断退行认识到的。

这是因为，按中国古代历法惯例，描述太阳运动时选用冬至点作为基本参考点。太阳运行到冬至点时，便到了其轨道的最南端。所以，古代历法也称冬至点为"日南至"。

就这样，到祖冲之完全肯定了岁差的存在。

岁差表现在基本历法数据上，就是恒星年比回归年略长。

表现在天象上，除定冬至日入宿度缓慢退行之外，就是昏旦中星——日落之后和日出前不久在上中天的"宿"——缓慢变化。它们的意义也是等价的。

上文提到学者们根据《尚书·尧典》和《夏小正》中的昏旦天象，推算其可能适用的年代，就是根据上述原理。

影响天象的 28 宿因素，还有恒星不恒。即组成 28 宿的各星也在运动，各宿内的星之间的相对位置也在缓慢变化，于是，各宿的宿度不是恒定的。

这一点不直接影响岁差，却可影响定冬至日入宿度。

十一、关于二十四节气

目前，小学生都能背诵二十四节气歌，故读者都知道二十四节气的名称和常识含义。

那么，它们的天文含义是什么呢？

24 交节时刻就是太阳在黄道（即地球绕太阳公转的轨道）上的 24 个点。节气长度就是相邻两个交节时刻之间的长度。如立春到雨水之间为立春节气长度。

视太阳从春分点（农历规定的黄经零度，此刻太阳垂直照射赤道）出发，每前进 15 度为一个节气；运行一周又回到春分点，为一回归年，合 360 度，于是一回归年就有 24 个节气。

二十四节气的视太阳位置，可以通过黄道仪直接观测。

不过，隋代之前的二十四节气，都通过平气法确定。即把一个回归年平分为 24 等份，故那时的二十四节气是等长的。然而，地球公转轨道不是正圆，地球也不是在作匀速圆周运动，于是太阳周年视运动不均匀。在近日点（大体在夏至点）附近运行最快，远日点（大体在冬至点）附近运行最慢。于是，平气法得出的交节时刻和节气长度不能准确反映视太阳运行规律。于是，又有了定气法。

定气法的二十四节气才是把黄道分为 24 等份。春分点为黄经零度。

现代二十四节气交节时刻非常精确，计算方法非常复杂。本文从略。

十二、农历如何置闰

公历和农历置闰都是为了使历年和回归年尽量同步。不过，包括公历在内的纯阳历年长，都和回归年相差不到 1 日。于是，它们置闰时只需增加或减少 1 日。之所以如此，是因为它们的年长，都完全不考虑和天相一致的月周期。

农历则不是这样。它一定要有和天相一致的月周期，于是，它的年长可以是 353～355 天——这样的年是 12 个月；也可以是 383～385 天——这样的年是 13 个月。

13 个月的年就是闰年。

那么，农历到底如何置闰呢？

读者大概都知道 19 年 7 闰这个闰周。

然而，如何确定某年是平年还是闰年呢？

根据只有一点：即看相邻两个定冬至的前一个定朔日之间的日数。如果是 353～355 日，后一个冬至所在年就是平年，即 12 个月；如果是 383～385 日，就是闰年，即 13 个月。

这一点似乎很难理解：为什么相邻两个冬至月的定朔日之间会不等长呢？

为此举一个实例。

2003 年癸未十一月甲子小，朔日辛丑，二十九日己巳冬至。2004 年甲申十一月丙子小，朔日乙丑，十日甲戌冬至。从 2003 年的冬至到 2004 年的冬至，恰好一个回归年是没有问题的。从 2003 年十一月初一，到 2004 年十一月初一，则不是一个回归年。从朔日干支推算，共 384 日。于是，2004 年必然是 13 个月。

那么 2004 年到底哪个月是闰月呢？

农历规定冬至后的第一个无定中气的月份为前一个月的闰月。

由于 2003 年的冬至在十一月二十九日，于是，2004 年第三个月没有中气——该月只有清明一个节气。于是该月就是闰二月。

同理，2002 年壬午十一月壬子大，朔日丙午，十九日甲子冬至。从 2002 年十一月朔日丙午到 2003 年十一月朔日辛丑，是 355 日。于是 2003 年就是 12 个月，而且是 7 个大月，5 个小月。

显然，问题的关键还涉及定朔和定气。前文已经讲过，不赘。

十三、关于五大行星

通过长期观测，先民发现绝大多数星星在天球上的相对位置不变，至少在几十年，甚至上百年内看不出明显变化。星空中绝大多数是恒星含意在此。但是，有几颗星在天球上不断运行，它们就是行星。早在战国之前，我国先民就发现了金星、木星、水星、火星、土星（习惯上称为五大行星）的运动规律。

马王堆汉墓出土的《五星占》中，就给出了木星行度、土星行度和金星行度三表。

只是，我国古代没有发现海王星和冥王星——没有望远镜是看不到它们的。

五大行星运动理论与排日历无关，即它们对日、月运行产生的年周期和月周期没有影响。

但是，从《三统历》开始，关于五大行星运动理论却成为历法中不可缺少的组成部分，而且内容相当多。

这是由于古代统治者和天文学家对星占特别重视。

星占学本质上是伪科学，本文不做介绍。

下面只对五大行星视运动的规律略做解释。

现在我们知道，九大行星中，最靠近太阳的是水星，其他依次是金星、地球、火星、木星、土星、天王星、海王星和冥王星。它们都围绕太阳作近似匀速圆周运动且各自绕太阳公转的角速度不同。其中水星最快，其他依次变慢。所有行星的运动轨道都差不多在同一平面上。

那么，五大行星在天球上的视运动情况如何呢？

大体有以下要点：

①它们的视运动轨迹均在黄道附近；②它们的运动不是不停地向一个方向前进，速度更不均衡，有时会停下来，有时会逆行；③有时应该看到而看不到；④它们运行一周天的时间差距很大。大体是：火星约 2 年、木星约 12 年、土星 29 年多等。

比如，《汉书·律历志》中记载的木星运动规律如下：

"木，晨始见，去日半次。顺，日行十一分度二，百二十一日。始留，二十五日而旋。逆，日行七分度一，八十四日。复留，二十四日三分而旋。复顺，日行十一分度二，百一十一日有百八十二万八千三百六十五分，除逆，定行星三十度百六十六万一千二百八十六分，凡见一岁，行一次而后伏日行不盈十一分度一。伏三十三日三百三十三万四千七百三十七分，行星三度百六十七万三千四百五十一分。一见，三百九十八日五百一十六万三千一百二分，行星三十三度三百三十三万四千七百三十分。通其率，故曰日行千七百二十八分度之百四十五。"

没有日心学说，上述现象中，最明白的是木星的会合周期（从晨始见到下一次晨始见）为398天多一点。此外只有木星运行一周天12年左右可以通过它的平均运行速度（即通其率）计算出来。其余都不可能得到满意的解释——特别是为什么会逆行。

现在我们知道，五大行星的视运动轨迹均在黄道附近，是因为它们都是太阳系的行星。太阳在天球上的视运动轨道是黄道，于是离太阳相对很近的行星运动轨迹必然在黄道附近。

它们有时会逆行，是因为人在同样是行星的地球上观测它们。逆行是他们和地球之间的相对运动在某一阶段产生的视觉效果。

为此，举火星为例。

火星位于地球轨道之外，火星和地球好比两个运动员在赛跑，地球在里圈跑道，而火星在外圈跑道。它们同时起跑，地球跑完一圈回到起点，火星这时才在自己的轨道上跑了半圈多一点。接着，地球赶上火星并且超过了它，此时在地球的观测者看来，火星好像后退了，就好像在速度快的车上的人看速度慢的车似乎在后退一样。

对五大行星做过较长时期观测的读者大概很少，如果有兴趣和条件，可以试试观测其中最亮因而最容易认出的金星。

金星为什么最亮呢？

就是因为除月亮之外，它是离地球最近的星球。

金星之外，最亮的是火星。但火星的亮度是周期变化的。

它之所以相当亮，也是因为离地球比较近。

不过，由于地球与火星的相对运动，它们之间的距离呈周期性变化。当它们处在太阳两侧时，距离最远。这时，火星最暗。反之，最亮。

由此可知，在地球上看，行星的亮度都会变化，只是火星的变化最显著。

十四、关于日月食

日月食——特别是其中的日食——是很特殊的天象，它们在引起先民恐慌的同时，也会引起了解它的兴趣。

有了日心学说，我们很好理解月食是月球走进了地球的阴影，日食是月球挡住了太阳的光线。日食必然发生在朔日或附近，月食必然发生在望日或附近。

假如地球赤道面与其公转轨道面完全重合，月亮的运行轨道面又完全和地球赤道面平行，则每个朔日都会发生日食，每个望日都会发生月食。

事实上不是这样，主要是在地球公转面和赤道面之间有23度多的夹角。

于是日月交蚀的规律相当复杂。

然而，至迟在汉代，即便民用历书上，也必须标明交蚀日期和时刻

（即是预先推出的）。古人是如何做到这一点呢？

首先是准确地推算出朔望时刻。如何推算，见上文。

其次是观测出交食周期。

《史记》中就有交食周期的记载。《汉书·律历志》记载的《三统历》给出的交食周期是：135 个朔望月中发生 23 次交食。

交食之所以有相对固定的周期，是因为日、月、地三者的大致周期运动。

在数学上，这是求朔望月与交点年之间的公倍数。

但是，单靠交食周期预报的交食时刻非常粗略——最多只能精确到 1 日。

于是，必须使用其他理论和手段使预报更准确。

有关理论和手段属于专业范围。本文从略。

但须知，日月交蚀预报的准确程度，代表着某种历法及其依据的天文理论和方法疏密程度。换言之，交食预报是历法科学与否的判定试验。

明末清初，我国迅速采用"西洋新法"制定历书，主要因为传统历法在交食预报中远比"西洋新法"疏略。

十五、关于上元积年

中国古代历法称其推算起点为历元。不难想象，为了吉利，起点要取一个理想时刻。通常取一个甲子日的夜半，而且它又是朔，又是冬至节气——至于是否完全如此，是另一回事。

然而，有了这个比较吉利的历元还不算，为了证明改历的合理与当时君主奉天承运有天文依据，还要推出"上元"——该历的更早起点。

推法是：从历元往上推，求一个出现"日月合璧，五星连珠"天象的时刻，即日月的经纬度正好相同，五大行星又聚集在同一个方位的时刻。这个时刻就是"上元"。从上元到编历年份的年数叫作"积年"，通称"上元积年"。上元实际是日月五星天文周期的共同起点。

推上元和上元积年是中国古代历法特色，外国是没有的。

古人推算上元积年，始于西汉末年刘歆编《三统历》。

有人说：有了上元和上元积年，历法家计算日、月、五星的运动和位置时就比较方便。实际上不是这样。它完全是出于上述政治需要，给历法带来的都是麻烦。故古人终于抛弃了它。

那么，从理论上讲，是否有这样理想的上元呢？有的。"日月合璧，五星连珠"的天象可以出现过。今后也可以出现。比如，2004 年 3 月 27日下午 6 时 30 分左右，五大行星在天空以 135 度的角度，从西向东南方依次排成一线，形成 32 年一次的"五星连珠"奇观。这样的天象，32 年出现一次。但是，与"日月合璧"同时出现的周期就很长了。

这是因为，日月五星的周期，都不是整数，而且在不断变化，于是共同周期会非常大。特别是，历元时刻测得的日、月、五星的位置离各自的起点都有一个差数。以各种周期和各相应的差数来推算上元积年，在现代数学看来，是一个整数论上的一次同余式问题。随着观测越来越精密，一次同余式的解越来越困难，数学运算工作相当繁重，所得上元积年的数字更加庞大。结果对历法工作没有什么有实际意义，而是成了累赘。元代郭守敬创制《授时历》时，终于废除了上元积年。

十六、关于阴历和回历

回历是伊斯兰教国家或地区采用的历法，是一种纯阴历。它纯粹以月为历法的基本单位，奇数月为 30 日，偶数月为 29 日，十二个月为一年，共 354 日。但是，十二个月约为 354.3671 日。为使月初和新年都在蛾眉月出现的那一天开始，回历采用的置闰法是：每 30 年为一个循环周期，设11 个闰日。其中第 2、5、7、10、13、16、18、21、24、26、29 年为闰年。闰年的 12 月为 30 日，共 355 日。回历的历元是穆罕默德从麦加迁到麦地那的那一天，即公元 622 年 7 月 16 日。

由于回历的一年比回归年短了 10 天多，于是，如果从同一起点开始记录，大约每 33 年它就比公历和农历多过一年，即我们是新元（假设重新起元）第 32 年，回历则是第 33 年。

据笔者所知，上述纯阴历的回历主要用于确定宗教活动的节日。如 9月是斋月，12 月 10 日是古尔邦节，3 月 12 或 17 日是圣纪节。此外，阿拉伯人还同时使用一种类似"十二宫历"的历法。这种历法，每月都是 30天，每年 12 个月，剩下的 5、6 天就是节日。于是，它的年周期和"公历"一致，而且也是纯阳历。

这种历接近"十二月独大历"。据我所知，伊拉克和埃塞俄比亚都在使用。

元明两代皇家都设有专门主管回历的机构，汉族却不大容易接受"回历"。这是因为虽然它的一个月很接近一个朔望月，一年却和一个回归年差得太多了。于是在 30 年当中，"斋月""过年"可以出现在公历和农历的任何一月。加之，穆斯林要过斋节——白天不吃饭，必然严重妨碍农事活动。以农耕为主的汉族，更不会采用。阿拉伯人采用它，是因为阿拉伯民族原来大都以牧业为主，还有的在很长时期内以杀戮为耕耘，与回归年对应的季节和节气对他们不很重要。再加上那里多是沙漠，夏天异常炎热，群众性活动最好安排在有月光的夜晚，于是"月"周期比回归年周期要重要一些。

至此，顺便略说几句"人历"。

"人历"是相对于"天文年历"而言。

什么是"天文年历"呢？

就是所有要素都对应着天象的历法。

世界上出现供天文历法专家使用的天文年历已有三四百年，目前很多国家都在编算。

然而，同时供一般民众使用的天文年历，全世界至今只有一种——农历。

所以，今公历也是一种人历。

不过，公历还是很重视回归年这个周期。至于它的天文理论基础，自然和天文年历没有区别。

笔者之所以在这里略谈人历，是因为"回历"的年和回归年（对应着太阳在天球上的位置）完全不对应。它的月，也和月相不完全对应。换言之，它的人为色彩最浓。

如上所说，除农历外，至今所知各民族使用过的历法都是人历。

那么，中国是否也有人历呢？

有的。少数民族的传统历本文不谈。

和《内经》关系最密切的就有：干支历、七十二候历和运气历等。

干支是我国特有的计数方法。它自然形成六十一周期，在连续计数时，不像使用数字那样容易出差错。甲骨文中已经惯用这种方法计日，那已经可以看作是"干支历"，只是还没有用以记月、记年罢了。用干支纪年始于西汉末或东汉初，至今我国农历都有逐年、逐月和逐日的干支。故农历中还保留着部分"干支历"的含义。

不过，这里说的干支历还不是上面所说，而是"纯干支历"。

"纯干支历"是什么意思呢？

就是为了方便使用干支记录而且暗含着干支周期的历法。它规定 30 日为一个月，360 日为一年，于是逐年的逐日干支是完全周期循环的。

这种历法和《内经》七十二候历，大体相同。

《素 9》说："五日谓之候，三候谓之气，六气谓之时，四时谓之岁。"同篇又说："天有十日，日六竟而周甲，甲六复而成岁，三百六十日法也，"

可见七十二候历最方便使用干支。

至于运气历，早期略同干支历，后期则基于四分历。请参看本书第七节。

十七、关于星占

笔者在本节正文中说过：《史记·天官书》中占星术内容，实在更多于科学的星学内容。在反对占星迷信这一点上，《内经》比《天官书》大有进步。《汉书·天文志》的迷信色彩更浓，《后汉书》反而好一些。

其实，稍微浏览一下现存最早的天文著作《甘石星经》等，更容易发现，那时观测星象的目的，主要不是认识天文，而是寻找星象和人类社会、特别是当时的军国大事有什么关系。

总之，在中国古代天文学中，星占曾经占据很大一部分。

那么，到底如何定义星占学呢？

专家的说法如下：

"在中国古代，拥有通天地人神——也即通天的能力，被认为是王权得以确立的依据和象征。这一观念可以追溯到上古。而最直接、最主要的通天手段，就是星占学。在古人心目中，'天'是许多重要知识和权力——特别是关于统治的知识和权力的来源；这些知识和权力的体现，就是星占学。"（江晓原，钮卫星《中国天学史》，上海人民出版社，2005 年第1 版 80 页）

读者可能不很明白以上所说。

其实，星占学是神学目的论的天人相应思想在天文学上的典型表现。

星占学家最基本的信念是"天垂象，见吉凶"（《易·系辞上》），即上天通过显现各种不同的天象以昭示人事的吉凶。

星占就是寻找天象和人事——特别是政治事件之间的关系的学问。

那么，古人都相信天象和人事——特别是军国大事——关系密切吗？

自然不是。

《荀子》的天人观就完全是唯物的。

他说："天行有常，不为尧存，不为桀亡。应之以治则吉，应之以乱则凶。强本而节用，则天不能贫；养备而动时，则天不能病；修道而不贰，则天不能祸。故水旱不能使之饥，寒暑不能使之疾，袄怪不能使之凶。本荒而用侈，则天不能使之富；养略而动罕，则天不能使之全；背道而妄行，则天不能使之吉。故水旱未至而饥，寒暑未薄而疾，袄怪未至而凶——受时与治世同，而殃祸与治世异，不可以怨天，其道然也。故明于天人之分，则可谓至人矣。……星队木鸣，国人皆恐。曰：是何也？曰：无何也！是天地之变，阴阳之化，物之罕至者也。怪之，可也；而畏之，非也。夫日月之有蚀，风雨之不时，怪星之党见，是无世而不常有之。上明而政平，则是虽并世起，无伤也；上闇而政险，则是虽无一至者，无益也。夫星之队，木之鸣，是天地之变，阴阳之化，物之罕至者也；怪之，可也；而畏之，非也。"

按说，荀子的认识非常彻底，说理也依据充分。

但是，在认识和处理天人关系时，古代统治者更倾向于荀子思想的反面。就是当代某些人主张敬畏自然，也有那种思想的遗迹。

星占学则是专业化的天人吉凶关系学。

不过，在笔者看来，古代学者和政治家，大多不很重视星占学。星占甚至不如谶纬对当时影响大。

即便在历史演义如《三国演义》中，也看不出星占对那时的政治家有多少决定性的影响。

然而，专家说："在古代中国天学的运作中，星占学实质上占据了最重要的地位，因此天学的政治、文化功能，在很大程度上正是星占学的政治。"（江晓原，钮卫星《中国天学史》，上海人民出版社，2005年第1版81页）

这种看法应该是对的。但是，不要由此得出，中国古代政治，就是星占学政治，或者认为，星占学是促进中国古代天文学进步的主要动力。

十八、农历历书上的附着内容

传统历书不是只告诉使用者，年月日序列和二十四节气等这些现在看来必须有的内容。上面还注有现在看来不科学的项目。

改革开放之前，有关内容都不见了，近年又死灰复燃。

然而，这些内容也是文化，只是多数当代人不再重视它们。

笔者顺手翻开一种日历中2008年公历4月29日的内容如下：

2008 年四月小，29 日，星期二。农历戊子年三月小，二十四日。潮水：11 时 30 分涨，04 时 30 分平。初一立夏，公历 5 月 5 日。

接着是：三合、九星、今日吉凶、六合吉星、宜忌、今日八字、每日胎神、周公解梦等。

如果说注明潮水涨平和立夏日是传统历法特色的话，吉凶、八字等则与历算没有关系。

古时的历书还常注明当日"人神"和"日游"所在。这些和治病有关。

《内经》中就有太一占，也讲人气（神）所在，只是后世更复杂些。

古代著名医家就不重视历书上的吉凶、八字、太一占和人神所在等，当代中医知道古人曾经有如上说法即可，本文不再详说。

十九、天文历法和政治

上文已经提及天文历法常常受政治影响。如汉代流行的"三统说"——朝代革替是天命转移，必须改正朔。星占更是主要为占测军国大事服务。天文学在中国古代基本上一直被皇家把持。私习天文不被杀头也是重罪。就是所谓"公历"中，也带有明显的政治痕迹。

为说明近代中国政治也常常左右天文历法，下面引用江晓原教授在他的博客中写的一段话：

"说起来，中国编算自己的现代意义上的天文年历，比苏联还早。但是这件事情在中国当时特殊的社会环境中，却无论如何也摆脱不了政治的纠缠。

1911 年辛亥革命，'中华民国'成立，临时大总统孙中山发布的第一条政令，就是《改用阳历令》。改用当时世界已经通用的公历（格里历），当然是符合科学的；然而立国的第一条政令就是改历法，这本身就是中国几千年政治观念的不自觉的延续——新朝建立，改历法，定正朔，象征着日月重光，乾坤再造。让历法承载政治重任的传统旧观念，在新时代将以科学的名义继续发生着影响。

'中华民国'成立的'中央观象台'曾出版过 1915 年和 1917 年的《观象岁书》，接着在军阀战乱中，此事无疾而终，停顿了十几年。直到 1930 年才由中央研究院天文研究所开始比较正式的天文年历编算工作。没想到此时却爆发了长达两年的高层争论，而争论的焦点，竟是在今天看来几乎属于鸡毛蒜皮的细节——要不要在新的天文年历中注出日干支和朔、望、上下弦等月相！

首先，今天难以想象的是，那时编算天文年历的工作是当时的'党中央'——国民党中央党部直接过问的，许多会议都有中央党部的代表参加。更奇怪的是：当时的天文学家虽然大都是从西方学成归来，受的都是现代的科学训练，他们在年历问题上却比如今的官员更为"政治挂帅"！例如，在新编算的天文年历中，每页的下面都印着"总理遗嘱"，天文学家们说这是为了'以期穷陬僻壤，尽沐党化'。后来根据"中央宣传部"的意见，又决定改为在年历中刊印"训政时期七项运动纲要""国民政府组织大纲""省县政府组织法"等材料，几乎将天文年历编成了一本政治学习手册。

在要不要在年历中注出日干支和月相的问题上，'党部'的意见是：'朔望弦为废历遗留之名词，若继续沿用，则一般囿守旧习之愚民，势依此推算废历，同时做宣传反对厉行国历之口实'——所以要在年历中废除。但是，一部分天文学家认为，月相是各国年历中都刊载的内容，应该注出。他们反驳说：'想中央厉行国历，原为实现总理崇尚大同之至意，自不应使中国历书在世界上独为无朔望可查之畸形历书。'而教育部官员原先主张在年历中废除日干支，不料'本部长官颇不以为然'，认为干支纪日'与考据有益，与迷信无关，多备一格，有利无弊'。各种意见争论不休，最终似乎是天文学家的意见稍占上风。"

二十、也谈历法改革

近年网上纷纷讨论历法改革，笔者也发了一个帖子提出简单方案略如下：

方案一：

这是将近一千年前沈括提出的办法，也可以说是有史以来最科学的办法，就是十二气历。他的十二气历就是：二十四气相邻二气合为一气，每年 12 个月，小月 30 日，大月 31 日。立春所在日为元月元日。平年 365 日，闰年 366 日。显然，置闰方法可以和今公历完全相同。

这样的十二气历显然是纯阳历。

为了不完全丢掉传统，日历上逐日标上月相和干支等。

方案二：

仍然是十二气历，但以冬至为元月元日。

方案三：

现行农历的其他要素都不变，只把春节改在冬至日。

简单说明：

中国历史上的改历，大体有三种情况。

第一种情况可以叫作科学目的的改历。就是因为旧的历法不准了，要使用新的理论和观测数据制定新的历。当然，新历不一定更准，关键看新理论是否更科学以及新数据和算法是否更精确。

第二种情况可以叫作政治目的的改历。比如，汉代盛行的三统说，认为易姓受命必须改正朔、易服色。于是就有正月建寅、建丑、建子、建亥等改法。

第三种情况可以叫作与世界接轨性改历。其中出于政治、文化、经济、军事和科学等方面的目的都有。这次改历，是从民国元年开始的，新中国并没有改历，只是改了纪年。

如果把每使用一次新数据都看作改历，则近一百年来就改了很多次。

现在网友们讨论的改历，似乎不是指使用新数据。

其实，所有的改历都有政治目的。而政治的后盾是军事、经济、科技和文化。

我们之所以改用所谓"公历"，是因为那时西方列强是老大，它们使用的是"公历"，很多国家——包括苏联这个老大哥都跟着他们跑，我们不跟着跑就有很多不便——历毕竟在某种程度上是人为的。

本来，使用"公历"不一定使用"公元纪年"，1990年日本人就叫作"平成二年"，今年应该是平成十八年。

所以，新中国在历法和纪年方面是和世界全面接轨的。

但是又要照顾传统。于是，官方使用"公历"，却保存了"农历"同时供民间使用。自然，像春节这样最大的传统节日，官方也要庆祝。其他的如中秋、冬至、端阳、重阳等都不是法定节假日。我们从来没有过的"星期"，是宗教色彩最浓的，也只好采用了，而且是对日常生活、生产等影响最大的。上帝本来只休息一天，人家改成双休日，我们也只好改。

我们还跟着别人采用过所谓"夏时制"，毫无道理。东西经度大约六个时区国家，怎么能统一使用"夏时制"呢？

假如当初我们是老大，或者今后成为比美、日、欧盟加在一起还强的老大，"中华农历"就像当初被日本、越南等国采用一样，也很容易变成"公历"。比如很多小而穷的国家，每年援助几百亿，让它立即使用农历也会同意。可惜我们还没有这样的实力。

于是，目前大概只好迁就。

那么，改历就是改农历，目的是既尽量保存传统，又尽量和世界接轨。

综上所述，我看最好的办法还是方案三。理由有：

1. 至日是农历中最重要的，故是节气中最重要的。但夏至日显然不宜作为元月元日，因为太忙了，天气又太热。

2. 现农历以冬至定历年长度，于是它更重要。

3. 冬至后 10 天阳历年，是老百姓都知道的。以冬至日为农历春节，离公历新年很近，而且不会再出现农历新年和公历新年之间的距离游移——可以接着旧年过新年。这样安排只有一点人们一时难以接受——冬至日很少赶在初一。不过，最大的节日不一定非要赶在一元初始。比如，圣诞节是公历 12 月 25 日。阿拉伯或伊斯兰国家的主要节日古尔邦节、圣纪节等按他们的传统历法都不是在初一。

4. 按说春节这个名字应该和立春联系，但老百姓还是称过春节为过年，况且立春一般不与农历的元月元日对应，比如，2011 年的立春，就在春节后。加之冬至一阳生，说它意味着春天就要来了也不勉强。

5. 也许只有八字算命有点问题，但是，现在照样有问题。所以有人问，为什么过了年（按：此文是农历 2006 年年初写的）的几天还是乙酉。我看算命还是自己一套，以立春为干支纪年的分界点。即它不必和改历联系。即便使用纯阳历的十二气历，八字照样可以自己一套。就怕多少万年之后，回归年日数少了或多了哪怕半天，现在的八字就不适用了。但我们不用管那么远的事，那时会造出新办法来的。

第七章　运气学说——《内经》体系的终结

一、七篇大论和运气说

《内经》全书以论运气学说的七篇大论（《素 66、67、68、69、70、71、74》）最为严密系统。各篇内容前后呼应，很少逻辑上的错误，文风亦较一致，故很可能出于一人或同时代数人之手。关于它们的成书年代，待下文探讨。此处先欲告诉读者的，是《素问·阴阳应象大论第五》及《四气调神大论第二》亦属于运气学说系统。略述根据有五。第一，试比较《阴阳应象大论》与《天元纪大论》《五运行大论》两篇，内容重出者竟近一半，并且基本上是一字不差的重出。第二，讲"阴阳者天地之道也"的三种说法均见于这三篇，且一篇比一篇包罗的内容多。第三，七篇大论加此两篇大论，大论篇数为"九"，这不是巧合，而是编者有意凑够这个很重要的数。第四，《素问》全书中亦仅有这九篇大论中有"八卦"说的迹象。见《素 5、67》。第五，《素 9》中约半篇亦于运气有瓜葛。它和《素 2》《素 5》应是早期的运气说。《素 9》推运用严格的 360 日法，推法简单。后七篇大论中则贯彻 365.25 日法，方法复杂许多。新说将旧说淹没，故《素 9》竟不称大论。显然，《素 2、5、9》成文早一些，它们是后七篇的张本。统观九篇大论，前五篇（《素 2、5、66、67、68》）讲一般理论及推运法则。后四篇运用理论和法则具体推演运气并与病机、治则相联系。七篇大论用了一套专门术语，又把假设的东西，说成是天地间真有的事实，故初学者倘无人指点，多觉莫名其妙。其实，运气学说完全是人为的、以假设为基础，单靠形式逻辑推演出来的一个封闭体系。何以见得？下面画出一个运气表，七篇大论便是这个表的说明书。只是原文用当时的术语，今人不先熟悉这些术语，觉得难读罢了。（见运气简表）

运气简表

干	支	岁气	中运	主 运	客 运	客初气	司天客气	在泉客气	岁会、天符
甲	子	水	+土	太角—太羽	太宫—太微	太阳水	少阴火	阳明金	
乙	丑	土	—金	太角—太羽	少商—少宫	厥阴木	太阴土	太阳水	
丙	寅	木	+水	太角—太羽	太羽—太商	少阴火	少阳火	厥阴木	
丁	卯	木	—木	少角—少羽	少角—少羽	太阴土	阳明金	少阴火	岁会
戊	辰	土	+火	少角—少羽	太微—太角	少阳火	太阳水	太阴土	
己	巳	火	—土	少角—少羽	少宫—少微	阳明金	厥阴木	少阳火	
庚	午	火	+金	少角—少羽	太商—太宫	水	少阴火	阳明金	同天符
辛	未	土	—水	少角—少羽	少羽—少商	木	太阴土	太阳水	同岁会
壬	申	金	+木	太角—太羽	太角—太羽	火	少阳火	厥阴木	同天符
癸	酉	金	—火	太角—太羽	少微—少角	土	阳明金	少阴火	同岁会
甲	戌	土	+土	太角—太羽	太宫—太微	火	太阳水	太阴土	岁会 同天符
乙	亥	水	—金	太角—太羽	少商—少宫	金	厥阴木	少阳火	
丙	子	水	+水	太角—太羽	太羽—太商	水	少阴火	阳明金	岁会
丁	丑	土	—木	少角—少羽	少角—少羽	木	太阴土	太阳水	
戊	寅	木	+火	少角—少羽	太微—太角	火	少阳火	厥阴木	天符
己	卯	木	—土	少角—少羽	少宫—少微	土	阳明金	少阴火	
庚	辰	土	+金	少角—少羽	太商—太宫	火	太阳水	太明土	
辛	巳	火	—水	少角—少羽	少羽—少商	金	厥阴木	少阳火	
壬	午	火	+木	太角—太羽	太羽—太羽	水	少阴火	阳明金	
癸	未	土	—火	太角—太羽	少微—少角	木	太阴土	太阳水	
甲	申	金	+土	太角—太羽	太宫—太微	火	少阳火	厥阴木	
乙	酉	金	—金	太角—太羽	少商—少宫	土	阳明金	少阴火	太一天符
丙	戌	土	+水	太角—太羽	太羽—太商	火	太阳水	太阴土	天符
丁	亥	水	—木	少角—少羽	少角—少羽	金	厥阴木	少阳火	天符
戊	子	水	+火	少角—少羽	太微—太角	水	少阴火	阳明金	天符
己	丑	土	—土	少角—少羽	少宫—少微	木	太阴土	太阳水	太一天符
庚	寅	木	+金	少角—少羽	太商—太宫	火	少阳火	厥阴木	
辛	卯	木	—水	少角—少羽	少羽—少商	土	阳明金	少阴火	
壬	辰	土	+木	太角—太羽	太角—太羽	火	太阳水	太阴土	
癸	巳	火	—火	太角—太羽	少微—少角	金	厥阴木	少阳火	同岁会
甲	午	火	+土	太角—太羽	太宫—太微	水	少阴火	阳明金	

续表

干	支	岁气	中运	主 运	客 运	客初气	司天客气	在泉客气	岁会、天符
乙	未	土	—金	太角—太羽	少商—少宫	木	太阴土	太阳水	
丙	申	金	+水	太角—太羽	太羽—太商	火	太阳火	厥阴木	
丁	酉	金	—木	少角—少羽	少角—少羽	土	阳明金	少阴火	
戊	戌	土	+火	少角—少羽	太徵—太角	火	太阳水	太阴土	
己	亥	水	—土	少角—少羽	少宫—少徵	金	厥阴木	少阳火	
庚	子	水	+金	少角—少羽	太商—太宫	水	少阴火	阳明金	同天符
辛	丑	土	—水	少角—少羽	少羽—少商	木	太阴土	太阳水	同岁会
壬	寅	木	+木	太角—太羽	太角—太羽	火	少阳火	厥阴木	同天符岁会
癸	卯	木	—火	太角—太羽	少徵—少角	土	阳明金	少阴火	同岁会
甲	辰	土	+土	太角—太羽	太宫—太徵	火	太阳水	太阴土	岁会同天符
乙	巳	火	—金	太角—太羽	少商—少宫	金	厥阴木	少阳火	
丙	午	火	+水	太角—太羽	太羽—太商	水	少阴火	阳明金	
丁	未	土	—木	少角—少羽	少角—少羽	木	太阴土	太阳水	
戊	申	金	+火	少角—少羽	太徵—太角	火	少阳火	厥阴木	天符
己	酉	金	—土	少角—少羽	少宫—少徵	土	阳明金	少阴火	
庚	戌	土	+金	少角—少羽	太商—太宫	火	太阳水	太阴土	
辛	亥	水	—水	少角—少羽	少羽—少商	金	厥阴木	少阳火	
壬	子	水	+木	太角—太羽	太角—太羽	水	少阳火	阳明金	
癸	丑	土	—火	太角—太羽	少徵—少角	木	太阴土	太阳水	
甲	寅	木	+土	太角—太羽	太宫—太徵	火	少阳火	厥阴木	
乙	卯	木	—金	太角—太羽	少商—少宫	土	阳明金	少阴火	天符
丙	辰	土	+水	太角—太羽	太羽—太商	火	太阳水	太阴土	天符
丁	巳	火	—木	少角—少羽	少角—少羽	金	厥阴木	少阳火	天符
戊	午	火	+火	少角—少羽	太徵—太角	水	少阴火	阳明金	太一天符
己	未	土	—土	少角—少羽	少宫—少徵	木	太阴土	太阳水	太一天符
庚	申	金	+金	少角—少羽	太商—太宫	火	少阳火	厥阴木	
辛	酉	金.	—水	少角—少羽	少羽—少商	土	阳明金	少阴火	
壬	戌	土	+木	太角—太羽	太角—太羽	火	太阳水	太阴土	
癸	亥	水	—火	太角—太羽	少徵—少角	金	厥阴木	少阳火	同岁会

现在结合七篇大论，解释运气简表。

　　表中第一、二两栏是天干、地支，始自甲子，终于癸亥，共60组相配，这是人所共知的"花甲"，它们原是用以记年的。为什么用干支推运呢？《素67》说："首甲定运，余因论之"。首甲即第一甲——甲子。六十年虽有六甲，定运必从首甲。《素68》说："天气始于甲，地气始于子，子甲相合，命曰岁立，谨候其时，气可与期"。这句话说得更明白。如果进一步问，何以证明"天气始于甲，地气始于子"？只就《内经》不能回答，上一节已做过说明。

　　干支相配，六十年运气一循环，是最简单的运气说。《内经》说这是有根据的："天以六为节，地以五为制。周天气者，六期为一备；终地纪者，五岁为一周。……五六相合而七百二十气，为一纪，凡三十岁；千四百四十气，凡六十岁，而为一周，不及太过，斯皆见矣。"（《素66》）

　　"七百二十气"指三十年，每年有二十四节气而言，即 30 × 24 = 720。那么，三十岁即已为一纪（30 是 5 和 6 的最小公倍数），为什么还要"六十岁为一周"呢？其实质是因为推运必须借助干支，干支相配只能六十岁一循环。运气不得不以两纪为一周，却说只有这样才能见全不及、太过，已经勉强了。再问真的"周天气者六期为一备，终地纪者五岁为一周"吗？这完全是为了把干支与五运（运气中的五行）、六气相配。这样一配才能推出不及和太过。其余无理可说，无事实可证明。

　　表中把岁支气前移，紧挨地支，为第三栏。岁支气不如"中运"重要，把它提前便于查找。其配法本应六气配十二支，表上却是五行配十二支。为什么这样配，见上节中"干支与阴阳五行"。

　　天干先配五运，见第四栏的"中运"。其配法是：甲己配土，乙庚配金，依次类推，即《素66》所说："甲己之岁，土运统之；乙庚之岁，金运统之；丙辛之岁，水运统之；丁壬之岁，木运统之；戊癸之岁，火运统之。"（《素67》）又重复了这种意思，不赘。"中运"的意思是"天气不足，地气随之，地气不足，天气从之，运居其中而常先也。"（《素71》）天干分阴阳（十干中依次单数为阳干，双数为阴干），故五运有阴阳（不及、太过之意）。表中用正负号表示阴阳。为什么天干分阴阳？因为"天有阴阳，地亦有阴阳……上下相临，阴阳相错，而变由生也"。（《素66》）地支分阴阳的道理同上。不如此不能生变化。中运以天干为主，又称"十干统运"。

　　十干为什么能统五运，说见《素67》。把天按28宿分为五色，天干地支四卦再依次排列便得出来了。此种配法颇牵强。读者可参看《类经图翼五天五运图解》。但需知道，28 宿说不是太古就有，此图出现应在汉后，故不是"太古占天之始"。

以上四栏逻辑上能说通，道理很难服人。第五栏"主运"就较熟悉了。它是说每年又分五运，按五行相生顺序分为五段。该栏的五运改用五音代表，以便分太少。根据是："在地为木……在音为角；……在地为火……在音为徵；在地为土……在音为宫；……在地为金……在音为商；……在地为水……在音为羽"。（《素5》）在此不得不引用《阴阳应象大论》，亦说明九篇大论应是一体。是否有人故意窜乱，本书不考。实际还是说每年自木至水分为五季，每季七十三日零五刻。木运自大寒日算起。这一行借五音代五运，本应是运气说的核心，因为它符合五运配四时的相生规律。但在具体推运时它并不重要。为符合阴阳交替说，五音又各分太少（即又分阴阳，或不及、太过之意）。然而，五运何以主时，连鬼臾区也未说清，他引《太始天元册》（《素66》）的一段话塞责黄帝。那关键还在于把一年分为五季与"土不主时"或"土王四季"相矛盾吧。王冰注文也不超出鬼臾区，只是引了《周易》。第六节已就五行配四时的演变讲了很多。读者可回头对照一下。

至此，"主运"和"中运"有了矛盾。"中运"只有一个，"主运"有五个，而且一定要从"角"开始。二者怎样统一呢？就要开始第一次推运，看初运"角"是"太"（太过）还是"少"（不及）。《内经》中并未给出具体推法及理由，只是给出结果，见《素71》。整理这些结果，便知这一行的规律。即连续五年从太角始至太羽终，又连续五年从少角始至少羽终。张介宾《类经图翼》之"五运主运图说"也只说"岁气分阴阳而主运有太少"。"太少相生图"是环状分布的，也不一定如此表醒目。

现在看第六栏"客运"。

《内经》并无"客运"之说，张介宾采《运气全书》《天元玉册截法》之内容补入。其法亦以五音代五运，但自本年"中运"之相应音开始，"太少与生，凡十年一主令而竟天干"（《类经图翼·五运客运图说》）

以上六栏，除"岁气"外均从属天干，即所谓"天之五行为五运"。"主运""客运"之说，《内经》中均无明论。此两行均系张景岳据它书补入。讲运气者多不免及此，故亦从俗。

中运又称"大运"，主一年之运，太过及不及交替出现。六十年内，中运的太过不及一共有十种情况。太过或不及各有什么坏处，《素69》全篇都是讲这个的。其中涉及一些天文名词，稍有错漏。本节不予详考，并不影响讲运气。

五运与六气相合最后得出的结果不能都是太过、不及。还有的属于正常情况——平气。《素70》就把五运的不及、太过、平气共十五种情况又讲了一遍，该篇的顺序是先说平气，再说不及，最后说太过。一共有十五个专用名词。说完这些之后，又答疑一段，即解释"一州之气，生化寿夭不同，其何故也?"最后杂论司天在泉并与病机、治则相联系。若仔细对看《素69》与《素70》，会发现很多说法不一致。这两篇都是运气相合后得出的结果，在七篇大论中矛盾最突出。接看以后诸篇，则多不以此两篇为说。五运六气，反以六气为主，六气又以在天之气为主。这是定型后的运气说特点，也是运气说脱离实际的关键。

现在看第七栏"主气"。

"主气"就是地气，《素66》中称为"木火土金水火，地之阴阳也"。它按五行相生之序主一年的六时（或曰六步气），每步主六十日又八十七刻半，即把365.25日均分六节的得数。每年从厥阴风木开始，然后是君相二火，至太阳寒水为终。《素68》说："显明之右，君火之位也；君火之右，退行一步，相火治之；复行一步，土气治之；复行一步，金气治之；复行一步，水气治之；复行一步，木气治之；复行一步，君火治之"。即是讲六气完成一次循环。这里为何火分为二，《内经》本身也说不清。张介宾引《运气全书》文较合理，仍古奥。实则火一分为二才便于与阴阳和地支相配。

运气说能推演得很复杂，最关键的一步是要从五运引申出六气来。其用者亦知此不易为人接受，故《素66、67》两篇中再三解释。然而只有"君火以名，相火以位"接触些问题的实质。不如此便不能"五六相合"。简言之，六气仍是五运。只为克服"不合阴阳"才把火一分为二。究其实质乃五行说要同由八卦而来的三阴三阳说统一。此事说来很麻烦。下一节将从《易》出发，涉及点这一问题。但与此处仍不全相符，初学者略知此意即可。

每年六步气的起始时刻，在《素68》中有很准确的说明，读者知道每日夜按百刻计时就很好算了。初气与初运起点相同。

主气极少用"木火土金水火"表示，而是配上三阴三阳，即："厥阴之上，风气（木）主之；少阴之上，热气（君火）主之；太阴之上，湿气（土）主之；少阳之上，相火主之；阳明之上，燥气（金）主之；太阳之上，寒气（水）主之。"（《素66》）

六气分一年为六个阶段，已与"主运"难得一致。但为推运更复杂些又有了"客气"之说。见第八、九、十栏。

客气即是在天的六气，其排列规律为先三阴后三阳。其道理，在《素67》中有一段说明，关键是："地为人之下，太虚之中"。《内经》以天枢为准分天地。我们可以用现代天地概念理解。太虚即天，地即地球——地球上下左右的六气，就是客气。运气说又把这种三阴三阳依次排列的六气推演于六十年，每六年循环一次。于是在"上"位的气逐年递变，称为"司天之气"（第九栏），在"下"位的叫作"在泉之气"（第十栏），剩下的四气称作左右四间气。这样一安排，推运就更复杂一些了。司天、在泉之说，见《素67》"厥阴在上则少阳在下，左阳明右太阴；少阴在上则阳明在下，左太阳右少阳，……所谓面南而命其位，言其见也"。这是讲六年一循环的规律，六十年共循环十次。

每年的客气又都不是从"司天"或"在泉"起。其说可见《类经图翼·司天在泉左右间气图》。为便于和主气配合，表中把"客初气"提前紧挨"主气"，为第八栏。司天、在泉的重要性在于分主前半年和后半年，如《素71》所说："岁半之前，天气主之，岁半之后，地气主之。"这也许是每年客气的初气不能从"司天""在泉"起算的缘故。

好了，至此关于运气学说的基本概念和术语都简单作了交代，接着我们便可以推运了。推运的目的是想知道某年、某时的运气是太过、不及还是平。为便于区别程度，《内经》又把某些年份推运的结果另定了几个名词如下：

（1）天符：中运之气与司天之气相符。

（2）岁会：中运与岁支气相同。

（3）同天符：阳年中运与在泉之气合。

（4）同岁会：阴年中运与在泉之气合。

（5）太乙天符：既为天符，又为岁会。

表上最后一栏已标上这些名词，读者试对照一下是否与所规定相同。上五种推运结果都是好兆头，其中又以"太乙天符"最好。即所谓"天合为治"。这种年头儿人不会病。谁要是病了便是违背天意，叫你暴死。看来这些年头更可怕。说见《素68》。

《素71》基本上是讲具体推运的。其文字叙述很麻烦，若只想就某年、某时推推运，按上表查查是最简单了。但表内不能容下每年各步气的内容，故推时运尚须查《素71》。下面仅把《素71》推运记载的一例取出，译成现代语言。

原文："帝曰：太阳之政奈何？"

译文："黄帝问道：太阳司天主哪些年份？运气情况怎样？"

原文："岐伯曰：辰戌之纪也。"

译文："每逢辰年、戌年都是太阳司天。运气情况如下。"

原文："太阳、太角、太阴、壬辰、壬戌，其运风，其化鸣紊启拆，其变振拉摧拔，其病眩掉目瞑。

太角初正、少徵、太宫、少商、太羽终"。

译文："壬辰、壬戌年，客气太阳司天，客运起自太角，客气太阴在泉。运气属风木太过。气候变化的特点是：大寒前后，寒风怒吼，大地冻裂，年内多见狂风刮断、拔起树木。人们多病头眩晕，目不明。

主运始自太角，经少徵、太宫、少商，终于太羽。"

以上是这两年最重要的运气特点。若欲知各步气的情况，尚需参看下文总结太阳司天之政的运气总规律及六步气中的规律。太阳司天，寒水用事，气化运行先天。总的特点是寒冷、多雨，民病多寒湿（上述两年再加风病），治疗上"宜苦以燥之温之"，养生方面要"食岁谷以全其真，避虚邪以安其政"。《素74》中对此又有扼要的总结和说明。该篇是对运气化的病因、病机、治则的全面总结。

至此又对具体推运作了扼要交代。还有不少名词、术语未解释，但不妨碍了解运气说和试用运气说。古人的解释仍以《类经》和《类经图翼》较高明。若不专门研究此说，不看亦可。单纯想推一下运，完全可以抛开古人的图说，按上表对号入座，然后再参考一下《素71》就行了。七篇大论中涉及的医理，无非是五脏补泻、寒热虚实的推演。

作者写此文的准确时间是夏历1984年岁在甲子，冬十二月二十七日申时。按运气学说已在乙丑年，大寒后二十八日，属该岁初之气。循上表推运，得如下结果：

乙丑岁金（中运）不及，主运始自太角，客运始自少商；岁支之正位为土。客气太阴（土）司天，太阳（水）在泉。客气之初气为厥阴木。

查《素71》太阴之政，乙丑、乙未年。"其运凉、热、寒"。初之气：除下雨迟些外，天气很好。但说"民病血溢，筋络拘强，关节不利，身重筋萎"。

不知可否以此为题目进行一下全国性调查研究，以证明运气说不妄。不过我自身及周围的情况均不能证实这一点。至于其中不可能提到心脑血管意外病高发，肿瘤病恶化，交通事故增加便不可以求全于前人了。

上面推运从简。《素71》关于乙丑、乙未岁还有一段概括："热化寒化胜复同，所谓邪气化日也。灾七宫。湿化五，清化四，寒化六，所谓正化日也。其化上苦热，中酸和，下甘热，所谓药食宜也。"说明这段文字太烦琐，反而会入魔，使读者生厌。现仅说一下初之气以何天气好。主要是客气之初气与主气相同。这叫"客主加临""气相得（即客主相生、相同或客克主）则和，不相得则病。"（《素67》）要把运气推到底，可以把60年每日的干支都排出来，把全部运气法则都用上，结果仍是一套机械循环。确有研究兴趣的人也不妨试一下。好在当代的有关教科书中均已承认了这种循环的机械性，我们不必如宋代人那样编"运历"了。

二、运气学说造就了封闭体系

《内经》中的各种概念在运气学说中有什么没包括的呢？阴阳、五行、六气、三阴三阳、天人相应、寒热虚实、五脏补泻等等，都有了。我看主要的东西，有两种没有。一是极少涉及经络针灸学说。这不要紧，后来又从运气学说变种，有了"子午流注""灵龟八法"等针灸运气说。另一个最重要的东西，就是运气学说当中没有辨证论治思想。在运气说当中，一切都是固定的套路，医家不用思考，不用检查病人，只要有了岁干支和节气（更精通的人再加日干支和时支），其余的一切如气候、病因、主病、脉象、脏腑标本虚实寒热、治疗法则就是现成的。它上自太古，下至无穷，天下万国，无所不适。可惜，只有一点不足：不问是否符合实际。故完全是一个先验的、机械的封闭体系，走到《内经》基本思想的反面去了。其中也提到"有者求之，无者求之"等。那是给附会家留余地的。张子和就说过："病如不是当年气，看与何年运气同；便向某年求活法，方知都在至真中"（《儒门事亲·卷十四运气歌》）这种曲护运气，坚持谬误的说法应不为当代学者所取。要想使运气说与时间生物学相通，必须对前者进行彻底改造。

这一封闭体系对中医发展影响有多大呢？仅举以下几方面便可知：

1. 外感病因说至此终结:《素74》说:"夫百病之生也,皆生于风寒暑湿燥火,以之化之变也"这就是常识中的外感六淫。《内经》言"百病始生"的句子至少还有三处,均不与此同,把它们综合到一起也总结不出六淫。此说一出,它说均废,一直统治到明末吴又可"戾气说"出世。惜乎至吴鞠通又尽力把温病病因纳入了六淫体系。

2. 六淫病机说完成:《素74》中"病机十九条"把全身病症均纳入六气框架。此后虽有刘河间扩充其枝节,终不敢破六淫病机之体系。张子和的"六病三法"体系,则企图把内伤病亦纳入。

3. 脏腑病机说告终:除十九条简述外,同篇还有较详细的推演,不再摘引。

4. 治疗原则完全运气化:如"木位之主,其泻以酸,其补以辛。火位之主,其泻以甘,其补以咸。土位之主,其泻以苦,其补以甘。金位之主,其泻以辛,其补以酸。水位之主,其泻以咸,其补以苦。厥阴之客,以辛补之,以酸泻之,以甘缓之。……太阳之客,以苦补之,以咸泻之,以苦坚之,以辛润之"。还有类似叙述,不赘。

5. 药性药味及性味补泻公式化:《内经》它篇言味,不出酸苦甘辛咸五味。独"七篇大论"为配六气说成"甘苦辛咸酸淡"。(《素71》)(《灵78》亦提"淡入胃",显然与上文矛盾。)其中亦有五味说,但以六味说为主。从此,言药味则增一味淡。药性方面,所谓"寒热温凉平",前四字《素74》有明文,这个"平"字亦由淡推演而来。补泻公式见上一点,不再说。

6. 脉学也想运气化,没有完成。流毒发展为太素脉,幸而不为医家重视。"七篇大论"基本不讲望、闻、问、切。论治病之道而基本不靠感官收集资料,这种体系再庞大、再严密,终究是空中楼阁,沙上之塔。

三、运气学说的思想渊源

运气说的基本出发点是"无代化,无违时,必养必和,待其来复"(《素70》)这原是"道法自然"的同义语,亦不可完全理解为"不违背自然规律"。《素68》就认为有不生不化的真人。《内经》的运气说,《素2》是基础,其中尚以朴素的唯物思想为说。但继续发展是借用天文学的皮毛演绎出一套思辨规律。这也并非无本之木,更早的渊源不必举,我们先看一下《礼记·月令》便大致可知。

"孟春行夏令,则雨水不时,草木早落,国时有恐;行秋令,则其民大疫，飙风暴雨总至，藜莠蓬蒿并兴；行冬令，则水潦为败，雪霜大挚，首种不入。"

《礼记》的行何"令"，原意指政令，而不是四时颠倒。解礼者也不敢完全如此附会。

"月令"的意思大体是说政令不顺四时，则气象异常，人体、政局和当时的主要生产活动均会受影响。"九篇大论"之外亦有类似"月令"的名字。运气说创始人把月令思想搬到医学，推演出一套"严格"的规律，它出于蓝而胜于蓝了。赵宋时，运气学说为官方提倡，政府颁布"运历"，影响颇大。金元医家争鸣的主要分歧，就在对"运历"——被官方提倡的运气说的看法上。史书未载宋以前有"运历"之说，这说明运气学说完成不会太早，唐代人完成的可能性最大。王冰把"七篇大论"补入《内经》亦可作为证据，他本人就有可能是作者或作者之一。

四、七篇大论的成书年代

要断定七篇大论成书的上限，第一条证据是中国何时开始用干支纪年。这一点现经多方考定为始自东汉章帝元和二年（公元 85 年）。

按：网上一篇文章说：干支纪年始于东汉建武 30 年（公元 54 年）。本书仍采用多数专家的考证结论。

七篇大论之成书自应在这之后。

第二条证据是关于"七曜"的说法。史书中最早记载七曜的是《后汉书·律历志中》："常山长史刘洪上作《七曜术》。……固（班固）术与《七曜术》同。"这是熹平三年（公元 174 年）左右的事。

第三条证据是关于"九星"的说法。这应是唐代传入的印度占星术语。

第四、全元起于公元 479 年左右注《黄帝素问》无"七篇大论"。

第五、杨上善于公元 668 年左右编《黄帝内经太素》，亦无"七篇大论"，但有前两篇的部分内容。

第六、现《内经》流行注本，王冰序称，从郭子斋处"受得先师张公秘本……兼旧藏之卷，合八十一篇。"宋臣新校正"窃疑此七篇（指七篇大论）乃《阴阳大论》之文，王氏取以补所亡之卷"。《伤寒论》序中提到《阴阳大论》，我们并不知道是什么样子，宋人的这种猜测漏洞太大。

综上述六证可断论，"七篇大论"加入《内经》肯定在唐代。其成书时代不会早于唐中叶。北宋以前的医家博学如孙思邈者亦不谈运气亦是一证。

五、运气余论

欲深究细研运气说渊源发展，需明了古代科学、宗教、术数发展史。

一为天文学史。中国一进入文明时期，天文历法便成为最高统治者垄断的东西，尽力使之为奴隶主、封建统治服务。以实测为基础的律历不断进步，越来越精确地反映日月运行的规律，但仍不免要蒙上天命、迷信的外衣。其中所使用的术语是运气学说名词的间接来源。

如"太过""不及""平气"这三个术语原本是天文历法术语。平气的意思是把一回归年平分为 24 等分对应二十四节气。实际上地球运行的速度略有快慢，故"平气"定节气法不合理。它不能反映"太过"或"不及"。这一点是隋代人刘焯最先发现的。天文历法上的这种术语与五行生克根本无关。经迷信术数家一附会便大非原意了。

二为汉代谶纬书，这些书是阴阳五行化的儒学与当时的迷信术数相糅合并进一步发展的结果，曾有过莫大的势力。其中应有与运气说关系很密切的内容。可惜这些书在两晋南北朝之间被禁绝殆尽，现在能见到的已很有限。

三为古代风角、星占、六壬、八卦、阴阳禄命、诸家相法等迷信术数演变。其中所用术语应是运气说的直接来源。试读《类经图翼》解运气处，其作者多引此类书籍为说，亦可知两家原不可分。但景岳先生不辨各家说的演变，故虽能讲通运气，但不能述其源流。

四为道藏文献。其早期著作始自东汉，粗成于唐代，与上三类内容亦颇有关。

这本小册子名为《内经时代》，下限断至东汉，故不把"七篇大论"的时代包括于其中。它日倘有余力，再将所得公诸学界。

附

关于运气学说的再评价

了解运气学说并不难。但笔者仍不赞成当代青年中医同道花那么多精力学习这一学说。何况目前的名医们也大都对此说不大感兴趣了。即使善讲此说的人，也很少用它。问题是，此说的确曾经在历史上受到许多人重视，至今还有人有意无意地拿它向后学炫耀。故有必要略做介绍。

以下以问答方式就此说给读者几个要点。

问：什么叫运气学说呢？

答：运气学说是中国古代医家以干支、阴阳、五运、六气等为工具，推演出来的在60年中疾病发生、预防和治疗规律的学说。就寻找规律这一点来说，出发点是很好的。此说的理论体系也相当可观。但是，由于其中预设的假定太多，这些假定多数不仅违背常识而且不能证实，形成的理论又是典型的机械论、循环论和先验论体系，所以，不但现代科学思想不能接受它，古人也大多不接受。此说只在宋代受到官方保护，一度盛行。

问：为什么说它是循环论体系呢？

答：用一句话概括此说，就是：一切在人群中发生的疾病，都严格地表现为60年一循环。

问：为什么说它是机械论体系呢？

答：60年的严格循环就是机械的，而且适用于全世界。读者认为世界疾病发生的规律会如此机械吗？

问：为什么说它是先验论体系？

答：除去以上所说的严格循环规律外，几乎其他所有假设也都是不想经过证实的。更有甚者，按此说治病，不需要望闻问切。所以，说它是先验论毫不勉强。

问：什么是干支、五运、六气呢？

答：干支指十天干和十二地支；五运就是五行；六气就是风寒暑湿燥火。

问：此说中有哪些不想证实的预设或假定呢？

答：最重要的假定是天干为阳，地支为阴。但同时天干和地支又各分阴阳，而且同一体系中有两种分法。本来干支并无阴阳属性，再有两种分法，就更不能证实而且自相矛盾。运气学说这样做，就是为了利用干支相配60年一循环（即六十花甲）这个框架，而且规定60年中阴阳循环交替。

为利用五运六气，此说假设"天有五行御五位，以生寒暑燥湿风……五运相袭而皆治之，终期之日，周而复始"又说"寒暑燥湿风火，天之阴阳也……木火土金水火，地之阴阳也"。五行生五气，已无法证实，再变为六行和六气，则无理可说，更勿论证实。

总之，运气学说中，只有"主运"之说是符合常识又是来自按五行分四时为五时的，其他都无法证实，其作者也不认为需要证实。否则，由于推运结果大多不符合实际，早该否定它了。

问：此说不可能被证实吗？

答：其实，凡是比较理性而且有当代常识的人，不必经过检验就能知道它不可能被证实。

首先，推运主要得出相关的两方面结果，即逐年的天气和疫情。此种预报是古往今来、天下万国无往而不适的，读者会相信南北半球、欧、亚、非、澳、南北美洲，寒带、热带和亚热带各地的天气和疫情自古以来完全或大体一样吗？

其次，决定推运结果的首要因素是年干支，而我国于公元85年开始采用干支纪年完全是偶然和人为的。即并非发现了干支的阴阳属性，而且六十年天气一循环才用它纪年的。换言之，即便有这样的周期，当初也不是对应这个周期纪年的。

再其次，历史上天花曾经盛行，至今却在全世界已经消灭了半个世纪，还能够推运预测它吗？又，2003年我国发生"非典"，读者认为推运能够预测它何时再次流行吗？

问：有人说推运测病，恰如八字算命，是这样吗？

答：我看差不多。如果说，在传统文化中还有一种预测理论相当庞大，那就是八字算命。这一预测理论的主要依据和推算工具，也是年月日时的干支。换言之，运气学说的近亲就是算命。

问：古代有人否定运气学说吗？

答：有的。而且正是北宋最著名的科学家沈括。他在《梦溪笔谈》里说：

"医家有五运六气之术，大则候天地之变，寒暑风雨，水旱螟蝗，率皆有法；小则人之众疾，亦随气运盛衰。今人不知所用，而胶于定法，故其术多不验。假令厥阴用事，其气多风，民病湿泄，岂普天之下皆多风，普天之民皆病湿泄邪？至于一邑之间，而旸雨有不同者，此气运安在？……随其所变，疾厉应之，皆视当时当处之候，虽数里之间，但气候不同，而所应全异，岂可胶于一定？"（沈括《梦溪笔谈》，吉林摄影出版社，2003年第1版35页）

显然，沈括不认为推运结果适用于普天之下。不但不能适用于普天之下，在一个县的范围内，也常常不适用。总之，此术"多不验"。

问：运气学说的不足之处这么严重，应该怎样评价他呢？

答：尽管如此，站在科学史的高度上，我们仍然应该赞叹运气学说的详细和庞大。据笔者所知，除了欧几里得几何学和亚里士多德逻辑学，近代之前，世界上没有比运气学说更庞大的体系。正如爱因斯坦所说：

"发明科学概念，并在这些概念上面建立起理论，这是人类精神的伟大的创造性。"

实际上，运气学说与真正的科学理论之间，只有一点区别——据以建立理论体系的概念有无比较坚实的经验基础。再就是，推运结果常常不符合实际——即理论未能得到实践证实，有的人还是不愿意承认它是不科学的。

第八章 《内经》与《周易》

一、从阴阳五行说看《内经》与《周易》的关系

《内经》与《周易》"经"的部分，几乎没有联系。这一点既好解释，又难解释。说好解释，这正是"医不源于巫"或医与巫分家的明证。这样看问题，思想有点懒。说难解释，那就是"及秦燔书，而《易》为卜筮之事，传者不绝"（《汉书·艺文志》），医书也在豁免之列。又有人说《内经》成书可能和《易》同样早，为什么同一时代的书之间这么少有共同之处？

略读《周易》"传"的部分，就会看出它与《内经》难解难分了。此点稍后说。先看看卦名及四百五十辞中有多少与治病有关的。

卦名中只有"蛊"被后人赋予病的意思。《周易》经无此义。彖、象、系辞、说卦等十翼中亦没有解蛊卦涉及医理的。如《说卦》云："蛊者事也。"由此亦可见医和诊晋侯疾为蛊，却与《易》相附会，其事可疑。

卦辞中与医学有关者，可能仅有复卦。

"复、亨、出入无疾。朋来无咎。反复其道，七日来复。利有攸往。"此段卦辞不仅提到"疾"，而且有"七日来复"之说。然非医家解《易》，对"出入无疾"不一定作"一路健康"讲。至于"七日来复"，因紧接"反复其道"，故本义应是说往某地去，来回走了七天。但晋以后医家解此便像解《伤寒论》七日传经那样说了，这是有根源的。《彖辞》解复卦说："刚反动而以顺行，是以出入无疾，朋来无咎。"此处"疾"仍未明确指疾病。晋人王弼注此句说："疾犹病也。"竟毫无疑问。《彖辞》接着说："反复其道，七日来复，天行也。"王弼注把"朋"说成"阳"，他注前八个字就说："阳气始剥，尽至来复，时凡七日"。真与《内经》《伤寒》有关说法一样。孔颖达疏中更说"五月一阴生，至十一月一阳生"，又引纬书，完全是东汉人思想。最后三字是"天行也"。"天行"后来也渗入医理。孔疏以为："天之阳气绝灭以后，不过七日，阳气复生，此乃天之自然之理。"《伤寒论》"发于阳者七日愈"只能说本于此。显然，复卦传于医学发生关系不早于汉。举这一卦即可见《周易》思想如何渗入医经。此条将卦辞、象辞同解比较方便，以下不遵此例。

其余卦辞只有"井，改邑不改井"可勉强说是注意饮水卫生。

爻辞中涉及医者如下：

"履：六三，眇能视，跛能履……"

"豫：六五，贞疾恒不死。"

"噬嗑：六二，噬肤灭鼻无咎。

　　　　六三，噬腊肉遇毒，小咎，无咎。"

"无妄：九五，无妄之疾，勿药有喜。"

"咸：初六，咸其拇。

　　六二，咸其腓，凶，居吉。

　　九三，咸其股，执其随，往吝。

　　九五，咸其脢，无悔。

　　上六，咸其辅、颊、舌。"

（**按**：以上六"咸"字均宜解作"损伤。"）

"遯：九三，系遯，有疾厉，畜臣妾吉。"

"明夷：六二，明夷，夷于左股，用拯马壮吉。"

"损：六四，损其疾，使遄有喜，无咎。"

"夬：九四，臀无肤，其行次且……。"

"姤：九三，臀无肤，其行次且，厉无大咎。"

"困：九五，劓、刖、困于赤绂。"

"井：初六，井泥不食……。

　　九三，井渫不食，为我心恻，可用汲……。

　　六四，井甃无咎。

　　九五，井冽寒泉，食。"

"渐：九三，鸿渐于陆，夫征不复，妇孕不育，凶。

　　九五，鸿渐于陵，妇三岁不孕，终莫之胜，吉。"

"归妹：九二，眇能视，利幽人之贞。"

"丰：六二，丰其蔀，日中见斗，往得疑疾……。"

（**按**：此条以天文内容为主，"疾"不做病讲或更妥，摘此存疑。）

九二，丰其沛，日中见沫，折其右肱，无咎。"

"兑：九四，商兑未宁，介疾有喜。"

（**按**：此句解作交易时付货币较快更合理。"介"通"贝"，是当时的贝壳类货币。摘此存疑。）

"小过：九三，弗过防之，从或戕之，凶。"

以上共二十七条，其余或有识不及者，请专家赐教。这约占四百五十辞的百分之六。这样算比例不大恰当，因多有一辞可分为几种内容，但总算占比例较大。详细解释每一辞的含义，并无必要，一般医家已可看出这二十七条爻辞包括哪些医学内容。试简单概括如下：

（1）爻辞时代占卜问病很普遍。

（2）当时"疾"以外伤为主。

（3）外伤之外，以不孕症和眼病较受重视。

（4）已用药物治疗，但患者是否用药也常先占卜。

（5）井作为水源很受重视，并力求其清洁。

显然，爻辞中的医学很原始，完全看不出阴阳五行苗头。

象辞只解释卦辞和用九，象辞则兼解卦辞、用六及爻辞。象辞中无一条论医理者。上文述及复卦象辞时，对其与医理的关系已简要说明，此不赘。

但是，乾卦用九的象辞和坤卦象辞都与《内经》有些瓜葛。

"用九，见群龙无首吉。"

"象曰：大哉乾元，万物资始，乃统天。云行雨施，品物流行。大明终始，六位时成。……"

"坤：（卦辞略）象曰：至哉坤元，万物资生，以顺承天，坤厚载物，德合无疆，含弘光大，品物咸亨……"

这两段话要与《素问》对看。

《素问·天元纪大论》中有："太虚寥廓，肇基化元，万物资始，五运终天，布气真灵，揔统坤元，九星悬朗，七曜周旋，曰阴曰阳，曰柔曰刚，幽显既位，寒暑弛张，生生化化，品物咸章。"

如果我们把鬼臾区这段话中的阴阳、五运和天文术语剔去（"曰柔曰刚"亦见于《周易》）则它基本上与易象辞相符。王冰注此段时，已引上述象辞。但不善读者，不一定能知其义。要之，《素问》中这段话源于

《周易》，只是把它阴阳五行化了。《内经》全文中无直接引卦辞、爻辞语者。现代《易》学家多认为这是《易》成文最早的部分，时期约在春秋末。象辞以下则多系战国至汉人解《易》之言，其中象辞又较早，象辞中绝不见阴阳五行字样，它说理只用刚柔。唯顺天地四时的思想较多。可知这时《易》中尚极少有哲学的阴阳概念。象辞中开始刚柔与阴阳并用，阴阳字样仍远比刚柔等为少，五行概念则绝无。故象辞成文时代阴阳刚刚被赋予哲学含义。又象辞文字虽多，哲理甚浅，今不再论。读者若有机会学《易》，则知我言不妄。

自《易·系辞》始，阴阳说渐渐充斥。如：

"一阴一阳之谓道。"

"阴阳不测谓之神。"

"广大配天地，变通配四时，阴阳之义配日月。"

"阳卦多阴，阴卦多阳，其故何也？阳卦奇。阴卦耦也。"

"乾，阴物也。坤，阳物也。阴阳合德而刚柔有体，以体天地之撰，以通神明之德。"

以上见《易·系辞》。全无五行味道。但阴阳之道的位置很高，它是乾坤、刚柔、天地、日月、奇偶的抽象概括。

"圣人参天两地而倚数，观变阴阳而立卦。"

"立天之道曰阴与阳，立地之道曰柔与刚，……易六画而成卦，分阴分阳，迭用柔刚。"

"万物出乎震，震，东方也。齐乎巽，巽，东南也……离也者，明也，万物皆相见，南方之卦也。……坤也者，地也，故曰致复乎神。兑，正秋也，万物之所说（'说'字意应为'收'？前人多解作'悦'）也，……乾，西北之卦也，……坎者，水也，正北方之卦也，劳卦也，万物之所归也。……艮，东北之卦也，万物之所成，终而所成始也。"

"乾为天……为金。坤为地……震为雷……巽为木，为风……坎为水……离为火……艮为山……兑为泽……"

以上见《易·说卦》至此八卦开始配八方、四季、天、地、雷、木、水、火、山、泽。

最后两段引文仅摘其要，实则每卦均相配很多东西，这是八卦归类法。这一套归类不能说由五行归类而来，但五行已囊括于八卦归类之中。八卦归类源于《易经》开始的（阴阳）相对思想。五行归类原不可能两两相对。这种都具有长久历史的思想至此需要统一了，统一两者相当困难。这件工作是汉儒（据近人考约系汉宣帝时人）做的。否则以阴阳化的五行说为基础的《内经》中便不能容下八卦归类。八卦系统（六十四卦的前身和一种归宿）是怎样与五行系统相统一的呢？下面把董仲舒的五行相生系统和《说卦》系统的五行配五方列一表：

春秋繁露	东	南	中央	西	北
	木	火	土	金	水

说卦传	东	东南	南	西南	东北	西	西北	北
	震	巽（为木）	离（为火）	坤（为地）	艮（为山）	兑	乾（为金）	坎（为水）

这虽有两卦（震，兑）未言其属性，但东为木，南为火，西为金，北为水，在这一点上，五行与八卦已相一致。唐李鼎祚《周易集解》引干宝《易注》，云："'震六二，震来厉'干宝曰，六二木爻，震之身也。"则震之为木可知。

《火珠林》载《八卦六位图》云：

乾，属金。坤，属土。震，属木。巽，属木。坎，属水。离，属火。艮，属土。兑，属金。

至是而八卦即是五行了。八卦虽有八个，但以乾、兑合为金，坤、艮合为土，震、巽合为木，也只算是五个了。现在根据以上诸说，总绘一图，以见它们合为一家的情况及其终始的顺序：

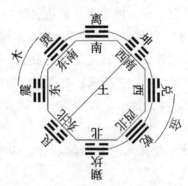

看了这个图，我们可以知道《说卦传》上的八卦方位和五行相生说竟是一模一样的，他们都是：

1、在五行是，以木、火、土、金、水为次。

2、在方位上，以东、南、中、西、北为次。

这种易学把八卦迁就五行到如此地步，一定要在五行学说极昌盛的时候才发生。《说卦》既出于汉宣帝时，恐怕就是汉宣帝时人所作的吧？

上文自《春秋繁露》与《说卦》传比较表开始照用了顾颉刚编《古史辨》五，489至490页原文。顾氏整理的八卦实则"文王八卦方位"图，可见于《类经图翼》卷一"医易"，其图如下：

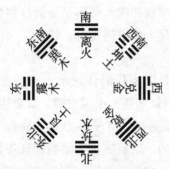

上图只有震为水与顾氏说不同，顾氏说为是。笔者以为，《说卦》传的这段话出于西汉理由是充分的，并且应出现于相生说完成之后。

虽然如此，《内经》中直接用八卦的内容并不多。一见于《灵枢·九宫八风第十七》，也不是完全以八卦说，但八卦排列方法与上同。又见于《素问·五运行大论》中天门地户说。

《内经》与《易》只言碎语相同处尚多，不宜引以为据。下面再引《说卦》文二段，略示《易传》亦有谈医理较细处。

"巽为木……其为人也，为寡发，为广颡，为多白眼。"

"坎为水……其于人也，为加忧、为心病、为耳痛，为血卦。"

"乾为首，坤为腹，震为足，巽为股，坎为耳，离为目，艮为手，兑为口。"

这种生理病理演绎也很接近今《内经》之说了。

本节开头已说明，《易》本来是卜筮书，不是儒家经典，所以秦始皇焚书坑儒时饶了它。不料汉兴之后，它很快变了本相归入儒家书，再进一步居于六经之首。究其实质，则因为汉儒可借《周易》文字古奥的"方便"，阐述自己的哲学思想。就汉儒对《易》的具体解释而言，大多穿凿，但他们据以发挥的微言大义却使《易》的思想发扬光大。汉人探讨社会进化、生命发生、四时递变、宇宙起源等重大问题时，多据阴阳五行化的

《易》为说。当然，其思想本质是唯心的，这并不奇怪，也不应全盘否定。正如恩格斯说："在古希腊人和我们之间存在着两千年的本质上是唯心主义的世界观。""问题绝不在于简单地抛弃这两千多年的全部思想内容，而是要批判它，要从这个暂时形式中剥取那些错误的，但为时代和发展过程本身所不可避免的唯心主义形式中获得成果。而这是如何的困难。"（《马克思　恩格斯选集·第三卷》527－528 页）这种精辟的见解同样适用于《内经》时代。以《易》的研究而论，自汉代起就有两大派。一派重象数，一派重义理。哪一家是唯物的呢？都不是。而这些象数或义理之说同样被各时代的医家接受。古代大多解医经——特别是《内经》的书也均把象数之说奉为最高哲学。

科学史研究从来都是以当代的认识水平衡量古人、分析之、叙述之。《易》也是这样，唯物辩证法传入中国之前，谁会用这种观点解《易》呢？《内经》因与阴阳说关系密切，情况亦如此。虽术语不同，古人阐发阴阳说的辩证思想是很多见的，但能够贯彻唯物辩证于始终的，则未闻。故终于走到唯心主义方面去。古代《内经》研究确以张介宾为最高峰。他之所以成就大，除肯用功外，主要是因为他对古代学术比较熟悉。他也有很大的局限性。一是上面所说难免唯心倾向，二是对《内经》及有关学术不全能用发展、演变的思想去认识。

当代人应尽量克服古人的局限性。以《易》而言，明季传入欧洲时，莱布尼兹看到六十四卦图，说其中有二进位制原理。但这不等于卦象的作者已认识到并自觉应用这种原理，否则计算机早该两千年前由中国人发明了。近来有很多人哄传遗传基因理论 cAMP－cGMP 调节原理的发现，也是受阴阳说启发，这实在是本末倒置。科学家发现上述原理后与古代的阴阳说相联系，绝不等于说他们受此思想指导方有此成就，更不等于说用古代阴阳说即足以阐述他们的新理论。科学提倡继承，更提倡创新，倘一切新理论在我们的老祖宗那里都有而且全，我们便只需坐吃老本就够了。故《内经时代》把《内经》放到产生它的社会条件中，用现代的认识水平对它进行评价，否则便难免盲目否定，也难免盲目崇拜。当前这两种倾向都有，读者以为以何种倾向为主呢？原因何在呢？下面探讨一下最费力的三阴三阳问题。

二、关于三阴三阳

中医家对三阴三阳这几个字是再熟悉不过了。即或不读《内经》的人，只要看过入门书，都会知道"六经辨证"是中医临床的第一理论。然而，六经就是三阴三阳吗？三阴三阳是指经——"经脉"吗？遍查《伤寒论》条文未见一处在阴阳后面写经或脉字的。

按：此说不确。

拙著《中西医结合二十讲》第十二讲中，对六经——特别是经字——有如下论述：

《伤寒论》的太阳至厥阴，是否完全没有经脉的意思呢？

显然不能这样说。除外序言，今《伤寒论》中共有19个"经"字。

经文第143、144、145条三次出现妇人"经水"之说，即今所谓"月经"，此三经字，与经脉基本无关。

其余16个经字，都是经脉之经。

如第8条说：太阳病，头痛至七日已上自愈者，以行其经尽故也。若欲作再经者，针足阳明，使经不传则愈。

这是今《伤寒论》第一次出现"经"的条文，而且一下子出现3个。经字的含义，也完全应该是经脉。

"过经"连写的见于第103、105、123、217、384等条，

此外还有"到经"（114条）"到后经""至阴经"（384条）等，总之，单就伤寒本论而言，除了指月经的三处外，"经"字全部是经脉之经。

然而，按经文第8条所说："若欲作再经者，针足阳明，使经不传则愈。"

照此办理不能防止传变，于是古人也认为仲景所谓太阳至厥阴，有经脉之名，无经脉之实。

于是，必须给"六经"（即三阴三阳）以合理的解释。

就讲外感病而言三阴三阳明显指经脉，在《素31》中确无可怀疑。人们多知道《伤寒论》与《素31》关系最密切，仲景的三阴三阳似乎应是有经脉的意思。不过要是再问何以仲景不分六阴六阳以应十二经？何以十二经脉之外还有脉并且也分阴阳而仲景不采？便很难说清了。人们可以说，阴阳之道推之可千、可万，然其要一也。这仍然不能说明为什么《内经》《伤寒论》中讲阴阳时推到三阴三阳为止。古人也知道解此问题必须求之于《易》，可是总没有人说清楚《内经》到底是怎样把"一阴一阳谓之道"变作三阴三阳而成为极重要的中医术语的。先看三阴三阳在《内经》中的说法。

这套术语在《内经》中最先出现于《素6》。黄帝的问题与我提出的问题一样："今三阴三阳，不应阴阳，其何故也？"岐伯的答话不讲经脉分布处均是搪塞，直讲经脉则答非所问。张景岳之医理可谓精深，岂知他也不能正面回答这一问题。《类经·汇通类》"阴阳五行"中抄下这段话，没做任何说明。接着照抄大量经文，毫无心得。《类经附翼·医易义》大讲《易理》，仍说不清三阴三阳。看来回答这个问题实在不容易。我们用张介宾的话说："六经者三阴三阳也"来回答今日的学生，必不能使人坚信无疑。是先有六经而后才有三阴三阳呢？还是先有三阴三阳而后才有六经？三阴三阳只就《内经》解《内经》说不通。

近来研究《内经》颇认真的一位哲学家这样概括关于三阴三阳的看法：

"对于三阴三阳的具体解释，历来诸家各有不同，就是《内经》本身前后也有差异。（对于这些差异，我们在这里不予讨论。）但是它们的精神实质是一致的，即把世界上的运动看作是沿一定次序行进的循环圈（太阳——少阳——阳明——太阴——少阴——厥阴——太阳），其中一半属阴，一半附阳。而无论是阴还是阳，都是一个由初升到极盛，到衰转的过程，并且在阴中就包含着阳的因素，在阳中又包含着阴的成分。这个循环圈既表示事物运动的方向和次序，同时又反映着事物和现象在阴阳属性上的分布情况。《内经》认为人体十二正经就是按手足三阴三阳的顺序循行并分布于周身。三阴三阳的理论贯串着阴阳相互渗透，相互转化，此消彼长，此长彼消等朴素辩证法思想。它对阴阳两方面进行了数量上和等级上的分析，其中包含着一些合理成分，今天对于我们仍然具有启发意义。不过它把阴阳固定地分为三阴三阳，对三阴三阳的性质和次序又进行死板的规定，这就带有了局限性和狭隘性。"（刘长林著《内经的哲学和中医学方法》64页）

对这种解释不知读者作何想，原作者本人也不大满意却可以看得出来。引文指出，《内经》本身对三阴三阳的解释也有差异。先看看《内经》本身的差异是有好处的。基于《素79》有明确的三阴三阳依次排队，就以它为标准进行比较（见三阴三阳表）：

三阴三阳表

	一阳	二阳	三阳	一阴	二阴	三阴
《素问·阴阳类论》	少阳 为游部 为纪	阳明 为维 为卫	太阳 为经 为父为表	厥阴? 独使 至绝	少阴? 为雌 为里	太阴 为母
《素问·阴阳离合论》	为枢	为阖	为开	为阖	为枢	为开
《素问·热论》	少阳 主胆	阳明 主肉	巨阳 诸阳之属	厥阴脉 络于肝	少阴贯肾 络于肺	太阴布胃 络于嗌
《素问·逆调论》	肝一 阳也	心二阳也 胃脉也			肾孤藏也	
《灵枢·阴阳系日月》		两阳 合于前	心为阴中 之太阳	两阴交尽 为脾至阴	肺为阳中 之少阴	肾为阴中 之太阴
《素问·皮部论》	少阳之阳 名曰枢持	阳明之阳 名曰害蜚	太阳之阳 名曰关枢	心主之阴 名曰害肩	少阴之阴 名曰枢儒	太阴之阴 名曰关蛰

　　从表中可以看出，《内经》的三阴三阳概念多方引申，非常混乱。经络学说中，十二正经配三阴三阳，再与五脏六腑相配已完全固定，但对何以这样配仍无统一的说明。我想那根据在脏属阴腑属阳一句，但经络学说各篇虽提此句，而有些说法颇矛盾。如果我们再问三阴三阳毕竟据何而分？还只有运气说中有两处一致的说法："阴阳之气各有多少，故曰三阴三阳也"（《素66》）。然则此说亦不足以统帅以上各篇。我以为《内经》运用三阴三阳说不很成功。引进这些术语或概念，原意在使经络学说（也仅限于十二正经）系统化、规范化、实际上无益于说理。讲经络的三阴三阳和讲热病的三阴三阳自相矛盾。三阴三阳说运用得比较好，要到《伤寒论》中，那是又一次质的飞跃，与《内经》的三阴三阳已有较大距离，与三阴三阳的出处概念倒更接近一些。

　　三阴三阳并非《内经》独家使用，有必要看看别的书怎么说，以便追溯它的原始含义，看《内经》是积极地发挥了这种思想，还是把这种思想公式化、机械化了。

　　粗查《史记·天官书》，讲月行九道时出现了下述与三阴三阳相类的名词：

　　阴间　阴星　太阴
　　阳间　阳星　太阳

　　（**按**：今中华书局 1973 年本此段标点可能有误，文字亦可能有错讹，读者可查看原文。)

《史记》月行九道的记载满带占星家气味，但含义是讲阴阳盛衰演变还可以看出。上六个名词是文中依次出现的。它处虽亦偶见太阳、太阴个别名词及讲阴阳盛衰者，均不如此处完整。

《汉书·律历志》则分阴阳为太少配四方、四时，依次摘如下：

"太阴者，北方……阳气伏于下，于时为冬。"

"太阳者，南方……阳气任养物，于时为夏。"

"少阴者，西方……阴气迁落物，于时为秋。"

"少阳者，东方……阳气动物，于时为春。"

"中央者，阴阳之内……于时为四季。"

这处配法既讲四时阴阳盛衰，又符合四季、五行生克规律，虽只分太少仍可能更为晚出或又是一家言。

那么，这种按阴阳配四方（一加中央便是五行味了）、四季的来路可找到哪里去，我看这是八卦配八方、四季的简化，其说应在八卦变为五行之前。请看《周易·说卦》中有关的一段如下：

"万物出于震。震，东方也……。

离也者，明也，南方之卦也……。

兑，正秋也……。

坎者，水也，正北方之卦也。"

这里叙述方位的顺序与《汉书》不同，四方与四季也未配全。不过，这离《汉书》的配法也只差一步了。试问，四卦与阴阳有何关系呢？有的。《周易》本身就是把八卦分为阴阳的。《周易·系辞下》讲八卦时就设问："阳卦多阴，阴卦多阳，其故何也？"答案是："阳卦奇，阴卦耦。"简单说，八卦中凡卦象中有二阴爻（－－）者称阳卦，反之称阴卦，乾坤两卦是纯阳纯阴。其余六卦中，震的卦象为☳，故属阳。同理，离☲属阴，兑☱属阴，坎☵属阳。这样也就可以把上摘《说卦》的配法改为：

（阳）震，东方也

（阴）离，南方也

（阴）兑，正秋也

（阳）坎，北方也

显然，这种推演与《汉书》仍不一致。一是南方、北方的阴阳属性恰与《汉书》相反。二是阴阳还不分太少。与《内经》的三阴三阳相距更远一些。但是我们仍然可以进一步从《周易》中找出三阴三阳的原始说法。

如前所说，《周易》中直用阴阳来说《易》理是较晚的，更没有直称太阴、太阳等三阴三阳的地方。早期说理均用刚柔、牝牡、乾坤、男女为言。比较可靠的原始三阴三阳说，就是三男三女说。请看《说卦》中一段文字：

"乾，天也，故称乎父。坤，地也，故称乎母。震一索而得男，故谓之长男。巽一索而得女，故谓之长女。坎再索而得男，故谓之中男。离再索而得女，故谓之中女。艮三索而得男，故谓之少男。兑三索而得女，故谓之少女。"

我们把上文中的男代以阳，女代以阴，则可简示如下：

震——长阳

巽——长阴

坎——中阳

离——中阴

艮——少阳

兑——少阴

《说卦》讲八卦排列顺序之一是："天地定位，山泽通气，雷风相薄，水火不相射。"一般图示如下：

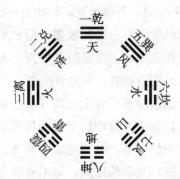

乾坤两卦很重要，但它只是定位的标准点。用较通俗的现代话说，在阴阳转化过程中，绝对的阳或阴只能是瞬间。我们把它们去掉，再把其余六卦依次代以三阴三阳，则上图可改为：

这个一半属阳，一半属阴的圈子，已基本上具备了三阴三阳的名称和含义。如果用阴阳（女男）思想来看，就是一个阴阳循环的圈子，乾和坤

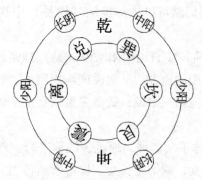

（绝对的阳和绝对的阴）只是这个圈子中的两个点。不管从哪一点开始，也不管怎样循环，都是逐渐由阴至阳，再由阳至阴的无限循环。三阴三阳就是阴阳递变的六个阶段。如果要排一二三，从坤开始，逆时针转就是：

一　　　二　　　三
长阳　　少阳　　中阳
长阴　　少阴　　中阴

三阴三阳这样排队，大约更符合原顺序。

现在，这个名称中，只需长阳改为太阳，长阴改为太阴，中阳改为阳明，中阴改为厥阴，便与《内经》的三阴三阳名称一致了。唯排列的次序则与《素79》不同。但和《伤寒论》排列的顺序完全相同。从同一点出发，顺时针依次排队，仍与《素79》不全同。同样的推演法用于"文王八卦图"与《素79》仍不全同，不再示范。到此为止，三阴三阳的来历是否说得很圆满了呢？我自己觉得空白区还较多，但比所知的有关说法稍有进步。如果已有今古学者先获我心，那是所见略同，亦足资说明本节解法不是完全凭空瞎说。若有高明者赐教，则由衷感谢。

总之，古今名医皆信医理不可完全脱离《易》理，然欲深究两家的关系渊源，则颇难。浅见以为中医哲理约来自古代哲学的三大流派，一为五行学派，这一派寻根溯源较容易。二为道家阴阳派，他们谈成败倚伏、消长平衡，以平为期，不进行复杂的推演，追本寻流也较容易。三为后起的《周易》阴阳派（即儒家阴阳派）。此派较强调变化的根源及规律。复杂的逻辑推演应用甚多，早期不与五行相杂。探讨《内经》与《易》的关系最困难。战国末期，前两大派首先合流，使问题变复杂了一些，但合流后仍以五行为主。完全机械的五行相克吸收了辩证思想。约西汉前半期，五行相生说完成。《易》阴阳说与五行说渐混杂而求统一。阴阳五行之哲学告终。随之，"天人相应"观念使这种合流的思想逐步走向反面。这种合流及其对《内经》的影响已在第四、五两节中交代了，其中也稍涉及了一些关于《易》的内容。本节集全力论《内经》与《易》，篇幅有限，学力不足，难再深入。总之，两汉时期三大哲学流派互相吸收，互相渗透，学说变得更复杂。下一节再专门谈一下道家、道教和《内经》的关系。

附

医易答问

20 年前，抛出本书的时候，还没有人像本节这样比较详细地讨论中医和《周易》的关系。那时我想，本书有机会正式和读者见面时，稍微系统地介绍一下《周易》。没想到，迅速出现的《周易》热，达到使人眼花缭乱的程度。与中医有关的《周易》热，尤其使一些人头脑发昏。

比如，有的大作在封面上如下说：

"医易同源！

中医为易学的一个分支！

中医现代化最终爆发科学革命！"

还有的书销量 10 万并"荣获 1993 年世界太极科学金奖——人体科学奖"。而这个奖是"为下一个世纪建立一个新的科学方法论"。

其实，这种书不过是捧捧中医多赚中医读者的钱而已。它们的作者不懂中医，也不懂《周易》，更不要说什么科学革命和下一个世纪的科学方法论了。

岂知真有些人上当，跟着刮起了一股中医玄学热。

看来确实有必要简单说一下《周易》是怎么回事。

于是写下这篇医易答问。

问：《周易》是什么性质的书呢？

答：现通行本《周易》分两大部分，一部分叫作《易经》，另一部分叫作《易传》。《易经》完全是算卦（古人叫占筮、蓍筮，最准确的说法就是筮）的书。《易传》是解释《易经》的——其实大都是借题发挥。其中也要讲怎样算卦和为什么算卦。不过，主要是讲哲理——古人叫作义理。有的句子或段落，单独拿出来，看不出是在解释占筮。

问：如此说来《周易》与科学无关吗？

答：历史地看问题，算卦和一切乞求鬼神的活动——包括各种宗教和数术，属于科学的原始形态。即在人类文明早期，科学和宗教、鬼神迷信、数术等分不开。一旦科学独立——以伽利略向天主教奉为上帝创世理论依据的地心说宣战为标志——它不但坚决和宗教分道扬镳，也和一切迷信和术数不相容。如果说此后它们还和科学有关，也只是可以作为科学的研究对象。不过，研究它们主要是社会科学和心理学的事。总之，应该说《周易》与当代自然科学没有关系。

其实，中医和鬼神迷信、宗教分道扬镳更早。读者都知道"拘于鬼神者不可与言至德"这句《内经》中的话。所以，《内经》是坚决反对迷信的。其中只有一次提到术数，却从未提到过占筮，也没有引用《周易》的一句原话。扁鹊更说，"信巫不信医者不治"。看看筮字就知道，它属于巫术。可见，早在《内经》成书之前，医家和"易"家就是对立的。那时的其他学科，如天文历算也和《周易》无关。总之，早在汉代之前，《易经》已不属于科学。《易传》涉及一些哲学问题，但中国古代哲学主要不是源自《易经》，相反，《易传》讲的哲理，倒是来自当时的哲学思想。当然，此后的中国古代著名哲学家，有些人据《易传》发挥。

不过，由于自汉代开始，《易经》居于六经之首，今《内经》中也混入一点"易学"的内容，但总的来说，中国古代自然科学中，没有一种和《周易》关系密切，尽管有些古代科学知识现在看来是不科学的。

问：科学反对宗教和鬼神迷信是人所共知的，为什么占筮或算卦这种数术也为科学所不容呢？

答：简单说来，科学和占筮或算卦的区别有五。

一是科学和算卦、占筮认识事物的方法和途径不同。科学认识事物，首先要尽量全面地收集反映事物本质的资料。比如，中医看病要望闻问切，而后才能辨证施治。算卦或占筮则不然，它不需要了解病史，也不做任何检查。它得出结果的依据和病史、症状、切脉、察舌等毫不相干。

二是科学技术和占筮关于问题的答案不同。比如有了病去算卦，占筮只能告诉人们结果是吉是凶。《周易》中还有休咎悔吝等，只是把吉凶分得细一点。即占筮不想，也不能告诉人们有什么具体的操作和手段治疗疾病。科学技术（对看病来说就是医术）就不同了。医生也常常要告知后果如何，但是，医家必须告诉人们得的是什么病，为什么得这种病，有多少种治疗方法，最好怎样治等。

当然，永远有科学解决不了的问题。比如癌瘤晚期，医生宣布是死症。病家可能去算卦，这是一种心理需求，也是为什么占筮等术数永远有存在的空间。假如医生判断失误，占筮的结果说不会死，病人真的没有死，那么，占筮就会被认为很神奇。而科学是不承认"神奇"的，即一定要弄清是什么、为什么、有什么办法解决才算科学。

三是科学和占筮对求助者的要求不同。占筮首先要求人们相信它。《周易》就说："初噬告，再三渎，渎则不告"（蒙卦卦辞）。科学则不要求人们首先相信它，而是提倡怀疑精神。只有经得起怀疑和严密检验的理论和技术，才属于科学。比如，现代天文学能够很准确地预报日月食。只要有比较正常的视力，又在预报所说应该观测到的地区，任何人都可以看到。再如麻黄的药理作用，不管人们相信与否，用在任何人身上都会出现。

所以，可以用最简单的标准判断"术"的科学与否。

就是：凡是"信则灵"或"心诚则灵"的"术"都不属于科学。

科学的"术"是不信也灵，不诚也灵的。

只是，这个标准对解决心理问题的"术"不很适用。医生在解决这类问题时，也必须取得患者的信任，但他不靠数术等形式取得，而是要靠他的爱心、同情心、责任心和医学等知识。

四是科学和占筮对预测结果的态度不同。预测结果不符合实际，科学要立即找出发生错误的原因。多次预测错误，就要推翻现有的理论和手段。占筮等术数则不然，十次预测九次错也不足以推翻它，一次正确倒可以被视为了不起。然而，略有生活常识的人，对很多问题都可以做到50%的预测正确率。比如，早孕时预测生男与生女——求教者一般是想生男，你总是预测生男，不但能满足求教者的心理需要，也总是有50%左右的正确率。

五是科学提出问题或结论几乎都是可以实验的，比如某种疗法对某种疾病效果如何，都要求临床观察和动物实验等实验结果支持。占筮则不然，它不想、也无法设计实验。据《周礼》所说，古代对于占筮结果的符合率可能有过统计，但还是不可能把占筮改造为科学。

用上述五个标准来衡量《周易》，占筮之不科学昭然若揭。

问：似乎没有人如此小看《周易》，你确信上述看法没有成见或大错误吗？

答：我完全自信上述看法是相当准确而公正的，因而愿意和任何持不同看法的人——最好是《周易》专家——平等地论辩。其实，凡是严肃的学者，都不认为《周易》是科学。

问：如此说来，你对《周易》了如指掌吗？

答：那倒不是，特别是对《易经》，更不是这样。不但我不敢说对《易经》了如指掌，古往今来的学者，没有一个人敢这样说。

问：为什么会这样呢？

答：对《易经》不可能了如指掌——即对今卦形、卦辞、爻辞等都能说清楚，由于四个原因。

一是它的年代久远，特别是将近一千年的传承和演变几乎没有留下资料，完全说清起初是怎么回事，为什么以及如何变成现在的样子，已经不可能了。

二是因为《易经》是非逻辑的。就是说，今64卦、384爻和对应的所谓卦辞、爻辞之间，本来没有任何逻辑联系。各卦卦辞和爻辞之间也很少有逻辑关系，一条卦辞或爻辞中也常有毫不相干的几种内容。这种先天性的无序，决定了后人不可能再把它变得有序。通行本的卦形是最有规律可循的部分，但也有后人不可能想象到的演变过程。

三是卦、爻辞所述，很多是被历史完全忘却的事物，不能考出其所指了。

四是其中有些错讹脱漏和有意无意地窜乱孱入，更增加了理解上的困难。

于是，从《易传》开始，后人在很多问题上只能猜测。假如不是求其真——古代人至少95%不是求其真——所谓易学，都是借题发挥，而且主要是从哲学、政治、伦理等社会科学角度发挥。

问：可以举一个你如何猜测的例子吗？

答：本节就有当初是猜测，很快发现极可能完全猜错的一卦的爻辞。即咸卦的爻辞。原文是：（咸：亨，利贞，取女吉）"初六：咸其拇。六二：咸其腓，凶，居吉。九三：咸其股，执其随，往吝。九四：贞吉悔亡，憧憧往来，朋从尔思。九五：咸其脢，无悔。上六：咸其辅，颊，舌。"

关于这一卦的爻辞，最好的解释是：男女调情活动的几个步骤。卦辞的"取女吉"，也提示应该这样解。曾经有人这样解过。但正统儒家即便看出来，也不大会解得如此明白。他们会认为，六经之首的《易经》，怎么能海淫呢！

当然，还可以猜做买卖奴隶时像买牲口那样看看身体好不好。不过，买卖奴隶似乎无必要检查脚趾头，更无必要看舌象。

如何理解这样从脚趾到面口舌地刺激人体，是很重要的，因为艮卦爻辞的主要内容也几乎相同。原文是：

"初六：艮其趾，无咎，利永贞。六二：艮其腓，不拯其随，其心不快。九二：艮其限，列其夤，厉熏心。六四：艮其身，无咎。六五：艮其辅，言有序，悔亡。上九：敦艮，吉。"

《周易》的"象辞"对卦辞和爻辞都有解释，但完全无助于理解这两卦是怎么回事。"象辞"解"咸"为"感"，咸其拇、咸其腓、咸其股等——不管目的是什么，语法上还说得通。它解"艮"为"止"，艮其趾等语法上就不通。

无论古今学者怎样解这两卦，我认为，必须把它们的爻辞实指看作一回事才解得通。

问：易学大家也有人猜错吗？

答：不但有，而且在很重要的问题上都有不少完全猜错的。

比如，《易经》的"易"字是何义，应该是第一个大问题。然而，有人说是一种蜥蜴——变色龙；有人说意指变易；有人说是日月二字组成。各种看法之间几乎毫无关系。如果其中有一种理解是对的，其他的理解都是瞎猜。再如，阴阳爻是怎么来的，也应该是极重要的问题。前人有过不少猜测。郭沫若和钱玄同有一种大胆的猜测，说阳爻是"划一而像男根"，阴爻是"分二而像女阴"。然而，近三十年来，有了充分的根据，证明阴阳爻不但和男根、女阴无关，也和阴阳完全没有关系。这就是数字卦的发现。原来，大约秦汉之前不久，卦形还不是由现在见到的阴阳爻组成，而是由数字组成。这一发现是张正烺先生的功绩。我想，如果今《易传》"象辞"中没有"用九""用六"两条，而且揲蓍完全失传——早就改用六个铜钱一撒就是一卦，恐怕就永远不会发现阴阳爻卦形源于数字卦了。对数字卦与原始占筮，应该再简单介绍几句。

公元1118年（宋重和元年），在湖北省孝感县出土了六件西周时期的（约昭王时期）铜器，其中一件称中方鼎，铭文末尾有二奇字。此后，有类似奇字的金文、甲骨文、陶文陆续有所发现。长期以来，学者们都没有揭示出它们的意义。

20 世纪 30 年代，郭沫若认为中方鼎"末二奇字殆中之族徽"（郭沫若：《西周金文辞大系图录》，图次 47，录编 6 页；又考释 16 页。）唐兰根据若干材料认为类似奇字是一种特殊的文字。（唐兰：《在甲骨文中所见的一种已经遗失的中国古代文字》，《考古学报》1957 年，第 2 期 34—36 页，图一）

1978 年 12 月，在吉林大学召开的古文字讨论会上，张正烺根据商周时代记述符号的特征提出铜鬲及周原卜甲中的奇字是数字卦画。1980 年，他将陶文、甲骨文和金文中的奇字汇编整理，按照奇数是阳爻，偶数是阴爻的原则标出相应的卦画和卦名。四盘磨甲骨中有未济、明夷、否。张家坡甲骨中有大壮、无妄、小畜和经卦离。中方鼎其字为剥、比。周原甲骨中更有既济、艮、蛊、蒙等。

1980 年，陕西省扶风县出土的卜骨有五个数字卦，湖北江陵战国楚墓的数字卦 16 个，总趋势是数字向 9、6 集中。"这便是《周易》的前身，稍加修正即是《周易》了。"（张政烺《试释周初青铜器铭文中的易卦》考古学报 1980 年第 4 期，第 414 页）

这一发现实在是先民给我们的"易学"专家开了一个大玩笑。原来，两千多年来，学者们对卦画（即阴阳爻）的猜测根本不着边际。至少他们对八卦和六十四卦是怎么来的各种说法，连瞎子摸象也算不上。

问：还有别的严重误猜吗？

答：当然有。

如，乾卦的象辞有一句很有名的话："天行健，君子以自强不息"。20 世纪 60 年代，有人提出应该改为：天行，乾。君子以自强不息。简单说来这是认为"健"就是"乾"。当时著名专家李镜池，完全不同意此说。现在发现，马王堆《帛书周易》中，乾坤分别称为健和川，可见改"健"为"乾"更正确。

再如，"占筮"的"筮"字是竹字头，故最初占筮应该使用竹子。今《易经》没有说用什么东西，《易传》则说用"蓍草"。于是到底古人用什么和怎样揲蓍，完全无可确考了。

至于《易经》开头的四个字"元亨利贞"——即所谓四德，大约自春秋中期就解释得完全走了样。

所以，近代以来，没有一个学者敢说他真能弄清《周易》的"经"。郭沫若是很少见的聪明而且博学的人，他就说《周易》"是一座神秘的殿堂"。

用近代观点和方法研究《周易》将近 90 年了，当代第一流的学者，还是不敢说他很明白《周易》。为此引一段比较长的原话：

"《周易》的研究热，现在表露得越来越清楚了。看看近日的新书目，和《周易》有关系的书真是不胜枚举。这么多书，想读也读不过来。《周易》本来是儒经之首，历代注释论述极多，据有的经学论著书目统计，竟有 2500 余种。去年 12 月，台湾研究《周易》的学者黄沛荣先生发表了一篇《近十年来海峡两岸易学研究的比较》（《汉学研究》七卷二期），所列近十一、二年间出版的《周易》方面专著，大陆、台湾都约 30 种，论文当然还要多得多。关于《周易》的书，发不仅数量多，而且流传广，甚至街头巷尾的书摊上都俯拾即是。

这样多《周易》的书，流派纷繁，但就其研究的方法主要是两大派，一是义理，二是数术。《周易》本来是筮书，属于数术的范围，以数术讲《周易》可以说是本色，起源古远。《左传》《国语》所载关于《周易》的议论，虽有涉及义理的，为数不多。真正由义理角度研究《周易》，恐怕还是始于孔子。"（邓球拍著《帛书周易校释》，湖南出版社 1996 年第 2 版，李学勤序）

李先生最近也有研究《周易》的专著和文章，上文的意思却在说《周易》是一个谈不完的话题。

问：这是否意味着《周易》确实很深奥呢？

答：显然不是。否则，就不会"街头巷尾的书摊上都俯拾即是"了。试看我国的航天飞行刚刚成功，此类书应该很热门，街头巷尾的书摊上却不是俯拾即是。道理很简单，因为真正比较深奥的科学著作，一般人读不懂，也不感兴趣。

问：不是说极少人能读懂《周易》吗？为什么"易学"会热起来呢？

答：原因大约有二：一是常人印象当中的《周易》就是算卦，而"算卦"是神秘的，很多人对神秘感兴趣。二是有些作者故意引诱读者，比如上面提到的同时打着中医的牌子，而且说《周易》曾经并将继续领航科学发展即是。

问：为什么有那么多著名学者研究《周易》呢？

答：任何民族的历史学者，自然要研究本民族的传统文化，否则就不算学者了。自西汉开始，儒家思想成为我国的主要文化支柱，《周易》又是六经之首，自然有很多人研究。废除读经之后，儒家的东西也必然是文化遗产中份额最大的。按新思想、新观点研究文化史也要研究《周易》。显然，自新文化运动起，关于《周易》的研究不再是为封建统治服务。比如，郭沫若著有《周易时代的社会生活》和《周易之制作时代》，是用马克思主义哲学研究《周易》的开山之作。他最先揭示《周易》卦爻辞所反映的中国奴隶社会中渔猎、牲畜、商旅、工艺等方面的社会生活。其他流派的研究也很多，不必要也不可能一一介绍，但著名学者中没有一个人认为《周易》曾经并将继续领航科学发展是肯定的。

问：既然《周易》与科学基本无关，当代青年完全无必要了解它吗？

答：由于《周易》长时期影响中国人，很多重要名词和日常用语是源于《周易》的。当代大学生，对本民族的重要传统文化连常识也没有似乎不好。

比如，"革命"这个近代以来最重要名词，完全源于《周易》。它出自革卦的象辞，原话是：汤武革命，顺乎天而应乎人，革之时义大矣哉！

再如，近代国人称洋人为"鬼子"或"洋鬼子"，源于《周易》既济。原话是："九三：高宗伐鬼方"。鬼在这里不是鬼神的鬼，而是指异族敌人。鬼方是殷高宗打了三年仗才打败的一个国家。

再如，蒋介石，字中正，就是出自豫卦的系辞和象辞。原文是："六二：介于石，不终日，贞吉。象曰：不终日，贞吉；以中正也。"

近代医家有张山雷、陈无咎，他们的名字都出自《周易》。

还有些连文盲也可能脱口而出的词语，如"乾坤""阴阳八卦""变卦""有喜""亨通""大亨""群龙无首""不速之客""夫妻反目""观光""突如其来""九五之尊""嚎啕大哭"等，都源于《周易》。书面语言、特别是文言文中，还有很多词语出自《周易》，受过高等教育的人最好有所了解。

显然，近年泛滥的所谓"易学"，完全没有起到普及有关常识的作用。学中医的人，最好能多一些常识，但不要被那些别有用心的人所迷惑，认为中医和《周易》是一家，甚至胡说什么中医是《周易》的一个分支。

问：那么，中医学院的在校生，应该怎样学习《周易》呢？

答：我的看法是，有一点必要的常识，对它有正确的认识就可以了。本文就是为了达到这个目的。

问：知识不是越多越好吗？为什么不提倡学好《周易》呢？

答：知识自然是越多越好，但学习要有轻重缓急。进入医学之门，有那么多中西医基本知识必须掌握，《周易》就不是当务之急。在我看来，单单为了做一个好大夫，没有必要专门学习《周易》。不但现代中医教育不设《周易》课，古代中医教育也不设这门课。这足以说明，医学和易学没有密不可分的关系，学医完全不必先学《周易》。

再看历史上的名医，最早的扁鹊、仓公、华佗都根本没有学过《周易》。张仲景可能了解一些，但他不说学习《伤寒杂病论》必须学好《周易》。张元素、刘完素、李时珍、吴又可、叶天士等人的著作中，也很少提到《周易》。《医林改错》等则一字不提。

况且如上文所说，那么多"易学"专家都闹不清，学中医的人没有必要去钻这个无底洞。

问：为什么有人说"医易同源"呢？

答：古代著名医家中，最先提到医易关系的是孙思邈，但他提到的只是"六壬"和"阴阳禄命"意义上的《周易》，即医家也要知道点儿当时盛行的此类"术数"。

最先强调医易关系的人，是明代医家张景岳。他研究《内经》分三大部分，即《类经》《类经图翼》和《类经附翼》。显然《附翼》是最次要的。"医易"是《类经附翼》的一卷。即便如此，"医易"立论也是对孙思邈的歪曲。文中说："尝闻之孙真人曰：'不知易，不足以言大医'。"其实，孙思邈的话不是这样说的。读者可以查看《千金方》的第一篇"大医习业"。张景岳有意歪曲前人之说，是为了阐述他的看法——"医易同源"。此话也首见于《类经附翼·医易》。

问：你同意"医易同源"之说吗？

答：如果此话指一切科学和术数，在人类文明早期，都以鬼神迷信的形式出现，它的意思是对的。比如我国的甲骨文，都是关于占卜的记载。不过，"医易同源"不是说医学应该再回到甲骨文时代去，而是为了强调"不知易，不足以言大医"。

显然，即便承认医学和易学在思想渊源上有一定的关系，也不能由此得出"不知易，不足以言大医"的结论。何况，说"医易同源"，也就同时承认了"医易异流"。

摆脱了鬼神迷信和术数的医学，不应该再回头和迷信、术数靠拢，更不可能再借助它们求发展。上文已经很清楚地说明了医学和数术区别，不再重复。

总之，这个问题本来很容易说清，却因为不少人受到张景岳的误导，几乎成为流行的常识。几个别有用心的人，更胡说什么"医源于易"。

问：那么，中医和《周易》在思想渊源上有无关系呢？

答：就《易经》而言，和《内经》的思想渊源完全没有关系。《易传》方面，也只能说其中借用当时的阴阳五行学说和《内经》有关。

但是，医学和易学研究的对象基本上不同，想解决的问题不同，研究和实施的方法尤其不同，所以，对医学家来说，研究《周易》主要是探求中医基本理论中有什么思想和"易"是同源的，或者说它们有什么共同的思想文化背景。这显然主要是医学史家或研究早期经典的人需要的。

问：可以比较具体地介绍一下《周易》吗？

答：这是本文应有之意。只是预先说明，关于占筮的操作演变等异常繁杂，本文也不是让读者学会算卦，故不介绍有关内容。

问：你打算怎样介绍呢？

答：先说一下《周易》的篇幅和结构。

《周易》和其他儒家经典一样，有经有传。即本来分两部分。"经"的部分，应该叫《易经》，"传"的部分应该叫《易传》。"传"是对"经"的解释（如上文所说，基本上是猜测性的借题发挥），历来没有分歧。《周易》《易经》和《易传》之说，也见于汉代之后的各家著作。不过对于"周"和"易"这两个字，则有不同的解释，详细了解有关解释，没有什么意义。知道今《周易》包括《易经》和《易传》就行了。

今《周易》连标点共约 2.9 万字，其中《易经》大约 6000 字。

《易经》分为上下两篇。上经从乾卦开始，到离卦为止，共 30 卦的卦形、卦辞和爻辞，其余 34 卦的卦形、卦辞和爻辞为下经。简言之，《易经》就是 64 个卦形，每卦都是六爻（用—和——表示），每个卦形有个名字，每个卦名后有长短不等的"说明"语——卦辞。每一爻也有"说明"语——爻辞。乾坤两卦还分别附有"用九"和"用六"。于是，《易经》就是：卦形 64 个、卦名 64 个、卦辞 64 条、爻辞 384 条、用九 1 条、用六 1 条。总之，除了卦形之外，《易经》中的文字共 450 辞。所谓辞，就是长短不等的一段话，有的只有几个字。

《易传》有彖、象、文言、系辞、说卦、序卦、杂卦。前二者是对应着经文的，因为经文分上下，它们也只好分上下。系辞比较长，虽然是独立的，也分为上下。这样一来，《易传》就分为10篇，古人称作"十翼"。

"经"可以脱离"传"，"传"不能脱离"经"。如《春秋》可以有白文，《春秋公羊传》则必须先列出经文，再附上解释。

由于《易传》和《春秋公羊传》有些不同——不是全部有关解释都一一对应经文。现通行本《周易》把"彖传""象传""文言传"和《易经》编到一起了。故介绍《易经》要把它们拿出去。

问：不少古人认为，《易经》和《易传》都是孔子作的，朱熹认为《易经》和《易传》是两回事，但似乎也认为《易传》出自圣人之手，"十翼"果然出自圣人之手吗？

答：详细回答这个问题，几乎要写一本书。不过，《易传》不是出自一时一人之手是肯定的。所以《易传》不可能完全出自孔子之手。其中是否有出自孔子之口或之手的东西，也很难说。在这个问题上，朱熹远远不如北宋的欧阳修水平高。据我所知，在易学方面，欧阳修是古代学者中头脑最清醒的人。可惜，这样的人太少了。

问：欧阳修怎样看《易传》呢？

答：他的见解见于《易童子问》。这篇对初入门者答疑的作品，多半是对旧说的怀疑。其中比较精彩的部分如下。

童子问曰："《系辞》非圣人之作乎？"曰："何独《系辞》焉，《文言》《说卦》而下，皆非圣人之作，而众说淆乱，亦非一人之言也。"

童子曰："敢问其略？"曰："乾之初九曰'潜龙勿用'，圣人于其《象》曰'阳在下也'，岂不曰其文已显而其义已足乎？而为《文言》者又曰'龙德而隐者也'，又曰'阳在下也'，又曰'阳气潜藏'，又曰'潜之为言，隐而未见'。《系辞》曰：'乾以易知，坤以简能。易则易知，简则易从。易知则有亲，易从则有功。有亲则可久，有功则可大。可久则贤人之德，可大则贤人之业。'其言天地之道、乾坤之用、圣人所以成其德业者，可谓详而备矣，故曰'易简而天下之理得矣'者，是其义尽于此矣。俄而又曰：'广大配天地，变通配四时，阴阳之义配日月，易简之善配至德。'又曰：'夫乾，确然示人易矣。夫坤，隤然示人简矣。'又曰：'夫乾，天下之至健也，其德行常易以知险。夫坤，天下之至顺也，其德行常简以知阻。'《系辞》曰'六爻之动，三极之道也'者，谓六爻而兼三材之道也。其言虽约，其义无不包矣。又曰：'《易》之为书也，广大悉备，有天道焉，有人道焉，有地道焉。兼三材而两之，故六。六者非他也，三材之道也。'而《说卦》又曰：'立天之道曰阴与阳，立地之道曰柔与刚，立人之道曰仁与义。兼三材而两之，故《易》六画而成卦。分阴分阳，叠用柔刚，故《易》六位而成章。'《系辞》曰：'圣人设卦观象，系辞焉而明吉凶。'又曰：'辨吉凶者存乎辞。'又曰：'圣人有以见天下之动，而观其汇通，以行其典礼，系辞焉以断其吉凶，是故谓之爻。'又曰：'《易》有四象，所以示也。系辞焉，所以告也。定之以吉凶，所以断也。'又曰：'设卦以尽情伪，系辞焉以尽其言。'其说虽多，要其旨归，止于系辞明吉凶尔，可一言而足也。凡此数说者，其略也。其余辞虽小异而大旨则同者，不可以胜举也。谓其说出于诸家，而昔之人杂取以释经，故择之不精，则不足怪也。谓其说出于一人，则是繁衍丛脞之言也。其遂以为圣人之作，则又大缪矣。孔子之文章，《易》《春秋》是已，其言愈简，其义愈深。吾不知圣人之作，繁衍丛脞之如此也。虽然，辨其非圣之言而已，其于《易》义，尚未有害也。而又有害经而惑世者矣。《文言》曰'元者善之长也，亨者嘉之会也，利者义之和也，贞者事之乾也'，是谓乾之四德。又曰'乾元者，始而亨者也。利贞者，性情也'，则又非四德矣。谓此二说出于一人乎？则殆非人情也。《系辞》曰：'河出图，洛出书，圣人则之。'所谓图者，八卦之文也，神马负之自河而出，以授于伏羲者也。盖八卦者，非人之所为，是天之所降也。又曰：'包羲氏之王天下也，仰则观象于天，俯则观法于地，观鸟兽之文与地之宜，近取诸身，远取诸物，于是始作八卦。'然则八卦者，是人之所为也，河图不与焉。斯二说者已不能相容矣，而《说卦》又曰'昔者圣人之作《易》也，幽赞于神明而生蓍，参天两地而倚数，观变于阴阳而立卦'，则卦又出于蓍矣。八卦之说如是，是果何从而出也？谓此三说出于一人乎？则殆非人情也。人情常患自是其偏见，而立言之士莫不自信，其欲以垂乎后世，惟恐异说之攻之也，其肯自为二三之说以相抵牾而疑世，使人不信其书乎？故曰非人情也。凡此五说者自相乖戾，尚不可以为一人之说，其可以为圣人之作乎？"

欧阳修的办法很简单。就是他发现《周易》本身"以经解经"，不但很烦琐，还有很多严重的自相矛盾。可见，欧阳氏读书总带着理智的怀疑。完全没有怀疑精神的人读书，其中问题再明显他也看不出来。

读者很容易核对欧阳修的看法是否正确。假如不能读懂他的上述话，就不可能核对他的见解正确与否。那样，干脆不要问津《周易》。不知道这些问题，不影响学中医。

问：请举两卦经文，示范性地简介一下"经"好吗？

答：下面举乾坤两卦看看是怎么回事。

乾：元亨，利贞。

初九：潜龙，勿用。

九二：见龙在田，利见大人。

九三：君子终日乾乾，夕惕若，厉无咎。

九四：或跃在渊，无咎。

九五：飞龙在天，利见大人。

上九：亢龙有悔。

用九：见群龙无首，吉。

乾的卦形就是平行的六横，这怎么会和上述文字有了关系呢？又，上述文字按照《周易本义》给了标点，否则，读断也很困难。有的本子上先注明"乾为天"，卦形下面又说"乾上乾下"。这已经是给了注解，而且应该是很晚的说法。

若非略知《周易》的人，比如画六横给外国人看，肯定不会想象到六横的含义是天。

由此卦还能看出，《易经》对中国人的影响——其中有六个龙字。"龙的传人"，"龙的文化"，多半来自《易经》。

总之，由于传统的熏陶，完全没有学过《周易》的人，看到上述文字等，也会产生某些想象。

不过，没有前人的解释——现存最早的是《易传》，当代人还是会莫名其妙。

比如"群龙无首"，在现代普通人的心目中，不是好现象，为什么会"吉"呢？所以，不管前人的解释正确与否，后人还是要借助它们才能有点理解。读得多了，自己也可以猜。此所以，古今专著有 2500 种以上，对很多重要问题的理解却很不一致。

怎样解释乾卦的卦辞呢？

我看很好解。《易经》本来是占筮的，所谓"元亨利贞"，不过是像后世抽签看到上面写着"上上大吉"的意思。也就是说，占筮得到乾卦，是大吉大利的。然而《易传》的解释，完全是另一回事。比如：

彖曰："大哉乾元，万物资始，乃统天。云行雨施，品物流形。大明始终，六位时成，时乘六龙以御天。乾道变化，各正性命，保合大和，乃利贞。首出庶物，万国咸宁。"

象曰："天行健，君子以自强不息。潜龙勿用，阳在下也。见龙在田，德施普也。终日乾乾，反复道也。或跃在渊，进无咎也。飞龙在天，大人造也。亢龙有悔，盈不可久也。用九，天德不可为首也。"

文言曰："元者，善之长也，亨者，嘉之会也，利者，义之和也，贞者，事之乾也。君子体仁，足以长人；嘉会，足以合礼；利物，足以和义；贞固，足以乾事。君子行此四者，故曰：乾：元亨利贞。"

这虽然是歪解，却使《易经》改变了占筮的本相。《象传》和《文言》都解释卦辞。但《象传》把"元亨利贞"发挥为天、万物、云雨、六时的出现和变化，因而是性命和国家安定的根源。《文言传》则把"元亨利贞"解释为善之长、嘉之会、义之和、事之乾，即所谓四德。本来是"大吉大利"的占辞，成了君子修身处世的准则。《象传》不但有"天行健，君子以自强不息"这句名言，还对六爻辞作了哲理性的解释。《象传》和《文言》显然是矛盾的，但古人不管这些，因为总是在往好处说。

固然，我们不必非要反对这样积极的阐发微言大义，但是要求其真，则不能认为《易传》是对的。所以，连朱熹也说，《周易》经是经，传是传，根本是两截，不要混为一谈。

再看坤卦。

坤：元亨，利牝马之贞。君子有攸往，先迷后得主，利。西南得朋，东北丧朋。安贞，吉。

初六：履霜，坚冰至。

六二：直，方，大，不习无不利。

六三：含章可贞。或从王事，无成有终。

六四：括囊，无咎，无誉。

六五：黄裳，元吉。

上六：龙战于野，其血玄黄。

用六：利永贞。

这是《易经》的第二卦，虽然没有难认的字，也不是深奥的文言文，还给出了标点，却更是莫名其妙。我按照自己的理解解一下卦辞如下：

这是很好的一卦。适于关于母马的贞问。贵人有事外出，迷路后找到住处，好。往西、南去会赚钱，往东、北会赔钱。安这个人曾经贞问，吉。

我相信上述解释离原意不远，但是，这四句话显然不是说的一回事。至少是把四次占问编到一起了。但无论如何，其中并无什么奥义。

《易传》则发挥如下。

彖曰："至哉坤元，万物资生，乃顺承天。坤厚载物，德合无疆。含弘光大，品物咸亨。牝马地类，行地无疆，柔顺利贞。君子攸行，先迷失道，后顺得常。西南得朋，乃与类行；东北丧朋，乃终有庆。安贞之吉，应地无疆。"

象曰："地势坤，君子以厚德载物。"

文言曰："坤至柔，而动也刚，至静而德方，后得主而有常，含万物而化光。坤其道顺乎？承天而时行。

积善之家，必有馀庆；积不善之家，必有馀殃。臣弑其君，子弑其父，非一朝一夕之故，其所由来者渐矣，由辩之不早辩也。易曰：'履霜坚冰至。'盖言顺也。"

《彖传》关于"元亨"的解法，和乾卦略同，不过，那边是天，这里是地。读者看到"含弘光大，品物咸亨"，知道鲁迅先生笔下的咸亨酒店很有来历就行了。"利牝马之贞"，本来很清楚。但《说卦传》中有"乾为马"之说，此处却出现在坤卦卦辞里。尽管是母马，还是有些矛盾，只好说母马属于地，又能到处跑，就柔顺利贞了。朋的本义是贝类货币——成串串着的贝，是象形字，后来才引申为朋友。即便不是货币，丧朋也不该是好事。故彖传的解释很简单，一切都归于地之厚德。

《文言传》没有全引，它对卦辞的解释回避了牝马、得朋、丧朋等。对初六爻辞的解释，倒是很多人熟悉的。"积善之家"或"积善之家庆有余"是旧时很常见的门户匾额。由"履霜坚冰至"解释出这么多治家治国的道理，可算是很积极的联想了。

关于乾坤两卦的介绍如上。让我解坤卦六四：括囊，无誉、无咎。我只能说"括囊"是捆住口袋的意思。这和无誉、无咎有什么关系，就不知道了——除非瞎猜。现在还用"囊括无余"这个成语，却不能说清为什么这样就会无誉、无咎。故不再解爻辞。

但用九、用六需要说一下。

本来，单看各卦叙述的顺序也能知道，九、六就是阳爻和阴爻的代称。但《象传》的作者似乎已经不知道九、六的来历了。按《周易本义》

所载筮法揲筮，每三变得一爻，是阴是阳取决于最后剩下的蓍草根数。三变之后，剩下的只能是 24、28、32 或 36 根。再被 4 除，得数是六、七、八、九。按说七也是阳，八则是阴。但何时凡阴爻都归于六，阳爻都归于九，已不可确知。由于乾卦六爻全部是九，坤卦六爻全部是六。于是九、六先在这两卦交代，其余 62 卦，都没有再提。见群龙无首吉和利永贞，也是随意系上的辞语。

问：可以介绍一下卦形和象数之说吗？

答：试试看吧。

先看卦序。通行本 64 卦顺序如下。

由于卦形不容易直接在微机上打出来，我把它改成二进制的 6 位数。本来直接用 10 进制的数值表示也可以，如 0 = 坤、63 = 乾，其余 62 卦就是从 1 到 62。多数读者，应该会把十进制的数转换为二进制的 6 位数。如 0 = 000000，63 = 111111。不过，二进制 6 位数很接近原卦形，便于讨论，下面还是用这样的 6 位数表示 64 卦。但请记住，《易经》讲爻位从下往上数，对应的 6 位数从左往右数。64 卦就是：（括号中给出了 10 进制的数值）

111111（63）乾	000000（0）坤	100010（34）屯	010001（17）蒙
111010（58）需	010111（23）颂	010000（16）师	000010（2）比
111011（59）小畜	110111（55）履	111000（56）泰	000111（7）否
101111（47）同人	111101（61）大有	001000（8）谦	000100（4）豫
100110（38）随	011001（25）蛊	110000（48）临	000011（3）观
100101（37）噬嗑	101001（41）贲	000001（1）剥	100000（32）复
100111（39）无妄	111001（57）大畜	100001（33）颐	011110（30）大过
010010（18）坎	101101（45）离	001110（14）咸	011100（28）恒
001111（15）遯	111100（60）大壮	000101（5）晋	101000（40）明夷
101011（43）家人	110101（53）睽	001010（10）蹇	010100（20）解
110001（49）损	100011（39）益	111110（62）夬	011111（31）姤
000110（6）萃	011000（24）升	010110（22）困	011010（26）井
101110（46）革	011101（28）鼎	100100（38）震	001001（9）艮
001011（11）渐	110100（52）归妹	101100（44）丰	001101（13）旅
011011（27）巽	110110（54）兑	010011（19）涣	110010（50）节
110011（51）中孚	001100（12）小过	101010（42）既济	010101（21）未济

问：这样的六位数和卦形是什么关系呢？

答：上述二进制的 6 位数卦形，与通行本卦形只有两点区别。一是把卦形躺倒了。二是把阴爻改成了 0。所以还是比较方便玩玩儿。

问：为什么要"玩"呢？

答：我用"玩"字，不是有意不郑重。古人就是经常玩的。

《周易·系辞上传》说："是故，君子所居而安者，易之序也。所乐而玩者，爻之辞也。是故，君子居则观其象，而玩其辞；动则观其变，而玩其占。自天佑之，吉无不利。"

问："玩"字怎么讲呢？

答：最贴切的解释是"玩味"或"品玩"。至今比较常用这两个词，恐怕出自《易传》。"玩"大概不能理解为现代意义上的"研究"。应该是"体会""琢磨"的意思。说是"猜谜玩玩"，也不算歪曲。

不过，上引这段系辞所说"玩"的结果或目的倒很坦白——求老天保佑，图个吉利。

这样"玩"还能玩出科学来吗？

不过，第一句话值得说明一下。

那意思显然是说，爻之辞可以玩，卦之象可以玩，占的结果也可以玩，但卦序是不能动的。于是，2000 多年来，上述《易经》的卦序成为正统。这是因为《易传》专有"序卦"一篇，就是按上述卦序讲 64 卦的。

问：还有别的卦序吗？

答：有的。《周礼·春官》说："三易之法，一曰连山，二曰归藏，三曰周易。其经卦皆八，其别皆六十有四。"可知，那时六十四卦有三种卦序。

其实，《周易》的卦序本来也不一样。马王堆出土的《帛书周易》，64 卦的卦序完全另是一套。

问：《帛书周易》和今通行本《周易》在其他方面区别大吗？

答：区别很大。如 64 卦卦名多半不同。最重要卦名"乾"和"坤"，在《帛书周易》中叫"健"和"川"。卦辞和爻辞也有 700 多个字不同。其中也没有通行本的"彖""象""文言""说卦""序卦"等。还有多出来的，不讲了。

问：如此说来，不是很值得研究吗？

答：我们这样一个大国，自然应该有些人研究。不过，这是古史、古文化学者的事。研究它们也有意义。比如，开《周易》学术会议，有了这样的新资料，全世界的有关华人学者和个别外籍汉学家更愿意来。这就叫作传统文化的民族凝聚力。

然而，《帛书周易》的整理者，认为64卦的不同排列含有数学上的排列组合原理。他说："按照64卦的全排列推算可以得到64！种64卦的卦序。这说明我们祖先的组合数学思想起源很早，而且很丰富。"（邓球拍著《帛书周易校释》湖南出版社1996年第2版44页）如果真有64！种64卦的卦序，现在全世界的人每人都可以分得很多很多套。显然，这是现代人玩64卦玩出来的数学内涵。不懂排列组合的人，不会有这样的认识。更不能认为，《易经》的作者，是在研究数学的排列组合问题。

试看，《帛书周易》也和通行本《周易》一样有下面这段话：

"易与天地准，故能弥纶天地之道。

仰以观于天文，俯以察于地理，是故知幽明之故。原始反终，故知死生之说。精气为物，游魂为变，是故知鬼神之情状。"

问：此话怎讲呢？

答：换成现代语言，就是：

"《易经》是一种天地模型（或者说与天地同构），因而蕴含着天地间的一切道理。（圣人）仰观天文，俯察地理，所以知道阴间和阳世的缘故，人类生死的道理。精气化为万物，游走的灵魂决定着万物的变化，所以《易经》知道鬼神是怎么回事。"

看来《易经》占筮，比祈祷直接求鬼神保佑要先进一些。祈祷时鬼神是不会告诉结果的，占筮则可以占出结果来。

上述"玩"法，显然玩的还是迷信。古代学者中，连朱熹那样聪明的人，都认为"十翼"（即《易传》）是孔子所作。近代学者大都不认为《易传》出自孔子之手，我看至少此类玩法不是孔子的话。荀子说："善为《易》者不占"，又主张"天行有常，不为尧存，不为桀亡"，还要"制天命而用之"。上述玩法更不会出自荀子之口。

问：有无其他玩法呢？

答：下面换一种"玩"法。

首先玩玩64卦和二进制有无关系。

64卦的排列顺序显然不是按照2进位制的数值顺序排列的。只有自乾坤两卦开始，可以说有点其余62卦的卦值都在乾坤之间的意思。因此，说64卦暗含二进制原理，只是后人赋予它的。退一步讲，也只能说，只有在卦形变为完全规范的阴阳爻之后，才暗含二进制原理。古人发现的 64 卦顺序，体现二进制原理的是所谓"伏羲 64 卦次序"，可见于朱熹的《周易本义》。

再玩玩 64 卦之间最明显的关系。

一个比较明显的关系是：自屯卦开始，31 对卦形是两两对称的。比如，屯和否转 180 度，就分别变成蒙和泰了。

这种关系，前人已经发现，否则不会找出所谓经卦。

问：什么是经卦呢？

答：就是乾、坤、震、艮、坎、离、巽、兑。它们的卦形依次是：111 \ 000 \ 100 \ 001 \ 010 \ 101 \ 011 \ 110。

64 卦不过是 8 经卦重卦的结果。比如，乾卦自己重，还是乾卦；兑卦自己重还是兑卦。总之，经卦自己重，卦名是不变的。有的经卦重一下也不怕颠倒，比如乾坤坎离，颠来倒去还是乾坤坎离。其他四经卦自己一重就不能颠倒，否则就变了。因为很容易看出，不再说会变成什么。

至此可以看出，8 经卦中乾坤坎离又最重要。

8 经卦在上述 64 卦中是挨着的。如乾坤为第 1、2 卦，坎离为第 29、30 卦等。

还可以玩出其他规律。如朱熹的《周易本义》按阴阳爻多少分为五种情况。朱子还列举了古人玩出的其他规律，都不是什么深奥的东西，也说不上有多少科学价值，不再介绍。

古人如何借助卦形解释自然和社会现象呢？

最重要的一步，就是赋予 8 经卦各有一种特殊含义。就是：乾为天，坤为地、艮为山，兑为泽，震为雷，巽为风，坎为水，离为火。此种规定，见于《说卦传》。何以如此，当代青年会非常难以理解。即便有比较多的古代知识，大多也不可解。在我看来，只有坎的卦形和甲骨文的水字几乎同形，可以理解为什么它配水。其余均难想象。比如，三连为天，六断为地，无法想象。硬要想象，反过来还略有道理。所以《周易本义》的"八卦取象歌"干脆说："震仰盂，艮覆碗"。这两句倒有点"象"。

问题是，《易传》中的八卦取象到了任意想象的程度。

比如，《说卦传》第三章有：天地定位，山泽通气，雷风相薄，水火不相射，八卦相错，数往者顺，知来者逆；是故，易逆数也。

这是上文乾为天，坤为地、艮为山，兑为泽，震为雷，巽为风，坎为水，离为火的依据。

然而，《说卦传》第八章却说："乾为马，坤为牛，震为龙，巽为鸡，坎为豕，离为雉，艮为狗，兑为羊。"

第九章却说："乾为首，坤为腹，震为足，巽为股，坎为耳，离为目，艮为手，兑为口。"

第十一章更说："乾为天、为圜、为君、为父、为玉、为金、为寒、为冰、为大赤、为良马、为瘠马、为驳马、为木果；坤为地、为母、为布、为釜、为吝啬、为均、为子母牛、为大舆、为文、为众、为柄、其于地也为黑。"（以下从略）

如此无限附会，是略有头脑的人都不会认同的。

按一般写文章的标准要求，《易传》中——特别是《说卦》和《序卦》，也有不少水平很低的。然而，这样的东西却一直被奉若神明，居于六经之首二千年。这实在是中国思想史上很令人气短的事。

问：据说《易传》有"观象制器"之说，这也和科学技术无关吗？

答："观象制器"之说，见于《系辞传》，引几句如下：

"刳木为舟，剡木为楫，舟楫之利，以济不通，致远以利天下，盖取诸

涣。

服牛乘马，引重致远，以利天下，盖取诸随。

重门击柝，以待暴客，盖取诸豫。

断木为杵，掘地为臼，臼杵之利，万民以济，盖取诸小过。

弦木为弧，剡木为矢，弧矢之利，以威天下，盖取诸睽。"

以上共五句，说是圣人看到五个卦象发明了五种器物。

这五种器物是：舟楫、车马、柝（类似梆子）、杵臼、弓矢。

五卦的构成分别是：涣卦——巽上坎下；随卦——兑上震下；豫卦——震上坤下；小过——震上艮下；睽卦——离上兑下。换成八卦的象则是：涣卦——风上水下；随卦——泽上雷下；豫卦——雷上地下；小过——雷上山下；睽卦——火上泽下。

现代人大概怎么也想不到如何取象。其中最好想象的是涣卦。但是由"风上水下"还是不好联想到舟楫。不过《说卦传》又说巽属木，于是风上水下就变成了"木上水下"，这就提醒圣人发明在水上走的船了。若问：

211

为什么圣人不是看到木头在水上漂浮直接发明舟楫，非要看到涣卦绕很多弯子才发明呢？况且巽到底象风还是属木呢？古人不会这样批评，因为《易传》是孔圣人作的。至于为什么同是《易传》，《系辞》却和《说卦》矛盾，仔细追究的人就更少了。

总之，所谓"观象制器"，不过是后人极其牵强附会之说。上述器物的发明和所谓卦象没有关系。靠这样的思维，不可能有什么技术发明。

问：最后，可以介绍一两本最值得读的"易学"著作吗？

答：我认为，如果求其真，最好读李镜池先生的《周易探源》。如果求其用而且可以同时从中看到对《周易》比较理性的认识和评价，最好读章秋农著《周易占筮学——读筮占技术研究》。我认为，此书不但是近二、三十年来写得最好的，也是二千年来很少见的。只是，在我看来，章先生还是对《周易》做了过高的评价。

不过，要想对这两本书有比较真确的理解，还是要预先比较熟悉《周易》原文。当然，靠它们引路，对照原文理解也可以。

相信以上拙见对有心进一步了解《周易》的朋友有所帮助。

参考文献：

1 常秉义：《周易与中医》，中国友谊出版公司，2002 年第 1 版。

2 杨 力：《周易与中医学》，北京科学技术出版社，2003 年第 3 版。

3 邓球拍：《帛书周易校释增订本》，湖南出版社，1996 年第 2 版。

第九章　道家、道教和《内经》

道家和道教并非完全一脉相承。近来有关专家甚至说道教与儒家、阴阳家关系更密切，再追溯道教源于原始的巫教。然而，道教既不尊孔丘为天师，也不说邹衍是道尊，一定要把老子抬出来奉为教主，其余墨、法、名各家的创始人更不考虑。这一点，说明老庄思想总是使道教更感兴趣。哲学史界最聚讼纷纭的古代哲学问题是《道德经》及其作者。本节把道家、道教和《内经》一起说，有难处。所以先说明两点。

1. 本节不是专门研究道家和道教，而是看它们与《内经》有何关系。分析问题主要从《内经》出发，与《内经》基本无关的内容不谈。

2. 专家们对老子其书、其人看法分歧很大，但是，对汉初尚黄老这一点，看法却是大体一致的。这是《内经》时代的重要思想背景之一。本节先从这个较公认的出发点说起。

一、道家思想和《内经》体系

道家在西汉前半期，明显受统治者提倡的事实，只需听司马迁父子怎样说就够了。太史公自序述六家指要，道家殿后。若审其意，则唯有对道家有褒无贬，完全是集众家之长，无美不备。原话如下：

"道家使人精神专一，动合无形，赡足万物。其为术也，因阴阳之大顺，采儒墨之善，撮名法之要，与时迁移，应物变化，立俗施事，无所不宜。指约而易操，事少而功多。"

看来，所谓汉初尚黄老的实质，竟是在道家的旗帜下来了一番诸子百家学术大汇合。道家在春秋战国原不如其他五家显贵，那时最为统治者重视的依次是儒、墨、道、法、名、阴阳。真正促成大一统的乃是法家。法家讲人定胜天，和道家正相反。岂知"法家严而少恩"，严刑苛法使秦王朝迅速崩溃。反者道之动。道家由隐而显是汉初政治的需要，也是事物发展规律。不过，其余诸家并不甘寂寞，儒家尤其跃跃欲试，多次与道家争锋。司马迁说："世之学老子者，则黜儒学，儒学亦黜老子。"（《史记·老子韩非列传》）这场斗争持续到文帝时，仍以道家占绝对优势。学术上的原因就是儒家学说的学术内容这时还太朴素、太单薄。到武帝时，董仲舒全面吸收阴阳五行学说，彻底改造了儒家思想。这种新儒学不仅能很直接地为汉家受命于天服务，而且学术气息——用阴阳五行论证的严密程度也超过了道家。此后，儒家独尊，直至近代前都是封建统治的正统思想。至于法家（刑名）之学，则汉初也实际上在采用，不过口号喊得不响罢了。

以上是汉初道家的地位及其与儒、法、阴阳各家的关系简介。道家盛行了一百年左右，此后的地位也仅次于儒。在这种社会思想背景下出现的各种学术著作必然有明显的道家痕迹。

汉以前道家的代表作是《道德经》和《庄子》。到了西汉，可以说大部分子书都带有道家气息了。越是部头儿大的名著，道家味儿越浓。所以，要讲道家思想和《内经》的关系，除与《道德经》《庄子》比较之外，亦不能完全不参考汉代有关著作。

1. 政治思想方面

道家和儒家都崇古。儒家说越古圣人越高明；礼乐制度越完善；社会越讲仁义、讲文明。道家崇古则为了"绝圣弃智""绝仁弃义"，使人们"见素抱朴，少私寡欲"。

按：《道德经》第十九章说："绝圣弃智，民利百倍；绝仁弃义，民复孝慈；绝巧弃利，盗贼无有。此三者以为文不足，故令有所属。见素抱朴，少思寡欲。"

《内经》径直为"见素抱朴，少私寡欲"做注脚，说"上古圣人之教下也……各从其欲，皆得所愿……高下不相慕，其民故曰朴。"（《素1》）怎样使人返璞归真呢？老子主张："古之善为道者，非以明民，将以愚之。民之难治，以其智多。故以智治国，国之贼；不以智治国，国之福。"（《道德经》五十六章）《内经》不直接讲政治，却说世风日下"今时之人不然也，以酒为浆，以妄为常，醉以入房，以欲竭其精，以耗散其真，不知持满，不时御神，务快其心，逆于生乐，起居无节，故半百而衰也。"（《素1》）人们不能长寿，是闻见和嗜欲太多了。

2. 养生思想方面

《内经》说："智者之养生也，必顺四时，而适寒暑，和喜怒而安居

处，节阴阳而调刚柔，如是则僻邪不至，长生久视。"（《灵8》）

《道德经》说："人法地，地法天，天法道，道法自然。""是谓深根固蒂，长生久视之道。"

3. 关于真人、至人、圣人、贤人

四种人（神）的说法见于现《素问》第一篇末段。这种系统说法不见于道家之外。儒家的最尊称呼叫"圣人"，在《内经》中屈居三等，一等人是"真人"。后来，这个名号成为高明道士的尊称。如孙思邈被称为"孙真人"，他身兼道、医两家，都可以当此尊号。下面把战国秦汉论真人、至人等较系统者摘如下。读者与《内经》对看，自能体会各家源流。

《道德经·五十章》："盖闻善摄生者陆行不遇兕虎，入军不被甲兵。兕无所投其角，虎无所措其爪，兵无所容其刃。夫何故？以其无死地也。"

《老子》中还没有这种人的专门称号。

按：《老子》中"圣人"约28见。如何解释其中圣人出现频率如此之高呢？"善摄生者"是否属于圣人呢？我看这是《道德经》或《老子》成书时（按：我同意《道德经》或《老子》成书于西汉初）圣人已经不是儒家的专利，而且这时真人、至人之说，也不再是道家的专利。不过，今本《老子》第一次出现的圣人，还是道家本色。

即："圣人处无为之事，行不言之教；万物作而弗始，生而弗有，为而弗恃，功成而不居。夫唯弗居，是以不去。"

遍查《老子》中其他圣人说，均与无为思想不矛盾。

据此，圣人也是善摄生的。

《庄子·大宗师》："至人无己，神人无功，圣人无名。""古之真人不逆寡、不雄成……入水不濡，入火不热……不以心损道，不以人助天，是之谓真人。"

《庄子·达生篇》："至人潜行无窒，蹈火不热，行乎万物之上而不栗。"

《庄子·齐物论》："古之人，其知有所至矣，恶乎至？有为未始有物者，至矣，尽矣，不可以加矣！其次以为有物矣，而未始有封也。其次以为有封焉，而未始有是非也。"

《庄子》有了真人、至人、神人、圣人之说。对真人、至人说得最多。

按：此说不确，请参看《〈内经时代〉补注》关于此处的补注。

《淮南子·俶真训》："古之真人，立于天地之本，中至优游，抱德炀和。而万物杂累焉，孰肯解构人间之事，以物烦其性命乎。……是故与至人居，使家忘贫，使王公简其富贵而乐卑贱，勇者丧其气，贪者消其欲。坐而不教，立而不议，虚而往者实而归，故不言而能饮人以和，是故至道无为。"

《淮南子·本经训》："神明藏于无形，精神反于至真，则目明而不以视，耳聪而不以听，心条达而不以思虑。委而弗为，和而弗矜，冥性命之情，而智故不得杂焉。精泄于目，则其视明，在于耳则其听聪，留于口则其言当，集于心则其虑通。故闭四关则身无患，百节莫苑，莫死莫生，莫虚莫盈，是谓真人。"

《淮南子》着重讲真人、至人，发挥很多。

《荀子·解蔽》："夫微者至人也。至人也，何强、何忍、何危！故浊明外景，清明内景。圣人纵其欲，兼其情而制焉者，理矣。夫何强、何忍、何危！故仁者之行道也，无为也；圣人之行道也，无强也。仁者之思也，恭；圣人之思也，乐。此治心之道也。"

老子、庄子是道家之宗。《淮南子》多述道家之言。荀子是儒家，故他把圣人抬到与至人平等的地位，甚至高于至人。

4. 关于恬憺虚无、持满、持虚

恬憺虚无是"无为"思想在养生方面的引申。持满、持虚是一种思想的两个方面，即守如"持满"，受如"持虚"。道家及《内经》多讲持满。持虚在《内经》中转变用法，意指正虚而邪易入。

《内经》讲恬憺处，至少如下：

"恬憺虚无"，"以恬愉为务"；（《素1》）

"乐恬憺之能"；（《素5》）

"此恬憺之世"；（《素13》）

"恬憺无为，乃能行气"。（《灵68》）

按：《道德经》中的类似思想随处可见。其中"无为"13见，但"恬淡"仅1见于第三十一章。

《庄子·刻意》篇对恬淡无为有详细发挥：

"夫恬淡寂漠，虚无无为，此天地之平而道德之质也。故曰：圣人休休焉则平易矣。平易则恬淡矣。平易恬淡，则忧患不能入，邪气不能袭，故其德全而神不亏。故曰：圣人之生也天行，其死也物化。静而与阴同德，动而与阳同波。不为福先，不为祸始。感而后应，迫而后动，不得已而后起。去知与故，遁天之理。故无天灾，无物累，无人非，无鬼责。其生若浮，其死若休。不思虑，不豫谋。光矣而不耀，信矣而不期。其寝不梦，其觉无忧。其神纯粹，其魂不罢。虚无恬淡，乃合天德。故曰：悲乐者，德之邪也；喜怒者，道之过也；好恶者，德之失也。故心不忧乐，德之至也；一而不变，静之至也；无所于忤，虚之至也；不与物交，淡之至也；无所于逆，粹之至也。故曰：形劳而不休则弊，精用而不已则劳，劳则竭。水之性，不杂则清，莫动则平；郁闭而不流，亦不能清；天德之象也。故曰：纯粹而不杂，静一而不变，淡而无为，动而以天行，此养神之道也。"

按：《庄子》中"恬淡"约7见，上述引文中即4见。其余集中在《庄子·外篇·天道第十三》。其中既讲治人，也讲治身。

"天道运而无所积，故万物成；帝道运而无所积，故天下归；圣道运而无所积，故海内服。明于天，通于圣，六通四辟于帝王之德者，其自为也，昧然无不静者矣！圣人之静也，非曰静也善，故静也。万物无足以铙心者，故静也。水静则明烛须眉，平中准，大匠取法焉。水静犹明，而况精神圣人之心静乎！天地之鉴也，万物之镜也。夫虚静恬淡寂漠无为者，天地之平而道德之至也。故帝王圣人休焉。休则虚，虚则实，实则伦矣。虚则静，静则动，动则得矣。静则无为。无为也，则任事者责矣。无为则俞俞。俞俞者，忧患不能处，年寿长矣。夫虚静恬淡寂漠无为者，万物之本也。明此以南乡，尧之为君也；明此以北面，舜之为臣也。以此处上，帝王天子之德也；以此处下，玄圣素王之道也。以此退居而闲游，江海山林之士服；以此进为而抚世，则功大名显而天下一也。静而圣，动而王，无为也而尊，朴素而天下莫能与之争美。夫明白于天地之德者，此之谓大本大宗，与天和者也。所以均调天下，与人和者也。与人和者，谓之人乐；与天和者，谓之天乐。庄子曰：吾师乎，吾师乎！齑万物而不为戾；泽及万世而不为仁；长于上古而不为寿；覆载天地、刻雕众形而不为巧。此之谓天乐。故曰：知天乐者，其生也天行，其死也物化。静而与阴同德，动而与阳同波。故知天乐者，无天怨，无人非，无物累，无鬼责。故曰：其动也天，其静也地，一心定而王天下；其鬼不崇，其魂不疲，一心定而万物服。言以虚静推于天地，通于万物，此之谓天乐。天乐者，圣人之心以畜天下也。"

"无为"思想后来也被儒家改造吸收。儒家讲处君位可以"无为"，即

"君逸""臣劳"的意思。这种思想在董仲舒那里发挥较全面,但亦可见于早期著作如:

"无为者,帝。为而无以为者,王。为而不贵者,霸。不自以为所贵,则君道也,贵而不过度,则臣道也。"《管子·乘马第五》

"持满者与天,安危者与人。失天之度,虽满必涸;上下不和,虽安必危。"《管子·形势第二》

《管子》一书,其杂有过于《淮南子》,故亦有道家语。

5. 关于"道"

《内经》把阴阳、五行、四时之道说成是天地之道。道家怎么说呢?老子讲"道"说得很多、很玄。其中最简明的说法是:"有物混成,先天地生,寂兮寥兮,独立而不改,周行而不殆。可以为天下母。吾不知其名,字之曰道,强名之曰大。"(二十五章)又说:"道生一,一生二,二生三,三生万物。万物负阴而抱阳,冲气以为和。"(四十二章)综合这两段,是说道派生的阴阳可以统帅天地万物。

再看《庄子》怎么说。

"天地者,万物之父母也,合则成体,散则成始。"(达生篇)

"阴阳四时运行,各得其序,惛然若亡而存。"(秋水篇)

总之,早期道家还不把阴阳说成"道",亦不取五行说。

《庄子》中也有讨论病例的记载,文甚繁,不录。其余与《内经》精神相吻合的句段还有些,为免读者生厌,不再对举。

按: 当代人很常用的"卫生"一词,似乎最早见于《庄子·杂篇·庚桑楚》。有关论述如下:

南荣趎曰:"里人有病,里人问之,病者能言其病,然其病病者犹未病也。若趎之闻大道,譬犹饮药以加病也。趎愿闻卫生之经而已矣。"老子曰:"卫生之经,能抱一乎!能勿失乎!能无卜筮而知吉凶乎!能止乎!能已乎!能舍诸人而求诸己乎!能翛然乎!能侗然乎!能儿子乎!儿子终日嗥而嗌不嗄,和之至也;终日握而手不掜,共其德也;终日视而目不瞬,偏不在外也。行不知所之,居不知所为,与物委蛇而同其波。是卫生之经已。"南荣趎曰:"然则是至人之德已乎?"曰:"非也。是乃所谓冰解冻释者。夫至人者,相与交食乎地而交乐乎天,不以人物利害相撄,不相与为怪,不相与为谋,不相与为事,翛然而往,侗然而来。是谓卫生之经已。"曰:"然则是至乎?"曰:"未也。吾固告汝曰:'能儿子乎!'儿子动不知所为，行不知所之，身若槁木之枝而心若死灰。若是者，祸亦不至，福亦不来。祸福无有，恶有人灾也！"

谁把"道"进一步演绎与五行四时合而成为天地万物之道呢？最早发挥这种道论的是韩非。其书《解老篇》这样说：

"道者，万物所然也，万理之所稽也。理者，成物之文也；道者，万物之所以成也。故曰：道，理之者也。物有理不可以相薄，故理之为物之制。万物各异理，而道尽稽万物之理，故不得不化，不得无化；故无常操，无常操是以死生气禀焉，万智斟酌焉，万事废兴焉。天得之以高，地得之以藏，维斗得之以成其位，日月得之以恒其光，五常得之以常其位，列星得之以端其行，四时得之以御其变气，轩辕得之以擅四方，赤松得之与天地统，圣人得之以成文章。道与尧舜俱智，与接舆俱狂，与桀纣俱灭，与汤武俱昌。以为近乎，游于四极，以为远乎，常在吾侧，以为暗乎，其光昭昭，以为明乎，其物冥冥……万物得之以死，得之以生，万物得之以败，得之以成。"

韩非也许比庄子的发挥更好些。如果把这里的"道"等同于阴阳，则《内经》的阴阳之道就完成了。这一飞跃是在《易传》中完成的。"一阴一阳之谓道"，应该是韩非子思想的进一步发展。

道家思想可以用"法自然"三字概括。老子就说过："道法自然"。若把《内经》思想集其大要也可用"法自然"三字概括。只是随着时代和学术的演变，人们总想弄清楚自然的规律。故后来引进阴阳、五行以推演自然界的各种变化，又辅以"天人相应"看人怎样法自然。更借助当时的天文、地理、军事、机械等科学技术方面的术语为说。各种迷信术数当时也被视为学问，又多谈人生的吉凶、祸福，自然要用来说理。问题日益复杂了，很需要统一。由于儒家原是显学，人才很多，他们占有的古今知识（资料）也最多，最后能把百家之说融为一体的，只能是儒家。此后只有道家尚能以宗教形式独存，其他各家便都成为儒家思想的一个部分，不能再独立存在了。这主要就学术而言。造成这种结果的政治因素，自然起着莫大的直接作用。我们不能仅从字面揣测，说"法自然"就是"尊重自然规律"。古代唯物思想的不彻底性，很容易向唯心方面转化而成为"自然法道"。真人可与天地同寿，即是明证。

二、道教思想与《内经》思想比较

道教是中国土生土长的宗教。它成型时期很晚。东汉顺帝（公元125～144年）在位时，张陵倡导五斗米道，奉老子为教主，以《老子五千言》为主要经典，具备了宗教的基本要素。汉末的黄巾起义就是道教的一个重要派别发起的。道教能号召一般人信奉，有两种吸引人的东西。一是讲修炼吐纳得道成仙，二是炼出黄金白银致富或炼出丹药服食。这两方面都与医学有些关系。所以道家与医家不但基本思想相通，不少术语也相同。道家演变为宗教之后，在较长时期内不很得势（汉末的农民起义使统治阶级不放心）。到了唐代，道教一跃而与外来的佛教并列，甚至更受尊崇。唐高宗在位时（公元650～683年），把道教教主老子说成自己的祖先，给他"太上玄元皇帝"的尊号，命各州建道观一所。玄宗时（公元712～756年）更明令士庶家藏《老子》一本，又专门设立道教学校，把《老子》《庄子》《列子》等奉为"真经"教授。《道藏》——道家经典的总集也在这时开始编定。这样，我们便可明白自号启玄子"弱龄慕道"的王冰，为什么能在唐代出现并采秘本，重编《内经》，一直流传至今了。现本《内经》显然把道家思想排在最前面。

本书名为《内经时代》，不想把这一时代的下限拖至唐代。但有必要与早期道士的思想进行一下比较。《抱朴子》成书于晋代，本节引道教书至此为止。

（一）《太平清领经》与《内经》

现存较可靠的东汉道教书为《太平清领经》。该书约成于东汉中期，现有中华书局1979年版校本。略摘其与《内经》有关的几个方面如下：

1. 元气与神

"夫物始于元气。""人有气则有神，有神则有气，神去则气绝，气亡则神去。故无神亦死，无气亦死。"

2、宇宙起源

"天地未分，初起之时，乃无有上下日月三光。上下洞冥，洞冥无有分理。其中自有上下、左右、表里、阴阳，俱相持而不分别。"（《经卷119》）

3. 阳尊阴卑

"阴阳男女者，本元气之所始起，阴阳之门户也。"

"阳乃天也，君也。阴乃地也，臣也。"（《阳尊阴卑诀138》）

4. 阴阳分太少

"东方为少阳，君之始生也，故出于东方也。南方为太阳，君之盛明也。少阳为君之家，乃父母，太阳为君之身，君之位也。""少阴为臣，臣者以义屈折，伏于太阳。""少阳者畏少阴"，"太阳畏太阴"。（《太平经合校·卷69》）

5. 重火的五行说

"天常谶格法，以南方固为君也。……火在南方为君，太阳在南方为君，四时盛夏在南方为君。五祀，灶在南方为君。五藏，心在南方为君。君者，法常衣赤，火之行也。"

6. 干支配五行

"甲，天也，王者之本位也，心星……火也。"

"丙为火之长，最其大明者也，君之位也。"

"甲者以寅为家，乙者以卯为家，丙者以午为家，丁者以巳为家，戊者以辰戌为家，己者以丑未为家，庚者以申为家，辛者以酉为家，壬者以子为家，癸者以亥为家。故天道者反行治也。地道者，止也。……十二支各属其处，不随十干而行也。"

7. 灸刺

"灸刺者所以调安三百六十脉，通阴阳之气而除害也。三百六十脉者，应一岁三百六十日，日一脉持事，应四时五行而动，出外周旋身上，总于头顶，内系于脏。衰盛应四时而动移。有疾则不应，度数往来失常，或结或伤，或顺或逆，故当治之。灸者，太阳之精，公正之明也；所以察奸除恶害也。针者，少阴之精也，太白之光，所以用义斩伐也。治百中百，治十中十，此得天经脉谶书也。实与脉相应，则神为其驱使。治十中九失一，与阴脉相应，精为其驱使，治十中八，人道书也。人意为其使。过此而下，不可以治疾也，反或伤神。甲脉有病反治乙，名为恍惚，不知脉独伤绝。故欲乐知天道神不神，相应与不也，直置一病人前，名为脉本文。比若书经道本文也。今众贤围而议其病，或有长于上，或有长于下，三百六十脉，各有可睹，最其行事常所长，而治诀者以记之。"

《太平清领经》之基本思想与《内经》颇同，略摘如上，不需解释。三百六十脉之说亦非道家故意立异，东汉必有持此说者。"元气"和重火的五行思想与《内经》稍异。《后汉书》说《太平清领经》专以奉天地顺五行为本。"其言以阴阳五行为家，而多巫觋杂说。"可见，处同一时代的著作相同处何其多。

（二）《关尹子》与《内经》

《关尹子》论五行处最多。其生克顺序多与《内经》同。亦有不同处，即重火思想。把精、魄、神、魂配五行，则与《内经》仿佛。摘一段如下：

"精者水，魄者金，神者火，魂者木。精主水，魄主金，金生水，故精者魄藏之。神主火，魂主木，木生火，故神者魂藏之。唯火之为物能熔金而销之，能燔木而烧之。"

此段只见四行，且火之用最大。后来关于精、神、魄、意、志之说约亦与此有关。

（三）《列子》与《内经》

1. 阴阳五行说

"天地之道，非阴则阳。"

"昔圣人因阴阳以统天地。夫有形者生于无形，则天地安从生。故曰，有太易，有太初，有太始，有太素。太易者未见气也。太初者气之始也。太始者形之始也，太素者质之始也。"

"常生常化者，无时不生，无时不化，阴阳尔，四时尔。"（《天瑞第一》）

《列子》为晋代伪书。其论阴阳欲以道家之说统帅之，但亦颇有发明。又与《易》说相糅合，用心良苦。后世道士不能及。《列子》之文颇类《庄子》，虽多寓言，亦可见其思想。

2. 说梦

"盈虚消息皆通于天地，应于物类。故阴气壮则梦涉大水而恐惧。阳气壮则梦涉大火而燔焫。阴阳俱壮则梦生杀。甚饱则梦与，甚饥则梦取。是以以浮虚为疾者则梦扬，以沉实为疾者则梦溺。藉带而寝则梦蛇，飞鸟衔发则梦飞。将阴梦火，将疾梦食。神遇为梦，形接为事，故昼想夜梦。"（《周穆王·第三》）

此段与《灵43》有数句一字不差，与《素17、80》的梦说亦相通。它书均不见。若《列子》说在前，则《灵43》必为晋以后成篇。

3. 五脏开窍

"废其心，则口不能言，废其肝则目不能视，废其肾则足不能步。"（《汤问第五》）

（四）《周易参同契》与《内经》

此书近来颇受重视，主要是其中讲的炼丹术得到西方化学史家的高度评价。中国古代学者（不仅道士）看中此书的也颇多，主要原因是全书多借《易》理说话。朱熹即曾注此书，并深得其旨趣。此书蒙过不少俗儒，误以为是儒家书。今本文字甚佳，虽不比《庄子》《列子》之汪洋恣肆，却继承了《老子》简括、含蓄的韵味。然今日青年读起来，无异于天书。若非专门研究道教思想，尽可不读。欲读懂此书有何诀窍？略指其四点：（1）全书说理仍以阴阳五行为根本。（2）阴阳五行多借用《易》理为术语。(3)《易》理既用以说明一日、一月、一年之变化，又用以说明人体构造与生理，还用以比附丹炉烧炼之原理。故论修炼可同时讲吐纳及丹法。（4）有些道家术语往往与儒家、医家不同。

以《内经》与《参同契》比较，可得出以下简单结论。

（1）《内经》的阴阳、五行、天人相应说以五行生克为主。直接用《易》理处几乎没有。间接用者不多而且不很成功，前已有专节论及。（2）《参同契》用阴阳五行，以道教化的《易》学阴阳说为主，而以五行生克为辅。其中"天人相应"说也不像《内经》那样附会太甚。故两书说理之具大略相同，而着力轻重有异。一为道家书，一为医家书，虽成于同一时代，同中有异，亦是常态。

今试以现代语言解其一二重要段落，便可知。

原文："乾坤者，易之门户，众卦之父母，坎离匡郭，运毂正轴，牝牡四卦，以为橐龠。"

释文：前七字采自《周易·系辞》。意思是说八卦中的乾坤两卦是《易》经六十四卦的基础。懂得乾坤表示一阴一阳之道，就算摸到解《易》的门户。坎离两卦限定水火的征象，阴阳推演便由此辗转不停。以上四卦二阴二阳，宇宙万物便由此而生。橐龠是皮革作的鼓风器具。《道德经》说："天地之间，其犹橐龠乎？虚而不诎，动而愈出。"意指天地间的动静变化象橐龠的鼓动呼吸。把四卦的作用比作橐龠是道家本色。

原文："朔旦屯直事，至暮蒙当受。昼夜各一卦，用之依次序。"

释文：朔旦指每月第一日的早晨，屯是六十四卦之三，除乾坤两卦外它是第一卦。故六十卦（上段四卦已总括易理，不配日）配一月。自屯开始，昼夜各配一卦，依次排列六十卦共配三十日。

原文："春夏居内体，从子到辰巳，秋冬当外用，自午讫戌亥。赏罚应春秋，昏明顺寒暑，爻辞有仁义，随时发喜怒，如是应四时，五行得其理。"

释文：此段总意思近于《内经》"春夏养阳，秋冬养阴"。"内体""外用"应是养阳，养阴之义，但借助十二支配十二月，说得更细。子月为冬至所在月，此月一阳生。此后至六月阳气隆盛，故此时养生，顺自然应养阳。此段只是讲四时阴阳变化，不必强牵卦辞。用五行说解释更方便，故最后两句不得不说四时应五行之理。亦可将十二支解作一日十二时，但主要为说明四时。《灵枢》有顺气一日分为四时之说，义同此。

原文："坎戊月精，离己日光，日月为易，刚柔相当。土王四季，罗络始终，青赤白黑，各居一方，皆禀中宫，戊己之功。"

释文：这实际上是通过一幅图把《易》中的主要四卦与天干、四季、五行拉到一起，见下图：

```
              甲  乙
              木春青
              坤（木）
  丙火                      水壬
夏日离  己      戊  坎月冬
丁赤                        黑癸
              乾（金）
              金秋白
              庚  辛
```

或有以别图强解此句者，均不可一通百通。

总之，《参同契》虽用《易》语多，若全弃五行便不能言"中"。八卦可以象天地、象人体、象丹炉，六十四卦亦然。而天、人、炉不能只是外壳，变化必在其中。有中必须引进土，方好说话。《说卦》中已有八卦归类，但仍不便于配四时、五行。一部《参同契》不过是阴阳五行修炼诀。至于每段必引《易》理、卦象、爻辞解释，不但古代专家解不通，原书作者本人亦觉难。即如前面每月三十日与六十卦相配。此仅适用于360日法，即每月只能30日。自然界不是总迁就《易》，古人用《易》解释某些自然现象是时代的限制。解释多少算多少。硬要全说清，只有两个办法，一是随心所欲、任意瞎说，不顾前后矛盾。二是烦琐引证，最后是自己说不清楚，别人听不明白。然而，它讲一阴一阳之谓道总不差。若欲完全以哲理说科学，自今日亦曰不可。

《参同契》的思想还是比较深邃的。由此以下均是道教的末流，谈不上什么学术了。

（五）《抱朴子》与《内经》

1. 阴阳五行说

"大神仙之人也，能调和阴阳。"（《金丹卷四》）

"宜知房中之术，所以尔者，不知阴阳之术，屡为劳损，则行气难得力也。"（《至理卷五》）阴阳术即是房中术。

"一日一夜有十二时，其从半夜以至日中六时为生气，午后以至夜半六时为死气。"（《释滞卷八》）

"天地为物之大者，九圣共成《易经》，足以弥纶阴阳，不可复加也。"（《释滞卷第八》）下接批评五经语，文甚多。

"子午属庚、卯酉属己、寅申属戊、丑未属辛、辰戌属丙、巳亥属丁，一言得之者宫与土也，三言得之者徵与火也……九言得之者，角与木也，若本命属土，不宜服青色药……以五行之义，木克土……金克木故也。"（《仙药第十一卷》）

"五味入口不欲偏多。故酸多伤脾，苦多伤肺，辣多伤肝，咸多则伤心，甘多则伤肾。此五行自然之理也。"（《极言第十三》）

"春向东食岁星青气，使入肝，夏服荧惑赤气，使入心，四季之月食镇星黄气，使入脾，秋食太白白气，使入肺，冬服辰星黑气，使入肾。"

"或问不寒之道，抱朴子曰：或以立冬之日服六丙、六丁之符……或问不热之道，抱朴子曰：或以立夏日服六壬、六癸之符。"

"老君真形者，思之姓李名聃，字伯阳。身长九尺。黄色衣，嘴隆鼻秀，眉长五寸，耳长七寸，额有三理上下彻，足有八卦……从黄童百二十人。左有十二青龙，右有二十六白虎，前有二十四朱雀，后有七十二玄武。"

"仙人入瘟疫秘禁法。思其身为五玉，五玉者随四时之色。春色青、夏赤、四季月黄、秋白、冬黑。……又思五脏之气从两目出，周身如云雾，肝青气，肺白气，脾黄气，肾黑气，心赤气。五色纷错则可与疫病者同床也。"（《杂应第十五》）

"大忌不可以甲乙寅卯之岁，正月二月入东岳；不以丙丁己午之岁，四月五月入南岳；不以庚辛申酉之岁，七月八月入西岳；不以戊己之岁，四季之月入中岳；不以壬癸亥子之岁，十月十一月入北岳。"

"天地之情状，阴阳之吉凶，茫茫乎其亦难详也，吾亦不必谓之有，又亦不敢保其无也。"

"甲者木也，午者火也，乙亦木也，巳亦火也。火生于木故也。……他皆仿此。"（《登涉第十七》）

"天下不可以经时无日，不可以一旦无火。"（《外逸民第二》）

2.《抱朴子》的方药知识

"古之初为道者，莫不兼修医术，以救近祸。"（《杂应第十五》）

"今医家通明肾气之丸，内补五络之散，骨填枸杞之煎，黄芪建中之汤，将服之者皆致肥丁。漆叶、青蓁凡弊之草，樊阿服之，得寿二百岁，而耳目聪明，犹能持针以治病。……理中四顺，可以救霍乱；款冬、紫苑可以治咳逆。萑芦、贯众之杀九虫；当归、芍药之止绞痛；蓁胶、独活之除八风；菖蒲、干姜之止痹湿；菟丝、苁蓉之补虚乏；甘遂、葶苈之逐痰癖；栝蒌、黄连之愈消渴；茅茛、甘草之解百毒；芦如益热之护众创；麻黄、大青之主伤寒。"（至理卷五）

方药知识仅摘此一段，与《内经》关系不大。但由此可知道士多通医术。《本经》分药物为三品，则是葛洪前之道家影响。《抱朴子》论医多贬医，惟语甚朴实。

《抱朴子·内篇》文章说得过去，义理之鄙薄实无足取。强取其长则唯有批判五经不能尽赅道理，是玄学家的勇气。惜去儒入道则荒谬更甚。论阴阳之道《抱朴子》完全失真，而以房中采补代之，故不多摘。其余道术均系五行生克的变种。此外根本无所谓哲理。外篇又回到世俗儒学，识见甚浅，仅可嗅出玄学之风。

第十章 《内经》与卜筮、巫祝、风角、星占

中国发现最早的有系统文字是甲骨文，它基本上是记录占卜的。由这一基本事实不难看出，在人类文化发祥期，现代意义上的学术与迷信混杂得多么厉害。迷信思想及其各种表现形式，曾有过与科学同步发展的历史。这毫不奇怪。即使到春秋末，在注重人事，罕言怪力乱神，颇有些反宗教精神的儒家学问里面，又何尝不是掺杂着大量迷信内容呢？自然科学方面也是这样，以上各节多少有过说明。就全世界范围而言，自然科学与宗教、神学、迷信术数分道扬镳，也只是近两百多年来的事。

至迟在春秋早期，龟卜、蓍筮、巫祝、占梦，这四种求神鬼示吉凶的迷信术数就同时受到最高统治者的信任。战国时期，大约已产生了中国古代各种迷信术数的雏形。看一下《汉书·艺文志》即可知道，西汉时，占卜、蓍筮、相术、降妖、求雨、占梦、望气、堪舆、符瑞、风角、星占等已无所不有。这些术数集中在阴阳、五行、历谱、杂占四家。故《艺文志》说："五行之序乱，五星之变作，皆出于律历之数而分为一者也。其法亦起五德终始，推其极则无不至。而小数家（即迷信术数家——本节注）因此以为吉凶而行于世，寖以相乱。"太史公说阴阳家多忌讳，使人拘而多畏，或意指这种学说常被迷信术数利用吧！

从理性上讲，迷信术数本来不攻自破。求之社会实际则不然。汉武帝有意利用这一点。《史记·日者列传》说他"聚会占家问之，某日可取妇乎？五行家曰可，堪舆家曰不可，建除家曰不吉，丛辰家曰大凶，历家曰小凶，天人家曰小吉，大一家曰大吉。辩讼不决，以状闻。制曰：'避诸死忌，以五行为主。'人取五行者也。"以五行家为主和儒家独尊的思想背景是一样的。

上面的话，意在说明《内经》中有迷信术数内容完全是正常现象。如果一点也没有，那倒是怪事。现代医家都耻于同迷信术数家并列了。古人并不这样看。孙思邈就说："医方、卜筮，艺能之难精也。"他主张大医要学习阴阳禄命、风角、星占、六壬、八卦。下面分别列举《内经》的有关内容，并与同时代的其他文献作一简单比较。

一、《易》的引用

第八节说过，《内经》未引《易经》一语，可能不太确切。《素15》有"易，重阳死，重阴死"。这七个字值得怀疑。它们不见于现《周易》。注家亦多不据《易》解释。是否从当时流行过的卜筮书中来，待考。若说这是《内经》对《易传》的发挥，自然也说得通。

二、关于巫祝

《内经》三处提到巫祝。一在《素13》，意思是说上古治病"可祝由而已"，当今治病，"祝由不能已"。不提倡祝由治病，亦未正面批判。

巫祝在汉代的势力虽不如战国及以前大，皇帝患病也还请他们。汉武帝践位十一年，"病鼎湖甚，巫医无所不致，不愈"，便是明证。这次病愈，终于还是靠了一位巫。其真相连司马迁父子也说不清。

《灵73》有关祝由的原话是："疾毒言语轻人者，可使唾痈咒病。"不知《内经》时代是否真如此选人传道，但可从中悟出"言语轻人"实在可畏。扁鹊早已坚持信巫不信医者不治。可是，古代的太医院直到清初才取消咒禁科，真不知古之医与古之巫怎样共事。大概是扁鹊的话有漏洞，他没说既信巫又信医者治不治。

《灵58》讲祝由可以治病，意思与《素13》同。

按：《灵58》颇简短明白，全文录下供参考。从中可以看出，《内经》作者坚决不承认鬼神致病。但是，由于不能理解祝由等术数的心理治疗作用，古人也不能解释巫祝为什么有时有效。

贼风第五十八

黄帝曰：夫子言贼风邪气之伤人也，令人病焉。今有其不离屏蔽，不出室穴之中，卒然病者，非不离贼风邪气，其故何也？岐伯曰：此皆尝有所伤于湿气，藏于血脉之中，分肉之间，久留而不去；若有所堕坠，恶血在内而不去。卒然喜怒不节，饮食不适，寒温不时，腠理闭而不通。其开而遇风寒，则血气凝结，与故邪相袭，则为寒痹。其有热则汗出，汗出则受风，虽不遇贼风邪气，必有因加而发焉。黄帝曰：今夫子之所言者，皆病人之所自知也。其毋所遇邪气，又毋怵惕之所志，卒然而病者，其故何也？唯有因鬼神之事乎？岐伯曰：此亦有故邪留而未发，因而志有所恶，及有所慕，血气内乱，两气相搏。其所从来者微，视之不见，听而不闻，故似鬼神。黄帝曰：其祝而已者，其故何也？岐伯曰：先巫者，因知百病之胜，先知其病之所从生者，可祝而已也。

三、关于九宫八风太一占

《灵79》全篇都是讲九宫八风占术的。《灵80》讲八节气及太乙所在日禁针，也从此推演而来。《内经》讲"八风""太一"之处甚多。说清这两个名词的来历颇费事。先说有关占术内容怎么会编入《内经》。

比较系统的八风占术，首见于《史记·天官书》，是汉初人魏鲜的发明。他的办法是"集腊月正月旦决八风"。八风就是八方之风。其中只有"东南，民有疾疫，岁恶"，与疾病有关。占法很简单。《灵80》中有与此基本相同的占法。太一占至迟在汉武帝时已有，上文提到过。具体占法不详，因可用于定婚事日期，可能与八风无关。九宫应从天文学上的九野来，不会早于汉，第六节已说过九野，不再述。总之，九宫、八风、太一，原应是三种占法。

三家合流约在西汉末。《易纬·乾凿度》中有了"太乙九宫"占。其中太乙、九宫、八卦配八宫均与《灵79》同，唯各宫没有节气名。太乙不是每45日或46日行一宫，而是每15日行一宫。行九宫的顺序亦不同。我想多数人不会认为是《内经》先发明了占术而后被纬书记载，况且《灵79》的内容比《易纬》多呢！

到了东汉，九宫八风太一占很受人们信仰。大科学家张衡就提倡这种占术。其说见《灵宪》。当时最善此术的人叫樊英。他从洛阳见西风大作，断定成都起了大火。于是喷水作法，兴云致雨，成都大火被浇灭，一时朝中称神。他的占法可能更复杂。

自西汉后期始，这一占术势力如此之大，医书中采用便可理解了。

1977年，安徽阜阳出土了西汉汝阴侯夏侯灶墓中的占星式盘，有人据以说西汉初就有九宫八风太一占，待商。

四、八风、太一的来历

八风的解法定型于《白虎通·卷三》，是其中的专门一节。可见汉儒很需要统一说法。八风是："冬至45日，条风至"，其后每45日依次出现：明庶风、清明风、景风、凉风、昌盖风、不周风、广莫风。早于此说的见《淮南子·天文训》。其八风名称和顺序与《白虎通》全同。唯夹注中配以八卦，不知是否原文。八卦配法与《灵79》不同。《史记·律历书》中的八风名称与上同，但配以八方、月份、主气、干支等，唯不配八卦。

更早的八风说见《左传·隐五年》："夫舞所以节八音而行八风"。今音乐史家解此"八风"为各地民间音乐。约本《诗经》有十五《国风》，亦通。三国人杜预解《左传》八风，仍说是八方之风，名称与《史记》《白虎通》半数相同，应是离题更远。

总之，八风之说起源应很早。既可能是八节气的原始名称，也可能古代确曾按八方测风向，不可考。汉代含义、名称数变，与八卦相配应较晚。《灵枢》中的八风和以上各说均不同，意思与能否致病有关，肯定是医家又一次改造。

"太一"是很古老的神名。《楚辞·九歌》有"东皇太一"一首。指太一为"上皇"，是最尊贵的神。《吕氏春秋·大乐篇》中，太一又与阴阳发生关系，说："太一出两仪，两仪出阴阳""万物所出，造于太一，化于阴阳"。其太一显然是指太极了。汉武帝时，太一又成为尊神，与天一、地一并提。又说："天神贵者泰一，泰一佐五帝。"（《史记·封禅书》）其余文献说太一的还很多，绝大部分集中在两汉。《灵79》中的太一，居中央招摇（即拱极宫），已是天帝的名字无疑。东汉大儒郑玄注太一，说法与《灵枢》基本相同。此后的一些神名，如道家的太乙真人，神话的玉皇大帝均从它演变而来。

除《灵79、80》的占法外，《灵64》讲年忌，《灵61》讲五禁等也都是占术遗迹。占术如此多见于刺法各篇，足知当时施针时常常要先做点迷信功夫的。

五、相术

相术出现于战国末。《荀子·非相》就说："相人，古之人无有也，学者不道也。"很反对相术。此后，相术非但未消亡，反而多得人们信仰。到了东汉，连最反对迷信术数的王充也很信。他在《论衡》中批判了各种迷信术数，唯独推崇"骨相"。《内经》中有无相术呢？《灵64》讲阴阳二十五人，便是比附五行、五帝的一种相术。该篇与《灵72》应是姊妹篇。最可能成书于东汉。

按：目前"相术"仍比较流行，故把反对此术的荀子的"非相"和赞同此术的王充的"骨相",摘要附于下,以广见闻。

洪钧以为,从生理学角度看,相术有一定道理,故中西医都有一般望诊——医学相术。从心理学角度看,相术也可以用于心因性疾病的诊治。但是,多数人请教相士,是为了预测祸福、贵贱、穷通、寿夭、赔赚。这时,相术只能满足一些人的心理需要。谚云:人不可貌相。故实际上多数人不相信医理和心理之外的相术。汉代学者中,王充最为理智。《论衡》中有"骨相篇",颇可疑。

《荀子·非相》摘要:

"相人,古之人无有也,学者不道也。古者有姑布子卿,今之世梁有唐举,相人之形状颜色,而知其吉凶妖祥,世俗称之。古之人无有也,学者不道也。故相形不如论心,论心不如择术。形不胜心,心不胜术。术正而心顺之,则形相虽恶而心术善,无害为君子也。形相虽善而心术恶,无害为小人也。君子之谓吉,小人之谓凶。故长短小大,善恶形相,非吉凶也。古之人无有也,学者不道也。

盖帝尧长,帝舜短;文王长,周公短;仲尼长,子弓短。昔者卫灵公有臣曰公孙吕,身长七尺,面长三尺,焉广三寸,鼻目耳具而名动天下。楚之孙叔敖,期思之鄙人也,突秃长左,轩较之下,而以楚霸。叶公子高,微小短瘠,行若将不胜其衣然。白公之乱也,令尹子西、司马子期皆死焉。叶公子高入据楚,诛白公,定楚国,如反手尔,仁义功名善于后世。故事不揣长,不揳大,不权轻重,亦将志乎尔。长短大小,美恶形相,岂论也哉!且徐偃王之状,目可瞻马;仲尼之状,面如蒙供;周公之状,身如断菑;皋陶之状,色如削瓜;闳夭之状,面无见肤;傅说之状,身如植鳍;伊尹之状,面无须麋。禹跳汤偏。尧舜参牟子。从者将论志意,比类文学邪?直将差长短,辨美恶,而相欺傲邪?

古者桀纣长巨姣美,天下之杰也。筋力越劲,百人之敌也,然而身死国亡,为天下大僇,后世言恶,则必稽焉。是非容貌之患也,闻见之不众,议论之卑尔。今世俗之乱君,乡曲之儇子,莫不美丽姚冶,奇衣妇饰,血气态度拟于女子。妇人莫不愿得以为夫,处女莫不愿得以为士,弃其亲家而欲奔之者,比肩并起;然而中君羞以为臣,中父羞以为子,中兄羞以为弟,中人羞以为友;俄则束乎有司,而戮乎大市,莫不呼天啼哭,苦伤其今,而后悔其始,是非容貌之患也,闻见之不众,议论之卑尔!然则,从者将孰可也!"

《论衡·骨相篇》摘要：

人曰命难知。命甚易知。知之何用？用之骨体。人命禀于天，则有表候以知体。察表候以知命，犹察斗斛以知容矣。表候者，骨法之谓也。传言黄帝龙颜，颛顼戴午，帝喾骈齿，尧眉八采，舜目重瞳，禹耳三漏，汤臂再肘，文王四乳，武王望阳，周公背偻，皋陶马口，孔子反羽。斯十二圣者，皆在帝王之位，或辅主忧世，世所共闻，儒所共说，在经传者较着可信。若夫短书俗记、竹帛胤文，非儒者所见，众多非一。仓颉四目，为黄帝史。晋公子重耳仳胁，为诸侯霸。苏秦骨鼻，为六国相。张仪仳胁，亦相秦魏。项羽重瞳，云虞舜之后。与高祖分王天下。陈平贫而饮食之足，貌体姣好，而众人怪之，曰："平何食而肥？"及韩信为滕公所鉴，免于质，亦以面状有异。面状肥佼，亦一相也。高祖隆准、龙颜、美须，左股有七十二黑子。单父吕公善相，见高祖状貌，奇之，因以其女妻高祖，吕后是也，卒生孝惠（王）〔帝〕、鲁元公主。高祖为泗上亭长，当去归之田，与吕后及两子居田。有一老公过，请饮，因相吕后曰："夫人，天下贵人也。"令相两子，见孝惠曰："夫人所以贵者，乃此男也。"相鲁元，曰："皆贵。"老公去，高祖从外来，吕后言于高祖。高祖追及老公，止使自相。老公曰："乡者夫人婴儿相皆似君，君相不可言也。"后高祖得天下，如老公言。推此以况，一室之人，皆有富贵之相矣。

类同气钧，性体法相固自相似。异气殊类，亦两相遇。富贵之男娶得富贵之妻，女亦得富贵之男。夫二相不钧而相遇，则有立死；若未相适，有豫亡之祸也。

王莽姑正君许嫁，至期当行时，夫辄死。如此者再，乃献之赵王，赵王未取，又薨。清河南宫大有与正君父稚君善者遇，相君曰："贵为天下母。"是时，宣帝世，元帝为太子，稚君乃因魏郡都尉纳之太子，太子幸之，生子君上。宣帝崩，太子立，正君为皇后，君上为太子。元帝崩，太子立，是为成帝，正君为皇太后，竟为天下母。夫正君之相当为天下母，而前所许二家及赵王为无天下父之相，故未行而二夫死，赵王薨。是则二夫、赵王无帝王大命，而正君不当与三家相遇之验也。丞相黄次公故为阳夏游徼，与善相者同车俱行，见一妇人年十七八，相者指之曰："此妇人当大富贵，为封侯者夫人。"次公止车，审视之，相者曰："今此妇人不富贵，卜书不用也。"次公问之，乃其旁里人巫家子也，即娶以为妻。其后，次公果大富贵，位至丞相，封为列侯。夫次公富贵，妇人当配之，故果相遇，遂俱富贵。使次公命贱，不得妇人为偶，不宜为夫妇之时，则有二夫、赵王之祸。夫举家皆富贵之命，然后乃任富贵之事。骨法形体，有不应者，择必别离死亡，不得久享介福。故富贵之家，役使奴僮，育养牛马，必有与众不同者矣。僮奴则有不死亡之相，牛马则有数字乳之性，田则有种孽速熟之谷，商则有居善疾售之货。是故知命之人，见富贵于贫贱，睹贫贱于富贵。

案骨节之法，察皮肤之理，以审人之性命，无不应者。赵简子使姑布子卿相诸子，莫吉，至翟婢之子无恤，而以为贵。无恤最贤，又有贵相，简子后废太子而立无恤，卒为诸侯，襄子是矣。相工相黥布当先刑而乃王，后竟被刑乃封王。卫青父郑季与杨信公主家童卫媪通，生青。在建章宫时，钳徒相之，曰："贵至封侯。"青曰："人奴之道，得不笞骂足矣！安敢望封侯？"其后青为军吏，战数有功，超封增官，遂为大将军，封为万户侯。周亚夫未封侯之时，许负相之，曰："君后三岁而入将相，持国秉，贵重矣，于人臣无两。其后九岁而君饿死。"亚夫笑曰："臣之兄已代侯矣，有如父卒子当代，亚夫何说侯乎？然既已贵，如负言，又何说饿死？指示我！"许负指其口，有纵理入口，曰："此饿死法也。"居三岁，其兄绛侯胜有罪，文帝择绛侯子贤者，推亚夫，乃封条侯，续绛侯后。文帝之后六年，匈奴入边，乃以亚夫为将军。至景帝之时，亚夫为丞相，后以疾免。其子为亚夫买工官尚方甲盾五百被可以为葬者，取庸苦之，不与钱。庸知其盗买官器，怨而上告其子。景帝下吏责问，因不食五日，呕血而死。当邓通之幸文帝也，贵在公卿之上，赏赐亿万，与上齐体。相工相之曰："当贫贱饿死。"

文帝崩，景帝立，通有盗铸钱之罪，景帝考验，通亡，寄死人家，不名一钱。韩太傅为诸生时，借相工五十钱，与之俱入璧雍之中，相璧雍弟子谁当贵者。相工指倪宽曰："彼生当贵，秩至三公。"韩生谢遣相工，通刺倪宽，结胶漆之交，尽筋力之敬，徙舍从宽，深自附纳之。宽尝甚病，韩生养视如仆状，恩深逾于骨肉，后名闻于天下。倪宽位至御史大夫，州郡丞旨召请，擢用举在本朝，遂至太傅。夫钳徒、许负及相邓通、倪宽之工，可谓知命之工矣。故知命之工，察骨体之证，睹富贵贫贱，犹人见盘盂之器，知所设用也。善器必用贵人，恶器必施贱者；尊鼎不在陪厕之侧，鲍瓜不在殿堂之上，明矣。富贵之骨，不遇贫贱之苦；贫贱之相，不遭富贵之乐，亦犹此也。器之盛物，有斗石之量，犹人爵有高下之差也。

器过其量，物溢弃遗；爵过其差，死亡不存。论命者如比之于器，以察骨体之法，则命在于身形定矣。

非徒富贵贫贱有骨体也，而操行清浊亦有法理。贵贱贫富，命也。操行清浊，性也。非徒命有骨法，性亦有骨法。唯知命有明相，莫知性有骨法，此见命之表证，不见性之符验也。范蠡去越，自齐遗大夫种书曰："飞鸟尽，良弓藏，狡兔死，走犬烹。越王为人长颈鸟喙，可与共患难，不可与共荣乐。子何不去？"大夫种不能去，称病不朝，赐剑而死。大梁人尉缭说秦始皇以并天下之计，始皇从其册，与人亢礼，衣服饮食与之齐同。缭曰："秦王为人，隆准长目，鸷膺豺声，少恩，虎视狼心，居约易以下人，得志亦轻视人。我布衣也，然见我，常身自下我。诚使秦王须得志天下，皆为虏矣。不可与交游。"乃亡去。故范蠡、尉缭见性行之证，而以定处来事之实，实有其效，如其法相。由此言之，性命系于形体明矣。以尺书所载，世所共见，准况古今，不闻者必众多非一，皆有其实。禀气于天，立形于地，察在地之形，以知在天之命，莫不得其实也。

有传孔子相澹台子羽，唐举占蔡泽不验之文，此失之不审，何隐匿微妙之表也？相或在内，或在外，或在形体，或在声气，察外者遗其内，在形体者亡其声气。孔子适郑，与弟子相失，孔子独立郑东门。郑人或问子贡曰："东门有人，其头似尧，其项若皋陶，肩类子产。然自腰以下，不及禹三寸，若丧家之狗。"子贡以告孔子，孔子欣然笑曰："形状未也。如丧家狗，然哉！然哉！"夫孔子之相，郑人失其实。郑人不明，法术浅也。孔子之失子羽，唐举惑于蔡泽，犹郑人相孔子，不能具见形状之实也。以貌取人，失于子羽；以言取人，失于宰予也。

六、星占

在科学史上，星占是很有意思的内容，不是"迷信骗人"四字即可概括的。天文史学家如下看星占：

"星占学尽管从本质上说是一种伪科学（至少在今天看来是如此），但它同时也是门'精密科学'——这要从两个方面去认识……"

星占学家需要推算的，主要是日、月交蚀和各种与行星有关的天象。由于对天象的观测和记录是长期持续进行的，因此这些事先的推算——即使只是星占家并未公开宣布的——很容易得到检验。如果观测结果表明推算并不准确，就意味着推算时使用的方法、公式和参数需要改进。在古代中国两千多年有文献记载的历法史上，之所以能够不断发现各个历法的误差之处，并且不断有所改进，在很大程度上是受惠于星占学所需要的推算和观测。

从这个意义上说，星占学在本质上固然是伪科学，但它同时也确实具有"精密科学"的成分。因为这种"观测→推算→（推算的公式和参数本身也是从观测中归纳总结而得）→再观测→改进推算的模式，和现代科学的工作模式是一脉相通的。"（江晓原，钮卫星《中国天学史》，上海人民出版社，2005 年第 1 版 91~93 页）

洪钧以为，尽管星占学对天文学具有以上所说的意义，把星占引进医学却没有什么正面意义可言。运气学说终于不可能发现流行病学规律，道理在此。

顺便说一下《内经》中其他用"占"字的经文，尽管不属于星占。

今《内经》中，共约 12 个占字，见于四篇，无一不是占测或征兆之意。

"五藏受气于其所生，传之于其所胜。气舍于其所生，死于其所不胜。病之且死，必先传行至其所不胜，病乃死。此言气之逆行也，故死。肝受气于心，传之于脾，气舍于肾，至肺而死。心受气于脾，传之于肺，气舍于肝，至肾而死。脾受气于肺，传之于肾，气舍于心，至肝而死。肺受气于肾，传之于肝，气舍于脾，至心而死。肾受气于肝，传之于心，气舍于肺，至脾而死，此皆逆死也。一日一夜五分之，此所以占死生之早暮也。"（《素问·玉机真藏论》）

"凡刺之法，必察其形气。形肉未脱，少气而脉又躁，躁厥者，必为缪刺之，散气可收，聚气可布。深居静处，占神往来。闭户塞牖，魂魄不散。专意一神，精气之分。毋闻人声，以收其精。必一其神，令志在针。浅而留之，微而浮之，以移其神，气至乃休。男内女外，坚拒勿出，谨守勿内，是谓得气。"（《灵枢·终始》）

"为此诸病，盛则泻之，虚则补之，热则疾之，寒则留之，陷于则灸之，不盛不虚，以经取之。盛者寸口大一倍于人迎，虚者寸口反小于人迎。手太阳气绝则皮毛焦，太阴者行气温于皮毛者也，故气不荣则皮毛焦，皮毛焦则津液去皮节；津液去皮节者，则爪枯毛折，毛折者则毛先死，丙笃丁死，火胜金也。手少阴气绝则脉不通，脉不通则血不流；血不流则髦色不泽，故其面黑如漆柴者，血先死，壬笃癸死，水胜火也。足太阴气绝者，则脉不荣肌肉，唇舌者肌肉之本也，脉不荣则肌肉软；肌肉软则舌萎人中满；人中满则唇反，唇反者肉先死，甲笃已死，木胜土也。足少阴气绝则骨枯，少阴者冬脉也，伏行而儒骨髓者也，故骨不德则肉不能着也，骨肉不相亲则肉款都肉软却放齿长而垢，发无泽；发无泽者骨先死，戊笃已死，上胜水也。足厥阴气绝则筋绝，厥明者肝脉也，肝者筋之合也，筋者聚于阴气，而脉络于舌本也，故脉弗荣则筋急；筋急则引舌与卵，故唇膏舌卷卵缩则筋先死，庚笃辛死，金胜木也。五阴气俱绝，则目系转，转则目运，目运者为志先死，志先死则远一日半死矣。六阳气绝，则阴与阳相离，离则膜理发泄，绝汗乃出，故旦占夕死，夕占旦死。"（《灵枢·经脉》）

"太一日游，以冬至之日，居叶蛰之宫，数所在，日从一处，至九日，复反于一，常如是无已，终而复始。太一移日，天必应之以风雨，以其日风雨则吉，岁美民安少病矣，先之则多雨，后之则多汗。太一在冬至之日有变，占在君；太一在春分之日有变，占在相；太一在中宫之日有变，占在吏；大一在秋分之日有变，占在将；太一在夏至之日有变，占在百姓。所谓有变者，太一居五宫之日，病风折树木，扬沙石。各以其所主占贵贱，因视风所从来而占之。风从其所居之乡来为实风，主生，长养万物。从其冲后来为虚风，伤人者也，主杀、主害者。谨候虚风而避之，故圣人回避虚邪之道，如避矢石然，邪弗能害，此之谓也。是故太一入徙立于中宫，乃朝八风，以占吉凶也。风从南方来，名曰大弱风，其伤人也，内舍于心，外在于脉，气主热。风从西南方来，名曰谋风，其伤人也，内舍于降，外在于肌，其气主为弱。风从西方来，名曰刚风，其伤人也，内舍于肺，外在于皮肤，其气主为燥。风从西北方来，名曰折风，其伤人也，内舍于小肠，外在于手太阳脉，脉绝则溢，脉团则结不通，善暴死。风从北方来，名曰大刚风，其伤人也，内舍于紧，外在于骨与肩背之管筋，其气生为寒也。风从东北方来，名曰凶风，其伤人也，内舍于大肠，外在于两胁腋骨下及肢节。风从东方来，名曰婴儿风，其伤人也，内舍于肝，外在于筋纽，其气主为身湿。风从东南方来，名曰弱风，其伤人也，内舍于胃，外在肌肉，其气主体重。此八风皆从其虚之乡来，乃能病人。三虚相搏，则为暴病卒死。两实一虚，病则为淋露寒热。犯其雨湿之地，则为痿。故圣人避风，如避矢石焉。其有三虚而偏中于邪风，则为击仆偏枯矣。"（《灵枢·九宫八风》）

第十一章　扁鹊、仓公、华佗与《内经》

　　我们应该特别向司马迁这位伟大的史学家致以敬意。他十分忠实地记述了关于扁鹊和仓公的资料。特别是仓公传，口头语言特点很明显，肯定是在原始记录基础上稍加整理而成。二千年来，由于少有汉以前与医学有关的出土文物——特别是古医书，《史记》两医家传记只能是研究《内经》时代的最可靠，最丰富的史料。近年来，虽有重要出土文物，扁鹊、仓公列传的价值仍不可低估。本节将就传记中的资料与《内经》体系略做对比。华佗生当汉末，一并探讨。

　　正式讨论前应说明，本节大多是纯医学内容。引文近于挑名词术语。论说方式很简略，学过中医的青年同道亦可能需看一下传记原文才能知道推论所指。

一、扁鹊传与《内经》

　　扁鹊传的可靠性有多大？考证者甚多，本节概不论。要之是太史公据传说整理而成，《史记》并不掩饰这一点。

　　1. 扁鹊传第一段提示了这样一个背景：春秋末战国初，中国医学还完全处在禁方流传的阶段。长桑君为神人，扁鹊一饮上池水就有了隔墙见物的特异功能固不可信，却可看出当时的医术需"得其人乃传，非其人勿言"。这种极慎重的传授方式，在《内经》中亦多处见到。如"歃血而盟""藏之金匮""不敢慢泻天宝""非斋戒择吉日不敢受"等等，即是长桑君遗风。那时受术者往往自称得自神人，但没有托名黄帝的。

　　第二段和第三段除"血脉治"三字外，没有医理，再对看第一段"特以诊脉为名"，可知已有脉诊。但何者为治，何者为不治，无具体说法。

　　2. 治虢太子一段涉及医理最多，可分析为以下几方面。

（1）讲病因只从血气立论。虽有"邪气"二字，不能确指为外因。

（2）论病机的术语中，阴阳两字已使用较多，但通篇不见五行说痕迹。

（3）诊断上已使用望、闻、问、切四种手段。

（4）有了早期经络说。经络开始分阴阳，并与某些脏腑联系。

（5）治病针、灸、药并用，以针为主，针刺有较固定的部位。

3. 见齐桓侯一段，提示当时认识疾病传变的规律是由腠理至骨髓，逐渐由外入内。可惜桓侯所患显然不是外感病。这种思想在《素5》中还留有影响。《内经》的说法有明显进步。

4. 传中的尸厥、带下两病名见于《内经》。"耳目痹疾"约是耳疾、目疾、痹疾的简称。后者是《内经》重视的专病。

综上分析，扁鹊传中的医学理论已有阴阳说、早期经络说及刺法、脉诊等，和《内经》体系的基本内容相距还较远。最关键的缺陷是五行学说未引进医学，这样便不可设想有大体与《内经》相同的理论体系。

以上分析的前提是扁鹊传中的医学内容完全可信，并且仅据此分析。太史公应很明白，按他的说法，扁鹊行医不下三百年，他距扁鹊之死又有约二百年，无奈他只能给我们留下这些史料。总之，单据扁鹊传断《内经》时代的上限，不可靠因素太多。令人欣慰的是，仓公传中有关资料的可靠性不容置疑。下面谨按《内经》体系的主要方面与之对比，看汉初的"医经"是什么样子。

二、仓公传与《内经》

1. 阴阳学说的运用

《揆度阴阳外变》《四时应阴阳》显然是用阴阳说讲医理的书。

《接阴阳禁方》，讲房中术也以阴阳为术语。

"少阳初代""上则重阳明""太阴之口""三阴俱搏""阳疾处内，阴形应外""二阴应外，一阳接内"，这些术语说明三阴三阳说已较全面用于脉学。

2. 五行学说的应用

《五色诊病》应是五行配五色、五脏（？）诊病的专书。联系上文："庆有古先道遗传黄帝、扁鹊之脉书，五色诊病"，则《五色诊病》书名中应有黄帝字样。全名约是《黄帝五色诊病》。医家书已有托名黄帝者。

又传中有"脉长而弦不得代四时者，其主在于肝""脉无五脏气"，

"肾固主水""伤脾不可劳，法当春呕血死。""此伤脾也，当至春鬲塞不通，不能食饮，法至夏泄血死。""脾气周乘五脏，伤部而交，故伤脾之色也，望之杀然黄，察之如死之兹。……所以至春死者，胃气黄，黄者土气也，土不胜木，故之春死。""肺伤，当后十日丁亥溲血死。"

以上引文说明仓公医理中包括了这样几方面内容：

（1）四时脉、五脏脉已固定相配。脉以应四时为顺，无藏气（约相当于《内经》中的无胃气）为逆。

（2）五行配五脏、五色也和现《内经》说法基本相同。脏与腑相合也接近完成。

（3）断病之生死，明显以五行相克为说。脾病死于春，即木克土的推演。肺伤死于丁亥日，因丁亥日属火。天干与五行相配亦固定。

（4）脾气周乘五脏是土主四时的推演。伤脾之色诊与现《素10》中的说法颇一致。

（5）五行相生说运用不明显。如脾伤至春加剧合乎相克原理，何以至夏死，不可解。今《素22》则生克两说兼用以推断五脏病的起、愈、甚、死、持。此说应较仓公为晚。

3. 三阴三阳与经脉灸刺

传中有："灸其足少阳脉口""灸其少阴脉""刺其足少阳脉""灸其足厥阴脉""灸其左大阳明脉""刺足阳明脉左右各三所"等。可知仓公的灸刺理论具备以下要点。

（1）足脉分三阴三阳已完成，且说法与《内经》大致相同。

（2）未提及手三阴三阳，但不能肯定没有。引文中不加足字者应系手脉。手脉中尚无厥阴是很可能的。

（3）经脉与脏腑的连属关系尚不系统，与《灵10》的说法很难相符。如"病主在肺，刺其足少阳脉"，与《内经》不同。"疝气之客于膀胱……即灸其足厥阴三脉"，与《内经》亦不完全相符。又"肺消瘅，加以寒热"，齐太医"灸其足少阳脉……又灸其少阴脉"，仓公以为不当。以《内经》衡量也不尽当，不知仓公之说当如何。

（4）经脉有络。如"肝一络连属结绝乳下阳明""厥阴之络结小腹"。考之《灵10》则前一说甚难通，后一说大略同。

（5）灸刺实施看不出严格地循经取穴。论灸处均不言灸几所。此时穴位大约只相对固定。仓公治病针、砭、灸并用，以灸为主。针灸均不言补泻。

4. 病因

仓公所述26病例中，病因为"内"（房事）的竟有8例。足知当时很重视这种病因。其余病因依次为酒4、伤脾2、过食2、劳损2、蛲1、肥胖1、不明1、风寒5。风寒排在最后，是因为文中只有一处说"得之风"。分析病因为风的，原文说汗出卧地等。因于寒的，原文说在凉水中洗浴。总之，仓公的病因学以内因为主。他认识到的外因大约只有风寒。这种情况与《内经》讲百病始生的定型说法大不同。至少说明仓公时还未系统认识外感病。他也不擅长外感病。伤脾是诊断，病因约和饮食不周有关。看来，西汉初的病因学最重视饮食男女。

5. 方药

传中提到的方药依次为：下气汤、火齐汤、液汤火齐、半夏丸、药酒、火齐汤、苦参汤、莨菪、柔汤、窜药、芫花、火齐米汁、五石、火齐粥、丸药。与《内经》十三方对照，只有半夏汤近同。方名中最多见的是"火齐"二字。其适应证很多，应不是一种处方。因于风寒者有两人用了"火齐"，其中一例有服药后"汗尽""热去"，应该是解表方剂。但组方上看不出受五行说指导，与《内经》学说距离较大。阴阳说也不多用。若与《伤寒论》相比，则悬殊尤甚。总的看来，仓公的治愈率很低。按《内经》和《周礼》的说法，他只能算下工。然而他却是当时水平最高的医家。人们推崇他，不仅因为他能治好病，还在于他能断死期。民间至今仍常这样看大夫的水平。

6. 诊法

上面已提过《五色诊》等，不再说。切脉方面，传文有："切其脉，得肝气""诊其脉，心气也""切其脉时，右口气急，脉无五脏气""切其脉，并阴""太阴脉口而希""切其太阴之口""切其脉，肺气热也""右脉口气至紧小""切其脉时，风气也，心脉浊""切其脉，循其尺，其尺索则粗"。

看来，仓公诊脉独取寸口，与《内经》遍诊为主不同，或是承一家师传。他诊脉主要在候脏气，也开始切尺肤。涉及的脉象较多，亦不如《内经》广。其脉法不再引，总之不外候脏气，断生死，直接指导处方用药处几乎不见。简单说来，仓公为医，切脉为断生死，用药主要靠单方、验方，两者联系很不够。《内经》则比仓公高明许多。

7. 过期、不及期

仓公传中两次提到"过期"（过了脉法预言的死期才死），说明必须承认病人死不死这一事实。脉法要有些修改。于是说，能多吃饭的人"过期"，反之，"不及期"。这种说法也见于《内经》。

仓公的医理大致如上。总之是比《内经》面窄，不很系统。全面评价他，还是司马迁概括得好："传黄帝、扁鹊之脉书，五色诊病，知人生死，决嫌疑，定可活，及药论，甚精。……为人治病，决死生多验。"

"决死生多验"便是当时对医生的较高要求。起死回生，以药物和技术夺造化之功，还不是仓公所能及的。《内经》时代的医学大约如此。医家有更多的主动权，特别是对付热性病方面，要到张仲景、华佗时代才大致改观。

三、华佗与《内经》

华佗两传，应以《三国志》为主。《三国志》成书早于《后汉书》，记事多而详，又不故弄玄虚。

华佗的医术，完全是经方家气派。传文与《内经》少有共同之处。对看《伤寒杂病论》则很像同时期的临床医术。华佗医术与仲景大不同处，就是他能在全麻下作开腹手术。这一技术似不可能由《内经》体系发展而来，应别有师传，可惜至华佗为止。

《三国志》说华佗用药"合汤不过数种"，反证当时医家常用十味以上的复方。又说他"当灸，不过一二处，每处不过七八壮"，"当针亦不过一两处"。这也能反证当时医家针灸取穴较多。不过，若与仓公相比，华佗已是多用复方，循经取穴了。

对看《伤寒杂病论》，可以说华佗的医术和仲景很接近。试看仲景全书，方剂中药味过十者只有数个，注家多以为非仲景原方。其余二百余方都是"合汤不过数种"。仲景论针灸处共33条，取穴亦"不过一两处"。具体方剂及取穴条文不必详举，用心读过仲景书者自知。故虽不能确知华佗临刑前所出之书内容如何，亦可大致断定与《伤寒杂病论》相去不远。即或大胆设想一下，所谓仲景书即华佗遗书，也不应骇人听闻。总之，华佗问世前后，《内经》时代已宣告结束。试简单分析一下华佗传所载病例，或更有说服力。这些病例系外行人撰写并有传闻失实处，仍可大致理出头绪。

《三国志·华佗传》共记治病事迹十六条。若分每人次为一病例，共十九例。其中可确指为伤寒者两例，可疑为伤寒者四例。治伤寒已较多。确指为伤寒的两例，主证均为头疼身热。治疗时，一用汗法，一用下法。根据是一表实（外实），一内实。由此可推断华佗治热病已分表里虚实，治则由解表至攻下有辨证施治系统。

有两例产科病均为死胎，亦很可靠。足以反证《金匮要略》论妇人病三篇基本上是汉末文献。

针刺方面，治曹操头风（以头痛为主）"随手而差"，自今日看来亦很可信。尤可贵者，华佗诊断了一例针刺引起的气胸。患者被针"胃管"后"咳嗽、欲卧不安"，华佗以为"针不得胃管，误中肝（肺?）也"。诊断很准确。

另有肠痈、肺痈之说，与《金匮要略》病名同。病因方面仅一处提到病初愈禁房事，其余概不以此为病因，由此同仓公传相较，岂非理论大别。

华佗之术基本上没有今日所不可解、不可信的。从《伤寒杂病论》出发，亦只有开腹手术不可解。

所可怪者，传中唯不言华佗精医经。他学医与后世所谓"不学五运六气，读遍方书无益"之论甚相左。不知今日医家读过华佗传有何感想。

第十二章 出土医书与《内经》

一、近现代出土医书概况

1972 年和 1973 年，出土了两批极重要的古医书。它们都是汉墓的随葬品。本书把《内经》成书时代粗定于两汉，这些古医书与《内经》有什么联系是一定要探讨的。

1972 年出土于甘肃武威的简牍医书，经专家整理研究后，定名《武威汉代医简》，由文物出版社出版于 1975 年。初考下葬于东汉早期。

1973 年长沙马王堆三号汉墓出土的帛书共 11 种、简书共 4 种。专家据各书内容定名如下：

1. 《足臂十一脉灸经》

2. 《阴阳十一脉灸经》甲本

3. 《脉法》

4. 《阴阳脉死候》

5. 《五十二病方》（以上五种合为一卷帛书）

6. 《却谷食气》

7. 《阴阳十一脉灸经》乙本

8. 《导引图》（以上三种合为一卷帛书）

9. 《养生方》

10. 《杂疗方》

11. 《胎产书》（以上三种合为一卷帛书）

12. 《十问》（竹简）

13. 《合阴阳》（竹简）

14. 《杂禁方》（木简）

15. 《天下至道谈》（竹简）

这批医书下葬于西汉文帝十二年（公元前 168 年）。截至目前，以上 15 种医书中正式公之于世的为前五种。

前五种书及有关研究结果以《五十二病方》为书名，于 1979 年由文物出版社出版。中外研究这五种医书的文章较多。系统研究仍以《五十二病方》中所附文章为主。近年来，"马王堆医学研究会"对其余医书又有很多研究，大多未正式发表。

近代还有过三次医简出土。

1907 年和 1916 年两次在敦煌出土木简，其中关于医学的只有十余枚，多残缺，已收入《流沙坠简》。

1930 年在居延地区发现数枚医简，已收入《居延汉简甲编》。

近代出土医简都是汉代遗物，唯内容很零乱，价值远不如《武威汉代医简》和马王堆医书，本节不予讨论。

二、出土医书的成书时代与《内经时代》

马王堆医书和武威医简的下葬时间相距约二百年。专家多认为前者早于《内经》、后者晚于《内经》。但是，在推断它们的成书时代时，却要把《内经》成书假设到战国或更早去。

研究武威医简所得的有关结论是："从《内经》开始出现至武威医药简牍写成的时代，估计是经历了几百年的时间。"（中医研究院医史文献研究室·武威汉代医药简牍在医学史上的重要意义·文物 1973 年第 12 期）

这是留有余地的结论。但据此估计，仍应把《内经》的"出现"定到战国或更早的时代去，而且《内经》的出现含义不明确。

研究马王堆医书的一种结论是："两部古灸经（指上文所列书名的 1、2 两种——本节注）要早于《黄帝内经》的这一论断是有足够根据的。如果从《黄帝内经》成书于战国时期来推定，那么两部灸经的成书年代至少可以上溯到春秋战国之际，甚至更早。"（《五十二病方》136 页）

这一结论的前半是十分正确的，后半很值得商榷。从《内经》成书于战国的假设出发推定灸经的成书年代，不如大体确定灸经的成书所代，再推定《内经》应何时成书。

专家又据文字学说："这卷帛书（指上文所列书名之 5——本节注）的写成还要比吕后元年早一个相当时期。"又对照同时出土的《老子》字形说："这一帛书的抄写也不能晚于秦汉之际。"（《五十二病方》181 页）

文字专家与医史专家的看法略有出入。帛书的"写成"与"抄写"是两回事。但是，基本上以字形演变为根据推断"抄写"年代，至少在研究属于秦汉之际和汉初的出土文献时不可靠。更多的根据不必举，西汉儒家仍然今古文并行是公认的。专家又认为，民间医书"应当是用当时通用的字体书写。"（《五十二病方》180 页）拙见以为，"通用"的意思远不等于和"铜器铭文"相同。现代字形演变统一应比秦汉简单得多，至今一些老先生的手稿仍不用规范简化字。我们不能据以断定这些手稿抄写于几十年前。

把"成书""写成"时代再往前提相当长的时间，大约是推测墓主人把早已不实用的古董拿去殉葬了。我的推测则相反。墓主人的随葬品应是他生前研读、使用的东西。马王堆医书应是西汉初年流传并且在使用的医书。其成书时代亦应断自汉初为妥。易言之，墓主人时代的医学水平——确切说是墓主人了解的医学水平，即以马王堆医书为代表。我们不能排除当时一些医家掌握的水平已比这些医书高。仓公和马王堆墓主人同时，他的水平显然比马王堆医学高，但不能把二者之间加上数百年的演变。

马王堆医书中最应该受医史家重视的、也是与《内经时代》关系最大的，是其中的三部灸经。讨论《内经》时代的经络学说是本节的重点。以下在前人的基础上就此略做探讨。

三、马王堆医书与《内经》

（一）马王堆医书中的阴阳五行说

马王堆医书中有无阴阳思想已不必说明，看过本节开头所列书名即可知道。三部灸经中已出现泰阳、少阳、阳明；少阴、太阴、??（按：需参看 85 年本造字）（厥）阴，即三阴三阳术语。

五行学说在马王堆医书中运用如何呢？我以为有，但不多。究其原因乃是五行学说被引进经络学说较晚，最后运用仍不成功。《灵 10》已把十二经脉全部配上脏腑，但与脏腑生克说很矛盾。

比如，若按五行相生说讲经脉循行顺序，应该是按手太阴（肺金）、足少阴（肾水）、足厥阴（肝木）、手少阴（心火）、足太阴（脾土）这样循行。《灵 10》的顺序却是肺、脾、心、肾、肝。既非相克、亦非相生。《内经》最后仍未能克服这一基本理论上的大矛盾。《灵 10》亦曾力求用相克说指导治疗，仍留下漏洞。现在看灸经中的五行说苗头。

《阴阳十一脉灸经》中说：（阳阴脉）"是动则病洒洒病寒，喜伸，数欠，颜黑，病肿。病至则恶人与火，闻木声则惕然惊。心惕欲独闭门户牖而处。病甚则欲登高而歌，弃衣而走。"

《素30》中有这段文字的要点，并用五行说进行解释。《灵10》中基本上照录了这段文字。《素49》中也就这段话进行了解释，说法虽不和《素30》全同，亦是从五行说立论。由此应想到汉代经络学说发展很快，研究者很多。

按：《素30》《灵10》《素49》中和《阴阳十一脉灸经》略同的经文如下：

"黄帝问曰：足阳明之脉病，恶人与火，闻木音则惕然而惊，钟鼓不为动，闻木音而惊何耶？愿闻其故。岐伯对曰：阳明者胃脉也，胃者土也，故闻木音而惊者，土恶木也。帝曰：善。其恶火何也？岐伯曰：阳明主肉，其脉血气盛，邪客之则热，热甚则恶火。帝曰：其恶人何也？岐伯曰：阳明厥则喘而悗，悗则恶人。"（《素30》）

"是动则病洒洒振寒，善呻数欠，颜黑，病至则恶人与火，闻木声则惕然而惊，心欲动，独闭户塞漏而处，甚则欲上高而歌，弃衣而走，贲响腹胀，是为骭厥。"（《灵10》）

"阳明所谓洒洒振寒者，阳明者午也，五月盛阳之阴也，阳盛而阴气加之，故洒洒振寒也。……所谓甚则厥，恶人与火，闻术音则惕然而惊者，阳气与阴气相薄，水火相恶，故炘然而惊也。所谓欲独闭户隔而处者，阴阳相薄也，阳尽而阴盛，故欲独闭户辅而居。（《素49》）

（二）灸经与《灵10》比较研究

《内经》时代经络学说发展很快，从现本《内经》中亦可看出。这步分析留在下文。这里先借鉴一下专家们对灸经和《灵10》所做的比较研究结果。

正式出版的《五十二病方》一书中，有中医研究院医史文献研究室写的"从三种古经脉文献看经络学说的形成和发展"一文。该文就《足臂十一脉灸经》《阴阳十一脉灸经》和《灵枢·经脉篇第十》进行了全面对比分析研究，得出了很有说服力的结论。原文中把《足臂十一脉灸经》简称《足臂》，《阴阳十一脉灸经》简称《阴阳》，《灵枢·经脉篇》简称《经脉》。下面把该文的重要内容和结论摘出。

1. 脉的名称、数目和排列次序

根据中医理论，"经脉"是人体内疏通气血，调和阴阳的一种脉络组织。它不仅在生理学上，而且在病理学和治疗上也有着重要的意义。但是早在《足臂》和《阴阳》二书中还没有出现"经脉"一称，而是只有"脉"字。其中在《阴阳十一脉灸经》甲本书作"??"字（为"脉"的假借字），乙本书作"??"字；在《足臂十一脉灸经》则书作"??"字。"??"是"脉"字的古写，也是迄今为止第一次见于古医学文献。（**按：**凡"??"均需参看 85 年本造字）

从三本古经脉书所记载人体内脉的数目来看，《足臂》和《阴阳》各有 11 条脉，而《经脉》中却多出一脉（手厥阴脉），共 12 条，即十二经脉。它们之间的演化关系如表一。

这里需要指出的是，《阴阳》的成书时期虽较《足臂》为晚，但其中也保存了《足臂》以前某些更古脉名的痕迹。即该书没有手太阳、手少阳和手阳明三个脉名，而分别称之为肩脉、耳脉和齿脉。这种命名方法是根据脉的循行过程中的主要部位作为脉名的。由于这三个脉名既不分"手""足"，也没有阴脉与阳脉的概念，因而具有更加淳朴的原始性质。

在各脉的排列次序方面，如下表所示，《足臂》是根据先"足"脉，后"手"脉的原则；阴阳是根据先"阴"脉，后"阳"脉的原则；而《经脉》中不仅考虑了"手""足""阴""阳"的特点，而且更补充了各脉之间的表里配合关系，进一步加以归纳充实，使之更加系统化。

表一　脉的名称和数目

	《足臂十一温灸经》	《阴阳十一脉灸经》（甲乙本）	《灵枢·经脉篇》
脉的总名	温	脈	经脉
各脉的名称（依原文的名称、顺序排列）	足泰阳温 足少阳温 足阳明温 足少阴温 足泰阴温 足眷（厥）阴温 臂泰阴温 臂少阴温 臂泰阳温 臂少阳温 臂阳明温	足钜阳脈 （足）少阳脈 （足）阳明脈 肩脈（同"臂泰阳"） 耳脈（同"臂少阳"） 齿脈（同"臂阳明"） 足太阴脈 （足）厥阴脈 （足）少阴脈 臂钜阴脈 臂少阴脈	肺手太阴之脉 大肠手阳明之脉 胃足阳明之脉 脾足太阴之脉 心手少阴之脉 小肠手太阳之脉 膀胱足太阳之脉 肾足少阴之脉 心主手厥阴心包络之脉 三焦手少阳之脉 胆足少阳之脉 肝足厥阴之脉
全部脉数	共 11 脉	共 11 脉	共 12 脉

2. 脉的循行规律和径路

在脉的循行基本规律方面，《足臂》中的 11 脉都是从四肢末端流向躯体中心的胸腹或头面方向，也就是全部属于向心性的。在《阴阳》中对脉的循行径路作了初步调整，即全身9个脉仍是由四肢流向躯体中心（向心性的），其他2脉（即肩脉和手太阴脉）则恰好与之相反，而改为远心性的，由躯体中心的头或少腹部流向四肢末端。到了《经脉》中则出现了更复杂的循行方法，即按照"手三阴脉，从胸走手；手三阳脉，从手走头；足三阳脉，从头走足；足三阴脉，从足走胸"的方式。其演变过程可从表二及图1～3中看出。

表二　三部古书中脉的循行规律的演变

书名		《足臂十一脉灸经》	《阴阳十一脉灸经》	《灵枢·经脉篇》
手（臂）部	阴脉	由手→胸胁	由手→胸（或臑）	由胸→手
	阳脉	由手→头	由手→头（但肩脉〔即手太阳脉〕相反、由头→手）	由手→头
足部	阳脉	由足踝（腨）→头	由足踝→股、头	由头→足
	阴脉	由足→股腹	由足→腹（但足太阴脉相反、由少腹→足踝）	由足→胸

　　不仅如此，在《足臂》和《阴阳》二书中，每条脉的循行各自独立，互不相干。脉在全身的分布也未能形成上下纵横，联络成网，密布于体内、体表各处无所不到的经络系统。而是不论在体表或体内仍有很多区域或脏腑没有脉的分布的空白部位，同时也没有各脉之间互相传递的记述。只有在《经脉》中脉的分布才更加完整严密，并且正式提出了全身各脉均依次衔接，构成了"经脉流行不止，环周不休"（见《灵枢·举痛论》），"如环无端，……终而复始。"（见《灵枢·动输篇》）的概念。

　　更进一步，如果我们再研究一下每条脉的循行具体径路时，也可以看出三部古经脉文献中的记述是逐步充实完整的发展过程，特别是为了弥补《足臂》与《阴阳》的不足，在《经脉》中对每条经脉全都增入了支脉（原文作"其支者"）的路径，这就更扩大了经脉分布的范围。

　　3. 脉和中医基本理论体系的关系

　　（1）脉和阴阳五行学说的关系——在两部古灸经中已把全身十一条脉按照阴、阳两大类来分别命名，但尚没有和五行学说联系起来，而在《经脉》中已经用五行干支的生克规律对于疾病的重笃、死亡问题进行了阐述。

　　（2）脉和脏腑学说的关系——在《足臂》和《阴阳》二书中都没有

直接在脉名上附加以脏腑名称，但是从11条脉的阴脉有5、阳脉有6的数字上可以认为这时已开始出现了脉与"五脏、六腑"相互配合的迹象。而到了《经脉》一书时，不仅在11脉的名称上而且在其循行、主病等方面均已分别和五脏六腑紧密地联系起来，从而更大的丰富了经脉学说的具体内容。

在脉的循行与脏腑的联系方面，《足臂》和《阴阳》二书中也只记有个别的两、三条脉分布到脏腑上，而且和《经脉》的记述也有很大不同。这可以从表五中清楚地看出。

表五　三部古经脉文献中脉与脏腑的联系

书名 脉名	足臂十一脉灸经	阴阳十一灸经	灵枢·经脉篇
手太阴	心"之心"	心"入心中"	肺
手阳明	—	—	大肠
足阳明	—	—	胃
足太阴	—	胃"是胃脉也"	脾
手少阴	—	—	心
手太阳	—	—	小肠
足太阳	—	—	膀胱
足少阴	肝"出肝"、"肝痛"	肾"系于肾"	肾
手厥阴	无此脉	无此脉	心包
手少阳	—	—	三焦
足少阳	—	—	胆
足厥阴	—	—	肝

由此可见，在经脉学说形成的早期阶段，医学理论似尚没有完全统一的见解，脉与脏腑的关系还没有定型，因而存在着各种不同的意见是很自然的。

4. 在三种古经脉文献以后经络学说的发展

（1）《黄帝内经》所保留的有关十一脉的资料——自从十二经脉学说出现后，开始逐渐取代了十一脉的概念。在现存的《黄帝内经》中虽然没有"十一脉"的字样，但是有关十一脉的具体内容还是保存了一些痕迹。如：

在《灵枢·本输篇》中虽然提到了"必通十二经络"的话，但其具体内容在分别论述每条脉的五俞穴时，却没有"手厥阴经"之名，全部只有十一个脉名。

又如，在《灵枢·阴阳系日月》的开始也有"十二经脉"一称。但在论述每条经脉与干支配合时，全部却只有十一个经脉名称，同样是独缺"手厥阴经"。

可见，尽管在《黄帝内经》的上面两段文字冠用了"十二经脉"的主题，但并没有改动十一脉的实际内容，而"手厥阴经"一脉是在十二经脉中最晚出现的一个，也是非常清楚的。

（2）经络学说的完整化和经络体系的构成——在《经脉篇》中虽然将11条脉扩充为12条经脉，但是还没有"络脉"和"孙脉"等名称。更没有"经别""经水""经筋"等提法。至于在十二经脉以外的"奇经八脉"等名称应当都是在十二经脉基础上进一步发展的结果。

除了在脉名和脉数有所补充外，随着针灸俞穴名称的不断增多。也出现了十二经脉和各俞穴之间的从属关系，这在《素问·气穴论》《气府论》等篇中都有所体现，从而使经脉学说的理论体系更加充实起来。

以上引文已够多了。但我仍建议一切与中医学术打交道的读者看一下原文。它会使读者解放思想，大开眼界。若非有马王堆墓主人留下这卷帛书，恐怕有的人至今宁死也不肯相信有过那么原始粗糙的经络说——尽管这已经很不原始了。笔者仍想再就引文提点看法。

引文的作者最后再一次肯定了《黄帝内经》成书于战国的观点，显然是认为《灵10》也写定于战国，而且写成于《经筋》《经水》《经别》《经络论》《皮部论》之前。浅见以为，《灵10》首尾完整，思想统一，体例文风一致，是论述十二经脉集大成的文字。它讲经脉有直、别、络等说，都很扼要、准确，不可能是写成于《经别》等篇之前，而是远在上举各篇之后。除《灵10》以外，《内经》中讲经络以《经筋》篇最系统，仍带有早期经络说的特点。它叙述的顺序依次是足三阳、足三阴。手三阳、手三阴，每经也有别、支之分。但走行方向却完全是向心性的——均起于四肢末端。这种走行竟与《足臂》完全相同。总之，《灵10》是最后完成的。如果说这篇总论之后也应该有所演绎，那只能是和它完全没有原则矛盾的篇章段落。上举各篇均不符合这一基本条件。大约只有《脉度》《营气》《五十营》《骨度》等出于《灵10》之后。

至于奇经八脉，《内经》没给它们起这种综合名称。它们均是十二经

的附属。（冲、督地位稍高）

《灵10》是否可能写成于战国呢？下面综合以上各节有关结论判断一下该篇最可能出现的时代。

（1）阴阳思想最先在道家那里得到发挥。不少专家以为《老子》成书于秦汉之际，我仍尽量往前提，从《老子》的作者与孔子同时并长于孔子说。此时，阴阳概念刚刚有普遍的对立统一的意思。但道家书直到《庄子》（战国末）仍不把阴阳等同于道。阴阳是比道低一层次或两层次的概念。儒家方面，孔孟那里没有阴阳思想。荀子书中也不多。直到韩非才把阴阳抬到基本上与道平等的地位。阴阳家实则阴阳五行家。邹衍学说中的阴阳思想仍浅薄，后人主要继承他的五德终始说。《周易》家最先提出"一阴一阳之谓道"。从上述学术演变过程看，这种解《易》的说法不会早于秦。简言之，与《内经》说法相同的阴阳之道最早只能在秦代出现。《内经》中全面贯彻阴阳之道的篇章不应早于此时。《灵10》使用最后定型的三阴三阳术语，不可能早于西汉写成。

（2）五行相克说经邹衍铺张为五德终始论而广为流传，时在战国后期。相生说完成于西汉前半期，最早也不过秦汉之际。此后，五行说才便于说明各种自然现象。《内经》中凡同时贯彻相克相生说的篇章不会早于此时。《灵10》采五行说解各经主病用相克说多，亦有相生说痕迹。由此推断，它应写定于西汉中期之后。

（3）五行说引进医学的关键一步是五行统帅五脏。这一飞跃亦发生于秦至汉初。《内经》的五行脏腑说从汉代儒家今文学说中来，故凡全面贯彻五行脏腑说的篇章亦应出现于西汉中期以后。《灵10》正是这样。

4. 经脉由十一变为十二，毫无疑问受"天人相应"思想指导。《内经》反复说十二经"合之十二月、十二辰、十二节、十二时"等等。"天人相应"经董仲舒大发挥并与阴阳五行合流，其影响开始无孔不入，波及一切学术和迷信术数。由十一经变为十二经，理应在此时或稍后。要冲破五脏说，硬加一个心包，没有很强烈的哲学思想激发是不可能的。

据以上四点和前述《灵10》应是《内经》中最后完成的篇章之一的分析，我以为该篇写定不能早于西汉末，写定于东汉的可能性很大。

可能有人问，战国秦汉的阴阳五行、天人相应思想为什么不可以先由医家完成，然后再被别人采用呢？笔者基本上不同意这种违反一般学术发展规律的设想。如果说在某些细节提法上，曾参考过医书，倒可以同意。

第五节中已指出这一点。

若能证明上举四点依据均在战国早期或春秋末已完成，则不唯《灵10》可写定于战国，这本小册子所说的"内经时代"的时限——战国末至东汉末，即基本是错误的。这一时代可前提三百年。一切要另研究。切盼有人长驱直入，击中本书的要害。

（三）马王堆医书中其他与《内经》有关的主要问题

1. 关于"七损八益"见《素5》。历代注家解此众说纷纭，不详述。其中，中国注家只有王冰点而不透说："用，谓房室也。"此外，只有日本人森立之《素问考注》（约作于1853年）据《医心方》悟出是房中家言。马王堆医书出土后，证实"七损八益"及上下文是《天下至道谈》的一段摘要。由此可知，现《内经》文字来自多方面，即便看上去大体文气一致的篇章，也是杂凑而成。拙见以为，"七损八益"的解法也不应找到房中术去就算了结。

2. 关于"蛊"

"蛊"字仅一见于现《内经》的《素19》。原文是："少腹冤热而痛，出白，一名曰蛊。"《五十二病方》共有治蛊者五方。其中两方用"女子布"（略如月经布）。虽未述症状，大约与男女之事有关。《内经》的说法也有此意。看来，《左传》的"近女室，疾如蛊"真和汉代人的认识一致了。第四节中已就此谈过一点看法。《五十二病方》的说法更证明医和"六气"说的不可靠性。《内经》和《五十二病方》中的"蛊"均与"天生六气，降生五味"等高论无关。

4. 祝由和《五十二病方》

《五十二病方》（此处指本节开头所列书名之5）中祝由方很多。在约280方中，祝由方有29个。祝由之外的所谓"方"，自今日看来，甚或自武威医简主人的水平看来，可用者实在不多。

上一节曾初探仓公的临床水平，其方药虽不比武威医简丰富，但全不用祝由，且具备了四诊合参、方剂相对定型的基本要素。若假设《五十二病方》是仓公时代的临床资料，怎样解释二者的差异？暂做如下说明。

（1）仓公诊籍全是讲的内科病，《五十二病方》的"病"属外科者占绝大多数。外科病——尤其是创伤和肿疡是人类最先要对付的病，但临床上"过关"反而比内科晚。

（2）汉初各地域间的医学水平差异较大，这是历史造成的。一般来说，自春秋时代起，齐鲁一带的文化一直处于先进地位。战国后期，齐地实际上是全国文化中心。直到汉初，齐鲁医学仍远较长江流域为高。

（3）仓公是汉初医学理论和技术最高水平的代表。他惊动朝廷，司马迁不厌其详地为他立传，均非偶然。仓公的经脉学也明显比马王堆医书高。其中已有了络脉说，治疗开始用针（五十二病方不用针），仓公的针灸理论应当是相当成熟了。仓公和董仲舒大体同时，籍贯也相距不远，这个背景也能说明一些问题。

（4）《汉书·地理志》说："楚地……信巫鬼，重淫祀。"也可以证明今两湖地区在汉代是比较盛行巫祝的。《楚辞》九歌都是巫祝祭神的歌，《诗经》虽早于《楚辞》却极少巫祝内容，也可作为旁证。

没有读过《五十二病方》的同道可能对上述分析觉得不知所云。下面举该书中典型的祝由方和非祝由方各一供参考。

治痔手术：

"牡痔居窍旁，大者如枣，小者如枣（核）者方：以小角角之，如熟二斗米顷，而张角，挈以小绳，剖以刀。其中有如兔（丝子），若有坚血如（碎）末而出者，即已。"（括号中的字均系用今义代替）

《五十二病方》治痔全不用祝由。在所有治痔方中，此方术最明确可信，手术很高明。中医长于痔瘘是源远流长的。汉初治痔已接近"过关"了。但古人对付痔有长时期认识和实践过程却不一定人人知道。最初对付痔和痈是直接用口齿的，即"吮痈舐痔"。战国时还有这种专门职业。《五十二病方》已无此痕迹，也许能证明是晚于战国的发明。

治癫（加病框）（疝）祝由方：

"令（疝）者北首卧，北（向）庇中，禹步三，步（呼）曰：'吁！狐鹰'三；若知某病狐疝。"

疝是较难"过关"的，故《五十二病方》中治此类病有七个祝由方。

四、《内经》本身提示的经脉说演变过程

1. 经脉数目

经文中凡总提经脉处都说十二经脉，细读经文却有几处实则十一经，还有的又不止十二经。引文中已指出《灵2》《灵41》均是十一经，独少手厥阴，不再举，补充如下：

（1）《素36》讲"十二疟"应十二经，实则仅凑够十一疟。其中涉及九条经脉。足六经是全的，手经只有少阴、阳明、太阴。

（2）《素59》讲穴位循经分部最系统，其中也没有手厥阴。手足太阴的说法又自是一家。

（3）《素7》说："人有四经十二从。"注家说："经，谓经脉。"则又有四经脉、十二从脉之说。

（4）《素41》中出现了17个脉名。这些脉还凑不齐足三阴三阳，却出现了10个《灵10》不承认的脉。注家尽力把它们说成十二经的支脉或穴位，但不能讲通。浅见以为，此篇乃数家之学凑集而成，内容早晚不一。

（5）第九节提到道教有360脉之说。《内经》中也有。《素58》说："孙络之脉……亦三百六十五脉，并注于络，传注十二络脉，非独十四络脉也。内解泻于中者十脉。"若不用演变发展思想看《内经》，对这段文字只能以《灵10》的说法强解。

（6）《灵15》有28脉说，见第六节。

统观经络学说，受"天人相应"思想影响极大。由四脉至十脉、十一脉、十二脉、二十四脉、二十八脉、三百六十脉等均是天人相应的表现。《灵10》的定型说法经历了长时期统一整理，当然，仍然体现了天人相应。

2. 经脉走行

《灵10》确认的循行顺序在《灵38》中总结为至今背诵的歌诀。这是很晚的说法。考其他篇章则循行规律大有出入。

（1）《灵13》讲各经起止，都是"向心性"走向，构不成循环。我们不能认为"经筋"与"经脉"是完全不同的概念。《灵13》是经络说的一派观点。

（2）《素59》讲"气府"（即穴位）分布，有明白的起止说法。均从中央向外周走行，至少手足阳脉如此。

（3）《灵17》讲"脉度"均从四肢远端起算，至少与《灵10》不相符。

3. 穴位及分布

《素58》和《素59》是两套穴位系统。前者以穴位主治分类，不讲循经。后者主要分布于六阳经。它们的穴位总数都是365个左右。由此应看到，早期有一个以主治定穴位的阶段，不注重循经。把穴位主要安置于各阳经，已是一大进步。读者倘以为不然，请看《内经》的说法：

《灵71》说："手少阴之脉独无腧何也？""少阴独无腧者不病乎？"可

见在相当长的时期内，无手厥阴脉，后来有了手少阴脉，却没有腧穴。

4. 经脉学的解剖学基础

天人相应等思想，在经脉说发展过程中起了很大作用，但是，若能细读《内经》，我们仍应惊叹古人对有关解剖知识了解之精详。仅举以下三方面即可知经络说的解剖基础。

（1）关于表浅血管

《灵2》对尺动脉、腋动脉、胫后动脉等描述很准确。

《灵20》对颈动脉、颞动脉、桡动脉、足背动脉等都有可靠的记述。

《素52》对舌下动脉、腘动脉、股动脉等处不可刺（当时的针较粗）放血，有详细说明。

对体表静脉的记述更多，不再举。

（2）体内大血管

《灵38》讲冲脉走行就是体内大血管的相当精确的分布图，有解剖常识者一看便知，章太炎早就指出过。

（3）表浅神经

《灵13》有"手太阳之筋……结于肘内锐骨（即肱骨内髁）之后，弹之应小指。"显然是指尺神经。容易触知的另一个表浅大神经——腓总神经，未见记述。

上举有关解剖知识以血管为主，今所知最早的经络名词为"脉"，故经络的原始解剖含义是清楚的。后来也一直在血管上下功夫多。为什么结果形成了既非血管又非神经的经络系统，其时代原因上文多已说明。

借助马王堆医书研究《内经》时代，总精神是强调要用发展的思想看《内经》。这些古医书出土前，为什么人们对《内经》本身的矛盾处——发展演变的痕迹，多讳言呢？为什么总是力图把《内经》成书时代说得尽量早呢？为什么《内经》之后的经脉说竟没有再增一经或减一经呢？这些问题值得医史家和《内经》家深思。

五、武威医简与《内经》

以上各节多次指出，《内经》的骨干内容应成熟于西汉中末期。武威医简下葬于东汉初，其中应看到《内经》的影响。试简单分析如下：

1. 关于阴阳思想

医简有脱，释文不完整，但少谈阴阳之道却可定论。至于阴阳思想的痕迹倒不能说完全没有。木牍84甲、乙和85甲中讲男子七疾："一曰阴寒，二曰阴萎"，男子七伤："一曰阴寒、二曰阴萎、三曰阴衰。"其中的"阴"字应是"阴器"的简称，但仍系阴阳学说引进医学的产物。所可遗憾者，医简中有记针刺处，却未载经脉名称，故难断其经络说水平。其余可勉强说有阴阳苗头者即简16中有"春三月"的说法，这是《内经》的习惯说法。《素2》即从春三月开始讲养生顺阴阳四时的思想。

2. 关于五行思想

可推测受五行思想指导的内容见简9、10。其中讲"诸癃"说有五癃，所列病名却只有四种。属于典型五行说的内容可由简16分析出。原文是："治目（痛）方以春三月上旬治药曾青四两（戎）盐三两皆冶合以乳汁和盛以铜器以傅目良。"（括起的两字系参考专家说法改用今俗字。）

这个治眼病的方子，所用药都是不受时令限制的，为什么一定要春三月合药效果才能好呢？浅见以为是春、肝、目三者已通过五行说发生了逻辑联系。

3. 关于伤寒

"伤寒"病名不见于马王堆医书，亦不见于仓公传，故应晚出。武威医简6~7、42~43，两次出现"伤寒逐风方"。第一方重在辛温，不是后世典型的解表方剂。第二方有麻黄、大黄、厚朴、石膏、苦参、乌喙、附子，共七味。专家以为是"表里双解的药方"。看来治伤寒的理论距《伤寒论》还较远。若与《素31》对照，则两家近似。《内经》治伤寒也只有汗、下两法。下法用于病满三日。症状是："四日太阴受之，太阴脉布胃中络于嗌，故腹满而嗌干。"简42~43的方子叫："鲁氏青行解：腹方"，方名含义与《素31》的理论相合。

4. 其他重要病名

竹简和木牍的第一个方子都是"久咳上气喉中如百虫鸣状卅岁以上方"。对看《素38》，则《内经》的理论更先进些。再对看《金匮要略》"肺痿、肺痈咳嗽上气病脉症治第九"，则治此类病迅速进步是很明显的。

"伏梁"见简46~47，《灵13》的说法略同。

其余如"喉痹""肠澼""痹手足臃肿"等似不如《内经》学说先进。

综上分析，可看出武威医简的方剂理论似不如《内经》系统完整。但不可据此断论它早于《内经》的有关篇章。医简是一人收集的经方，受地域限制，又不谈理论，只能就可通处分析。若对照仓公传，则医简方大大过之，较《五十二病方》更有极大进步。

5. 关于针刺

医简 19~25 出现了两个极重要的穴位名：三里、肺输。治疗主症是："寒气在胃腹潆肠（以下脱约 5 个字）"。又明言三里在"膝下五寸分间"，肺输在"下十一椎"。看来，医简的针刺理论不低于《内经》。

更应重视的是，这段简文中出现了"黄帝治病神魂忌"，这是书名或一书的篇名是可以肯定的。具体说法与《灵25》《灵61》《素52》亦大体相通。

6. 关于治病忌日

医简中较完整的说法有：

"五辰辛不可久刺，饮药必死。"

"甲寅乙卯不可久刺，不出旬死。"

"五辰不可饮药，病者日益加（深）。"

"禁朔晦日甲午……"

"月六日十六日十八日廿二日皆不可久刺见血。"

这些禁忌显然较《内经》的有关说法更荒谬。定忌日的理论亦大约是阴阳五行、天人相应。甲乙日不可灸刺，似与甲乙属木，灸刺与火金相通有关。

最后再强调一下，由经方推测医经不大可靠。若细看一下晚于《内经》的《肘后方》，就很难说它与《内经》一脉相承。本节更重视马王堆医书，因其中既有经方又有医经，还有房中、神仙家书。探讨《武威医简》与《内经》的关系时，亦略涉及《伤寒杂病论》等文献。

第十三章 《内经》与古代音乐

《内经》并未正面论及音乐知识，先引一句涉及音乐名词较多的话：

"九针者，天地之大数也，始于一而终于九。故曰：一以法天，二以法地，三以法人，四以法时，五以法音，六以法律，七以法星，八以法风，九以法野……夫圣人之起天地之数也，一而九之，故以立九野。九而九之，九九八十一，以起黄钟数焉。"

这段话里被借以比附九针的"五音""六律""黄钟数"，是古代音乐知识中的重要术语。本节从这几个术语出发，介绍一点中国古代音乐知识，以便读者更好地理解《内经时代》。

西方音乐理论传入中国之前，一般读书人对上述名词是很熟悉的。《类经附翼》中就用了很多的篇幅讲音律。景岳之学不愧精博，然而当代读者恐怕大多很难读懂张氏的叙述。以下结合现代音乐理论常识，参考音乐史专家的说法，对上述名词略予解释，也许能对读者有所帮助。

五音指：徵、羽、宫、商、角。它们相当于1、2、3、5、6在现代音乐中的唱名，即do、re、mi、so、la。

按：有位教《内经》的朋友问我：为什么上面五音排列的顺序不是宫、商、角、徵、羽——古今人提到五音几乎都这样排列。我回答说：这是为了方便和现代七音对比，按照由低到高排列的。读者对看下文"三分损益法"的五音弦长表，即可明白此意。下面说古代的七音顺序为：徵、羽、变宫、宫、商、角、变徵，也是出于这种考虑。是否有更好的说明方法，还须专家指正。

五音与七音显然是不同的，但五音是七音的基础。中国音乐也很早就有了七音，即徵、羽、变宫、宫、商、角、变徵。这样的排列法和现代的8度音阶完全相同。变宫和宫之间是半（度）音，相当于从3（mi）到4

（fa），"变徵"往上是高八度的"徵"了，古代加一个字为"清徵"。"变徵"和"清徵"之间也是半音，相当于 7（si）到 i（do）。这样排列大家好懂，不是说古七音与现八度音阶全同。

《内经》时代已经有了七音，但《内经》中只用五音。明末以前，五音一直是中国音乐的基本音。古代对这些音之间的关系有数学说明，但不可能有彻底的物理学解释。

按：也许举个例子更有助于读者理解五音乐章的特色。当代国人较为熟悉的《卖报歌》是完全用五音谱写的。此外，国人更加熟悉的乐曲《东方红》则基本上只用五音。该曲的简谱中，没有 4（fa），7（si）也很少，而且不是必需的。

古人怎样用数字说明五音之间的关系呢？先看看现代音乐的八度音理论才好理解。现代八度音阶的物理原理很简单。如 1（do）和 i（高 do）两个音，它们的振动频率比是 1：2。这两个音同时听起来就像一个音。在两者之间插上六个音，就是一个八度音阶。实际发音物体发出来的音，都不是单一频率。上面说的振动频率是指代表那个"音高"的频率。

按：一般乐器发出的音都不是纯频率的音，而是由好多谐波（harmonic）组成的；其中频率最低的那个通常最强，叫作基音，也就是听觉上的"音高"。

振动频率和发音体的其他物理量有何关系呢？弦振动原理最好说明这一点。均匀的弦在张力不变时，其振动频率和弦的长度成反比。注意观察娱乐琴上键的分布便懂得这个道理了。管、簧、打击等乐器的振动原理要复杂一些，但它们都可以用弦作为标准测定。乐曲的形成不属于纯物理范围。讲五音暂不涉及音乐艺术。

五音的音阶是：1~2 为大二度，2~3 为大二度，3~5 为小三度，5~6 为大二度，6~i 为小三度。一度指两个半音。

徵、羽、宫、商、角近似于"纯五度"音程。徵和角的音高频率之比约为 2：3。古人是不会知道这一点的。但是，在长期演奏和制造乐器的实践中，他们发现了一个经验公式，即所谓"三分损益法"定五音。以宫音的弦长为基础，算法如下表：

计算先后	音（配五行）	弦长算式
2	徵（火）	$81 \times 4/3 = 108$
4	羽（水）	$72 \times 4/3 = 96$

1	宫（土）	$1 \times 9 \times 9 = 81$
3	商（金）	$108 \times 2/3 = 72$
5	角（木）	$96 \times 2/3 = 64$

按： 由上表弦长算式可知，徵、羽、宫、商、角不是"纯五度"音程。音高频率比为2：3的不是角比徵，而是商比徵。看来，弄清五音问题最后还是要靠音乐实践。只在书面上讨论，随时会误入歧途。

原始的文字叙述是："凡将起五音，凡首先主一而三之，四开以合九九，是以生黄钟小素之首以成宫。三分而益之以一，为百有八为徵，不无有三分而去其乘，适足以是生商，有三分而复于其所，以是成羽。有三分去其乘，适足以是成角。"（《管子·地员》1986年上海书店《诸子集成》本311～312页）

按： 关于三分损益法，中华书局1986平装本《史记·律书》有略异记载，附记于此。

"王者制事立法，物度规则，一秉于六律，六律为万事根本焉。其于兵械尤所重，故云'望敌知吉凶，闻声效胜负'百王不易之道也。"（1139页）

"武王伐纣，吹律听声，推孟春以至于冬至，杀气相并，而音尚宫。同声相从，物之自然，何须怪哉。"（1140页）

"九九八十一为宫。三分去一，五十四为徵。三分益一，七十二为商。三分去一，四十八为羽。三分益一，六十四为角。

按上述《史记》的五音算法，五音由低到高的顺序是：宫、商、角、徵、羽。这种算法大概是以管长为据。

黄钟长八寸七分一，宫。大吕长七寸五分三分〔二〕。泰簇长七寸（七）〔十〕分二，角。夹钟长六寸〔七〕分三分一。谷洗长六寸（七）〔十〕分四，羽。仲吕长五寸九分三分二，徵。蕤宾长五寸六分三分（二）。林钟长五寸（七）〔十〕分四，角。夷则长（四分）三分二，商。南宫长四寸（七）〔十〕分八，徵。无射长四寸四分三分二。应钟长四寸二分三分二，羽。"（1249页）

"生黄钟术曰：以下生者，倍其实，三其法。以上生者，四其实，三其法。上九，商八，羽七，角六，宫五，徵九。置一而九三之以为法。实如法，得长一寸。凡得九寸，命曰黄钟之宫。故曰音始于宫，穷于角；数始于一，终于十，成于三；气始于冬至，周而复生。"（1251页）

按：今《史记》上文已有脱误，即或无脱误，亦颇难读懂。况且洪钧不是真懂音律，故不敢强解。不过，有一点是肯定的：这里的十二律是以管长来计算的。其中黄钟管最长，也就是宫音最低。

以上是现在可以查到的"三分损益法"的最早的一种算法记载。是否与当时的实际音阶相同不能肯定。

按：这一点可以大体肯定，即五音应该按上述三分损益法定出。

为了帮助读者理解这个问题，略提一下当代乐理中的有关知识。

音乐一般要尽量做到好听——听起来舒服。

现代乐理发现，振动频率为小整数比的两个或多个音一起听起来好听。

所谓小整数比，就是3比2、9比7、9比8、3比4等。

按三分损益法定出来的音之间，它们的振动频率比大体如上。

于是，任意两个或几个音一起听起来都比较好听。

同理，五音任意排列，都可以形成比较好听的旋律或乐章。

这大概是为什么古人重视五音，而且看得很神秘。

为什么振动频率为小整数比的音一起听起来好听呢？

美籍生物物理学家 Georg von Békésy 就此做了研究，并获得 1961 年生理学和医学诺贝尔奖。详说从略。

上表中按《内经》中五音配五行的配法，配上了五行。显然，上述配法不是五行相生的顺序，也不是相克的顺序。音高顺序也同样不体现相生、相克，只有宫在中间，值得注意。总的说来，五音与五行毫不相干，与九针更是毫不相干。《内经》中用到它们除凑数比附之外，就是换一个名称，五行化的五音与其本来的意义没有关系。九和八十一这两个数本是音律上用的基数，但是，汉代却赋予它们很神秘的含义。下面讲讲"六律"的意思便可知。

"律"的意思相当于现在的"调"，是一套固定音高的规定。

音乐史上是先有"音"后有"律"。最初起"律"作用的东西，就是不易变换音高的乐器的"音"。大家知道，我国古代乐器当中，钟很受重视。孔子说："乐乎，乐乎，钟鼓云乎尔！"从反面听他的话，就知道当时钟和鼓是乐器的代表。一枚钟或一套钟制作好之后，它（们）的音高就固定了。在其他弦、管乐同钟乐合奏时，必须以钟为准。这样一来，钟就起了"律"的作用。音乐进一步发展，就有了专门作"律"用的钟。《吕氏春秋·音律》记载着现存最早的十二律的钟名。其排列顺序和"隔八相生"的关系如下：

1	8	3	10	5	12	7	2	9	4	11	6
黄	大	太	夹	姑	仲	蕤	林	夷	南	无	应
钟	吕	簇	钟	洗	吕	宾	钟	则	吕	射	钟
1	2	3	4	5	6	7	8	9	10	11	12

（每钟上面的数字是相生顺序，下面的数字是应十二月顺序）

这十二个律钟就相当于现代钢琴上的定调键。更通俗些说，相当于音乐爱好者手中的定调哨。也可以说相当于乐器厂里的定调音叉。

按：也许有必要说一下现代音高的规定。

随着西洋乐理和乐器的普及，现代乐谱的音高有全世界统一的标准。

国际标准音高是 A4 又称 A440，钢琴调音师或者大型乐队乐器之间调音都用这个频率。它的振动频率是 440Hz。在 C 大调中，它是中音 6（la）。

六律和十二律基本上是一回事，十二钟排列顺序中单数称"律"，双数称"吕"。它们常可混称，故又常见"律吕"这样的名词。

这些律钟的音高是怎样定的呢？古代自然应以弦音为定音基础最方便。但我们看到的汉代资料却很多是把事实颠倒过来了。汉人把阴阳、五行、八卦等东西附会音律，弄得音乐理论很神秘，后来竟脱离了音乐实践，尽力为天命说服务，走入死胡同了。《后汉书·律历上》就是这种神秘化的典型。张介宾讲音律学罗列的古代资料较多，读者不容易从中看出《内经》时代的音律理论特点。今本《史记》的《乐书》都是典型的儒家思想，非司马迁所作。其中只谈一般的音乐理论，唯心主义色彩很浓重，基本上不涉及音律学，但还不与阴阳、五行、八卦死死纠缠。限于篇幅，本节不欲作详细分析。到了《汉书·律历志》就很有这种气息，竟然以音律理论统帅历法了。《后汉书·律历志》还没有打破《汉书》的体例，只是音律部分学术味稍浓了些。先不谈两汉书，还是略说一下十二律的音乐含义。

《吕氏春秋·音律》讲十二律是应十二月的。自冬至月起，各钟所应即十二钟下面数字所指的顺序，这些钟的相生顺序则是上面数字所标的数字顺序。计算方法仍然用"三分损益法"，从黄钟开始。黄钟的音高是多少呢？同书《古乐》节说："取竹于嶰溪之谷，以空窍厚均者，断两节间，其长三寸九分，而吹之以为黄钟之宫。"音乐史家认为，这个音高的频率约为693.5Hz（1688音分）。这显然是以管长为基础定音律。专家们认为，汉以前是否真有这种实践还难断言。更可靠者还是以弦长为准进行计算的办法。

按：旧说是错误的，因为弦振动的频率取决于弦长、张力、粗细、密度至少四个因素。古人选择标准音高，还是以管乐器最方便可靠。竹子是中国古代用于制作管乐器的天然材料，也几乎是中国特有的材料。故中国古代最早的标准音高"黄钟之宫"很可能如《吕氏春秋》所说。

顺便说一句，上面这个黄钟之宫，也是托名黄帝让伶伦定下来的。

按：《吕氏春秋·音律》原文：

"黄钟生林钟，林钟生太蔟，太蔟生南吕，南吕生姑洗，姑洗生应钟，应钟生蕤宾，蕤宾生大吕，大吕生夷则，夷则生夹钟，夹钟生无射，无射生仲吕。三分所生，益之一分以上生。三分所生，去其一分以下生。黄钟、大吕、太蔟、夹钟、姑洗、仲吕、蕤宾为上，林钟、夷则、南吕、无射、应钟为下。大圣至理之世，天地之气，合而生风。日至则月钟其风，以生十二律。仲冬日短至，则生黄钟。季冬生大吕。孟春生太蔟。仲春生夹钟。季春生姑洗。孟夏生仲吕。仲夏日长至。则生蕤宾。季夏生林钟。孟秋生夷则。仲秋生南吕。季秋生无射。孟冬生应钟。天地之风气正，则十二律定矣。"

按：关于《吕氏春秋·古乐》，比较全的引文如下：

"昔黄帝令伶伦作为律。伶伦自大夏之西，乃之阮隃之阴，取竹于嶰溪之谷，以生空窍厚钧者，断两节间——其长三寸九分——而吹之，以为黄钟之宫，吹曰舍少。次制十二筒，以之阮隃之下，听凤皇之鸣，以别十二律。其雄鸣为六，雌鸣亦六，以比黄钟之宫，适合；黄钟之宫皆可以生之。故曰：黄钟之宫，律吕之本。黄帝又命伶伦与荣将铸十二钟，以和五音，以施英韶。"

总之，十二律相邻两律之间应该不足一个全音。最高律和最低律之间相差不是现代音阶的12度。

按：这一点可以实验，也可以计算。出土古乐器更有助于弄清当时的实际音高和音程。有兴趣的读者可以查看有关文章。

十二月中每月应一钟（律），就是以该钟的音高为宫音。秦汉两代的宫廷乐典是否实际上这样运用是有疑问的。本节主要目的不是讲音律史，笔者在这方面的知识也很有限。下面看看这种"天人相应"思想如何拿音律学说为政治服务。

《汉书·律历志》说:"三统者,天施、地化、人事之纪也。十一月,乾之初九,阳气伏于地下,始着为一,万物萌动,钟于太阴。故黄钟为天统,律长九寸。九者,所以究极中和,为万物元也。"

音律就这样为"三统"说服务。接着是"林钟为地统,律长六寸。六者,所以含阳之施。楺之于六合之内,合刚柔有体也。""太簇为人统,律长八寸,象八卦,宓戏氏之所以顺天地通神明,类万物之情也。"这是典型的西汉理论,是董仲舒思想的发展。

第六节已说过些关于"三统"的话。青年朋友可能还不很明白为什么要搞"三统"。照董仲舒的说法,朝代革替是按"三统"循环演变的。每一统有三个要素作为征象。一为"改正朔"——正月朔日的斗建(子、丑、寅)要变化;二为易服色——礼服的标准颜色(黑、白、赤)要变化;三为音律取什么钟音为宫(黄钟、林钟、太簇)要变化。不变,就不能体现天命转移,统治者就要倒霉。汉代之前,有过正月月建不同的历法,但根本没有"三统"理论。

按:《史记》《汉书》中关于"三统"的说法:

《史记》说:"王者易姓受命,必慎始初,改正朔,易服色,推本天元,顺承厥意。"(《史记·历书》中华书局 1986 年版 平装本 1256 页)

又说:夏正以正月,殷正以十二月,周正以十一月。盖三王之正若循环,穷则反本。天下有道,则不失纪序,无道,则正朔不行于诸侯。(《史记·历书》中华书局 1986 年版 平装本 1258 页)

西汉太初历:"历术甲子篇:太初元年,岁名'焉逢摄提格'月名'毕聚',日得甲子,夜半朔旦冬至。"(同上 1262 页)

史记索隐:"太初历法,一月之日,29 日 940 分日之 499,每两月合成59 日,余 58 分。今十二月合成 6 个 58,得此数。"(同上 1264 页)

《汉书·律历志》说:"夏数得天,得四时之正也。三代各一统,明三统常合而迭为首,登姜三统之首,周还五行之道也。故三五相包而生。天统之正,始施于子半,日萌色赤;地统受之于丑初,日肇化而黄;至丑半,日牙化而白。人统受之于寅初,日孳成而黑;至寅半,日生而青。天施复于子;地化子丑,毕于辰;人生自寅,成于申。故历数三统,天以甲子,地以甲辰,人以甲申。孟仲季迭用事,为统首。三微之统既著,而五行自清始,其序亦如此。"

刘歆是把三统和五行打通了讲的，其次序为：天统——赤火；地统
——黄土白金；人统——黑水青木。即用五行相生说，把三统说整理过。

西汉元帝时，有个叫京房的郎中，又主观机械地把十二律推演为六十
律，更加烦琐不实用了。其用意是使音律与阴阳五行、六十四卦更加合
拍。再后来，又有人推到三百六十律，已超出《内经》时代。

现在说"黄钟数"。

五音相生的"三分损益法"把宫音的弦长定为八十一，显然为方便计
算。黄钟后来也和宫、八十一扯到一起去了。《汉书·律历志》说："黄
钟：黄者，中之色，君之服也：钟者，种也。天之中数五，五为声，声上
宫，五声莫大焉。故阳气施种于黄泉，孳萌万物，为六气元也。以黄色名
元气律者，著宫声也。"黄钟一定要作"宫"的第一代表，就是这样推来
的。黄钟和八十一发生关系基于此。同书说："五声之本，生于黄钟之律。
九寸为宫，或损或益，以定商、角、徵、羽。"东汉郑玄干脆说："宫数八
十一，黄钟长九寸，九九八十一也。"九和八十一的奥妙，在汉代人看来
是不可思议的。早期医经尽力分九卷、八十一篇，针刺工具也要定为九
种，意义在此。

以上从《内经》出发联系些古音乐理论，是为了帮助读者认识《内经
时代》的学术背景，绝不是要贬低中国古代音乐的伟大成就。怎样看汉及
以前的音乐成就，只需举出近年出土的曾侯乙编钟及有关乐器就已很能说
明问题了。这一套战国早期的编钟"其总音域达到五个八度。在约占三个
八度的中部音区，由于有三套音列结构大致相似的编钟，形成了三个重叠
的声部，而且几乎十二半音俱全，可奏出完整的五声、六声或七声音阶的
乐典。"（吴钊、刘东升《中国音乐史略》24 页）当时的音乐理论必然已
很高明是没有问题的。许多读者已欣赏过由这套古乐器演奏的乐典，那是
很值得我们自豪的。曾侯把二十来位十几岁的姑娘杀死和这套乐器一起殉
葬，完全不是音乐本身的罪过。我们从中能领略儒家所谓的"礼由人起"
"制礼义以养人之欲""凡音之起，由人心生""乐者为同""乐文同，则
上下和""礼以导其志，乐以和其声……所以同民心而出治道也。"等等这
一套礼乐说教的阶级本质，就不会相信孔夫子是天字第一号大善人了。

最后，本节把前人留下的一个与音乐有关的难点再指出来。《灵64、
65》出现了一套进一步分化的五音：

右徵　　少徵　　质徵　　上徵　　判徵

右角	?? 角	上角	大角	判角
右商	少商	?? 商	上商	左商
少宫	上宫	大宫	加宫	左角宫
众羽	桎羽	上羽	大羽	少羽

（按：?? 处均缺一字，需参看旧版造字）

张景岳整理如上，不敢强解。笔者也不敢强解，只提点线索。

1. 这套术语为演绎阴阳二十五人服务，这种比附肯定是很牵强的。

2. 古代音乐中是否有把五音再各分为五的情况不能下断语。音乐史家还没有发现这种记载，只好期待今后的新发现。

3. 七篇大论中再一次出现了这套名词的一部分，两者应有承继关系。

4. 拙见以为，上述 25 个术语很可能是采自古代的音乐名词，有变动也不会太大。其音乐含义可做两种解释。第一种最有可能的意思是：当时为区别同一音的高低，已有了五个五音的名称，就如现代有五个八度音阶一样。至于它代表什么时代暂不能推测。曾侯编钟即已具备五个八度，可资参考。第二种较勉强的解释是：五音各分为五是由于音律——调高不同，这是按五种调高分别定的音名。读者有何高见，请赐教。

按：《中华医学研究杂志》2004 年 7 月第 4 卷第 7 期，有高也陶、石春凤撰《〈黄帝内经〉中阴阳二十五人对应的二十五音》一文，结论略同我的第二种解释。网上很容易查到此文，不引。

《内经》本身并不讲音乐。本节写了几句今古音乐门外谈，完全不是有意卖弄。试看《类经附翼》也非要讲音律，便知要想读懂《内经》，最好有点儿音乐常识。上文以个人的认识水平，尽量想说得通俗些。很可能还是不"通"而"俗"。要更多了解，只有请读者读两本音乐史，学点现代音乐理论常识了。

附

象数略论

1. 从律历与象数的关系说起

讲象数之学离不开阴阳五行。不过，直接从阴阳五行讲象数，读者很难明白其所以然。至迟自汉代开始，和象数之学关系密切的主要是律历学。"律"本来属于音乐，故笔者把对象数之学的看法附在这里，而且从律历与象数的关系说起。

但需说明，与律历密切的象数之学是其中的"数"的部分。

为此，先把《史记·律书》的有关内容引出。

"王者制事立法，物度规则，一秉于六律，六律为万事根本焉。其于兵械尤所重，故云'望敌知吉凶，闻声效胜负'百王不易之道也。武王伐纣，吹律听声，推孟春以至于冬至，杀气相并，而音尚宫。同声相从，物之自然，何须怪哉。"（《史记》中华书局 1986 年版平装本 1139~1140 页）

我想，绝大多数当代读者，很难理解为什么"六律为万事根本"，对周武王通过"吹律听声，推孟春以至于冬至，杀气相并"，于是决定伐纣会感到很奇怪。

须知，司马迁属于天官，他就是皇家天文历法学家，为什么这样做呢？

同样奇怪的是："历书"是记录和讨论历法的，属于天文学的应用部分之一，为什么和"六律"搞在一起呢？《史记》本来有"乐书"，不是应该在那边讨论"六律"吗！其实，不仅《史记》把我们认为互不相干的内容（历法、音乐）混在一起。读者若浏览一下两汉书乃至一切正史中的历法部分，都会看到这种倾向。

比如，《汉书·律历志》如下说：

"元始中，王莽秉政，欲耀名誉，征天下通知钟律者百余人，使羲和刘歆等典领条奏，言之最详。故删其伪词，取正义，著于篇。"（《汉书》中华书局 1986 年版平装本 955 页）

"至武帝元丰七年，汉兴百二岁矣，大中大夫公孙卿、壶遂、太史令司马迁等言'律历坏废，宜改正朔'……。其法以律起历，曰：'律容一龠，积八十一寸，则一日之分也。与长相终。律长九寸，百七十一分而终复。三复而得甲子。夫律阴阳九六，爻象所从出也。故黄钟纪元气之谓律。律，法也，莫不取法焉。'与邓平所治同。于是皆观新星度、日月行，更以算推，如闳、平法。法，一月之日二十九日八十一分日之四十三。……乃诏迁用邓平所造八十一分律历，罢废尤疏远者十七家。"（《汉书》中华书局 1986 年版平装本 975 ~ 976 页）

原来，古人是"以律起历"！即历法是根于律的！于是，八十一这个从律来的数，在汉代受到特别重视。

之所以如此，笔者认为，这是由于古人对音律之间的数学关系感到很神秘的缘故。即那时发现了五音之间、六律之间的某种数学关系，却不可能认识到这种关系基于振动频率。于是，进一步认为，"数"决定着一切。制定历法是古代应用数学计算最多的学科，历法也是在寻找周期，于是，古人把律和历搞到一起，而且认为律是历的基础。

比如，本节已经介绍过三分损益法定五音。

其中把宫音的弦长定为八十一，不过是为了方便计算，特别是方便使用三分损益法。

然而，汉代人由此认为，八十一这个数具有普遍意义——故奥妙无穷。

太初历规定每天为八十一刻，就是受上述思想影响。

《素问》和《灵枢》都是八十一篇，也是这种思想的体现。

2. 象数之学的定义

什么是象数之学呢？

按黄庭坚对周濂溪太极图的评价，这是"明天理之根源，究万物之终始"的学问。

于是，象数之学属于中国古代的自然哲学理论。

象数之学，本来是两种学说，即象学和数学——并非现代意义上的数学。

什么是"象学"呢！就是比类取象之学。

笔者将特别指出：《内经》的方法就是比类取象的方法。"象学"对《内经》十分重要自不待言。比类取象之学的适用范围和局限性，已经在

"医易答问"中略做介绍，本书后所附《〈内经〉的体系和方法》一文中也将扼要讨论。这里从略。

什么是"数学"呢？就是古人认为，万事万物都和"数"密切相关，甚至是受"数"决定的。这种思想很接近古希腊毕达哥拉斯学派"数本体论"。"数学"就是按照这种思想寻找事物和"数"之间的关系，或者说用数之间的关系解释事物和现象。

那么，这是否意味着象数之学完全是无稽之谈呢？

近代学者认为，"数学"不应该全盘否定。

冯友兰说："所谓象数之学，初视之似为一大堆迷信，然其用意，亦在于对于宇宙及其中各方面之事物，做一有系统的解释。其注重'数''象'与希腊之毕达哥拉学派，极多相同之点。兹略述毕达哥拉学派，以资比较。亚里士多德曰：'这些哲学家（毕达哥拉学派之哲学家）显然以数目为第一原理，为生存的物之质因，且为其改变与永久形状之形式。数目之原质即奇偶：奇为有限；偶为无限。他们以为'一'自此二者出。（因'一'亦奇亦偶）。从一生出一切数目；全宇宙都是数目。'"（冯友兰《中国哲学史》，中华书局，1961 年版，548～549 页）

现在看来，象数之学还可以有更多的意义。

比如，现代数学界曾经花大力气证明，是否存在一个与经验无关的——亦即先验的数的世界。最后的结论是：不存在那样的世界——数学是拟经验的。这是 20 世纪英国数学家罗素和美国科学哲学家拉卡托斯的最后结论。

再如音乐，一切乐章都不过是一串串不同的振动频率结合与变化——即"数"的结合与变化。

据此，象数之学要从"律"讲起，就不是偶然了。

再如电脑技术或现代信息技术，就是用"数"处理对象，或者说把现象"数字化"，而且电脑只用 0 和 1 两个数即可。

所以，现代人熟悉的虚拟世界，不过是"数字世界"。"数"几乎可以摹写现实世界中存在的一切。

总之，"象数之学"中的"数学"有它的可取的方面。

不过，"象数之学"中的"数学"，还是非常肤浅而且常常充满了谬误。它不需要四则运算之外数学知识，故不能算中国古代数学的成就或组成部分。从哲学角度看，它对自然和社会的解释也大都不能为当代接受。

3. 象数与阴阳五行

《左传·僖公十五年》（公元前 645 年），韩简曰："龟象也，筮数也。物生而后有象，象而后有滋，滋而后有数。"。可见，象数之学始自卜龟和占筮。

不过，象数之说虽起自先秦，却大盛于汉人解《易》。由于阴阳五行学说也大盛于汉代，于是，象数迅速和阴阳五行发生关系，而且成为象数之学的重要内容。

今可知《易传》中的象数之说有（略去象的部分）：

"天一地二，天三地四，天五地六，天七地八，天九地十。天数五，地数五，五位相得而各有合。"（《系辞传上》）

单就《易传》理解，这段话不过是说从一到十奇偶各五个数是相合的。引进阴阳思想，也不过把天地、奇偶代以阴阳。

可是《尚书·洪范》中有：

"一曰水，二曰火，三曰木，四曰金，五曰土。"

这个顺序既不是相克顺序，也不是相生顺序。但无论如何，五行有了一个排列顺序。

先秦就有"太一生水"之说，汉代则把一至十这十个自然数的序数意义和五行排列勉强牵合在一起。

《尚书大传·五行传》说：

"天一生水，地二生火，天三生木，地四生金。地六成水，天七成火，地八成木，天九成金，天五生土。"

唐代人孔颖达撰《尚书正义》，进一步发挥此说。其中说："易系辞曰：天一地二，天三地四，天五地六，天七地八，天九地十。此即是五行生成之数。天一生水，地二生火，天三生木，地四生金，天五生土。此其生数也。如此则阳无匹，阴无偶。故地六成水，天七成火，地八成木，天九成金，地十成土。于是阴阳各有匹偶，而物得成焉。故谓之成数也。易系辞又曰：天数五，地数五，五位相得而各有合。此所以成变化而行鬼神，谓此也。"（清·阮　元校刻《十三经注疏》，江苏广陵古籍刻印社，1985 年第 1 版，76 页）紧接着的下文是，从冬至一阳生，到夏至一阴生联系水火。文长不录。

于是五行生成有了顺序，而且和天地联系在一起。

不过，以上表述和定型的表述不完全相同。

明代大医张介宾作"五行生成数解"说：

"五行之理，原初自然。天地生成，莫不有数。圣人察河图洛书而推定之。其序曰：天一生水，地六成之；地二生火，天七成之；天三生木，地八成之；地四生金，天九成之；天五生土，地十成之。夫五行各具形质，而水火最为轻清，乃为造化之初。故天以一奇生水，地以二偶生火。若以物理论之，亦必水火为先。以小验大，以今验古，可知之矣。如草木未实，胎卵未生，莫不先由于水，而后成形。是水为万物之先，故水数一。化生已兆，必分阴阳。既有天一之阳水，必有地二之阴火，故火次之，其数则二。"（张介宾《类经图翼》，人民卫生出版社第 1 版，1965 年，7~8 页）

总之，古人确实认为，五行生成与数——序数有关。水、火为最先生成的东西。此说的经验依据和推理方法，都是我们不能接受的，尽管这和数本体论已经相距很远了。

4. 沈括关于数的看法

《梦溪笔谈》卷五有沈括对《汉书·律历志》的批评如下：

"《汉志》言数曰：'太极元气，函三为一。极，中也。元，始也。行于十二辰，始动于子，参之于丑得三，又参之于寅得九，又参之于卯得二十七。历十二辰，得十七万七千一百四十七。此阴阳合德，气钟于子，化生万物者也。'殊不知此乃求律吕长短体算成法耳，别有何义！为史者但见其数浩博，莫测所用，乃曰：'此阴阳合德，化生万物者也。'"（《梦溪笔谈》，吉林摄影出版社，2003 年第 1 版，17 页）

读者可能不清楚十七万七千一百四十七这个数怎么来的。其实，文中所说不过是 3 的 11 次方 = 176847。这个数比 177147 少 300。故今本《笔谈》或《汉书》可能有误。但无论如何，这个数与"阴阳合德，化生万物"没有关系。《汉书·律历志》的作者不一定不知道这个数的来路，但为了用音乐方面的数据说明"历元"的合理性，只好如上附会。

5. 大发挥象数之学的邵雍

古代学者当中，大发挥象数之学的人，是北宋哲学家邵雍。

他把"数"看作宇宙演化的最高法则，说：

"数者何也？道之运也，理之会也，阴阳之度也，万物之纪也，明于幽而验于明，藏于微而显于管，所以成变化而行鬼神者也。"（《皇极经世书》卷二）

宇宙是怎样遵循着"数"演化的呢？

邵雍认为，宇宙演化有一个大周期——亦即数的周期。这个大周期是 129600 年。每一个周期中，事物都经历发生、发展，最后归于消尽，于是在下一个周期中一切重新开始。

129600 年这个周期是怎么来的呢？

邵雍的儿子如下说：

"一元象一年，十二会象十二月，三百六十运象三百六十日，四千三百二十世，象四千三百二十时故也。经世一元、十二会、三百六十运、四千三百二十世，一世三十年，是为十二万九千六百年，是为皇极经世一元之数。"（《百源学案·宋元学案》第 373 页）

可知，129600 是 30 × 4320 的积。

4320 是 360 日的时辰数，360 日约为一年。即 12 × 360 = 4320。

规定三十年为一世，正如《内经》运气学说规定三十年为一纪，完全是人为的，不过是方便使用干支六十一周期。

显然，邵雍的思想没有什么奥义。可是，后人乃至近年还是有人无限附会。可惜，他们甚至连邵雍的本意是什么也不知道。

6. 朱熹对五行生成的看法

朱熹被视为中国的黑格尔，对北宋之后的中国思想、学术影响很大。这里引用他对五行生成先后的看法，也许更有助于理解象数之学的本意。他说：

"大抵天地生物，先有轻清，以及重浊。天一生水，地二生火。二物在五行中最轻清。金木复重于水火。土又重于金木。"（王星贤点校，[宋]黎靖德编《朱子语类（六）》，中华书局，1986 年第 1 版，2382 页）

"天地生物，五行独先。地即是土，土便包含许多金木之类。天地之间，何事而非五行？五行阴阳，七者滚和，便是生物的材料。"（王星贤点校，[宋]黎靖德编《朱子语类（六）》，中华书局，1986 年第 1 版，2368页）

"天地始初。混沌未分时，想只有水火二者。水之渣滓便成地。今登而望，群山皆为波浪之状，便是水泛如此。"（王星贤点校，[宋]黎靖德编《朱子语类（一）》，中华书局，1986 年第 1 版，7 页）

朱熹关于五行生成先后的理解如上，其他古代末流学者的认识会达到什么程度，就可想而知了。

7.《内经》中涉及数的内容

《素问·金匮真言论》有：肝，木，角其数八；心，火，徵，其数七；

脾，土，宫，其数五；肺，金，商，其数九；肾，水，羽，其数六。（**按**：均系摘要引出）

《素问·五常政大论》中，也有基本相同的说法。

显然，上两篇中的数，都是五行的成数。

《素问·六元正纪大论》中，更提到生数和成数。文繁不引。

此外，《素问·上古天真论》关于女子七七，男子八八，以及《素问·阴阳应象大论》"七损八益"之说，也都暗含着象数之学。

有意思的是，女子七七之说可以部分得到现代医学认可。女子"七七任脉虚，太冲脉衰少，天癸竭，地道不通，故形坏而无子"之说与现代认为女子平均断经年龄为四十九岁完全相符。可惜，支持此说的例子太少。

最后须知，五脏六腑、十二经脉之说也明显带有象数之学的色彩，只是五六十一和二六十二不是象数之学常讨论的数，有关拙见请参看第十五节所附"藏五府六考"。

第十四章 《内经》与其他
古代学术琐谈

一、地理学

1. 九州说：《素3》说："天地之间，六合之内，其气九州、九窍、五藏、十二节，皆通乎天气。"有人以其中的"九州"为衍文，未必是。王冰注"九州"本《禹贡》为说。邹衍的大九州说似不可见。

2. 四海说："道之大者，拟于天地，配于四海。"（《素78》）"海有东西南北，命曰四海。"（《灵33》）《尚书·大禹谟》即多说四海，其名义时代不足为据。四海说大约不晚于孟子。

按：四海说早于孟子。如："四海之内，皆兄弟也"这句话，见于《论语·颜渊》。又，"四海"在《尚书》中约16见，《周礼》中约2见，《孟子》中约11见，《庄子》中约6见。均为天下之义。可见"四海"的观念起源很早，而且早已转义为天下。

3. 地至大说："天至广不可度，地至大不可量。"（《素9》）"地至大"自今日看来是错误的。汉代早期及先秦有几家文献说出了天、地大小的准确数字，显系臆测。西汉中期之后，宇宙无限思想占主导地位，不再有人臆测天的大小，地也被认为无限大。由实测求子午线长度是唐代的事。

按：汉代及以前关于天地大小的文献记载：

"日入于虞渊之汜，曙于蒙谷之浦，行九州岛七舍，有五亿万七千三百九里。"（《淮南子·天文训》）

"天有九野，九千九百九十九隅，去地五亿万里。"（《淮南子·天文训》）

"阖四海之内，东西二万八千里，南北二万六千里，水道八千里，通谷其名川六百，陆径三千里。禹乃使太章步自东极，至于西极，二亿三万三千五百里七十五步。使竖亥步自北极，至于南极，二亿三万三千五百里七十五步。凡鸿水渊薮，自三百仞以上，二亿三万三千五百五十里，有九渊。"(《淮南子·坠形训》)

"凡四海之内，东西二万八千里，南北二万六千里。水道八千里，受水者亦八千里。通谷六，名川六百，陆注三千，小水万数。凡四极之内，东西五亿有九万七千里，南北亦五亿有九万七千里。极星与天俱游，而天枢不移。冬至日行远道，周行四极，命曰玄明。夏至日行近道，乃参于上。当枢之下无昼夜。白民之南，建木之下，日中无影，呼而无响，盖天地之中也。"(《吕氏春秋·有始览》)

"桓公曰：'天下之朝夕可定乎？'管子对曰：'终身不定。'桓公曰：'其不定之说可得闻乎？'管子对曰：'地之东西二万八千里，南北二万六千里。'"(《管子·轻重乙》)

"吕氏曰：凡四海之内，东西二万八千里，南北二万六千里。(《周髀算经·卷上之三》)可知此句出自《吕氏春秋》。"

不过，《周髀算经》又说：天离地八万里（卷下之一）。于是，天地的大小又和《淮南子》等所说不同。文繁不引。

4. 十二经水说：《灵12》中的十二经水不完全从《禹贡》的九水来。两家相同的水名为河、江、渭、济、漯、淮，十二经水以北方水名为多。

5. 地形高下与气候：《素70》提到同一地区海拔高度不同，气温高低不同，用以解释人的寿夭不同。认识水平不超过《周髀算经》。

6. 《灵79》有"月满则海水西盛"，是认识到潮汐和月相的关系。

《内经》涉及地理名词，是在"法天之纪，则地之理"思想指导下讲天、地、人相应的，反映的科学地理学水平很局限。

二、生物学

《素70》有古代动物分类的名词，即五虫说。五类虫是介虫、鳞虫、羽虫、毛虫、倮虫。《内经》把它们五行化了。五虫分类有科学意义。人属于倮虫，最高级。上述排列有进化思想。考其出处，仍在秦汉或以后。除《礼记·月令》外，今本《孔子家语》等亦有这一套名词。

《内经》讲到的植物虽多，都五行化了。种类不足以反映当时的认识水平。本节略示各科端倪，不一一分析。

三、军事学

《内经》引用的标准军事语言为："兵法曰：无迎逢逢之气，无击堂堂之阵。"(《灵55》)"两军相当，旗帜相望，白刃陈于中野者，此非一日之谋也。能使其民令行禁止，士卒无白刃之难者，非一日之教也，须臾之得也。"(《灵60》) 前两句见于今本《孙子兵法》。后数句未考出。其余以备战喻防病，以刀剑、五兵比针具，都不是兵家言。

《孙子兵法》的成书年代与《内经》颇相似。上有人说成于春秋末，下有人说汉代还有补充。浅见以为，古代军事学的奠基应早于医学。有的学者举《孙子兵法》中有五行说，即推断《内经》应与它同时，颇值商讨。读者倘读过今本《孙子兵法》，必不以为该书也以阴阳、五行、天人相应、恬淡无为等思想为骨架。五行之说，在《孙子兵法》中只有很不重要的一点点，而且比较原始，不再抄原文。

四、机械学

《内经》提到的最重要的机械为弩机。本节不归入兵器，单做介绍。

《灵1》中有一段讲弩机的韵文，可能采自当时的军事书。

"粗守关，上守机。机之动，不离其空。空中之机，清静而微。其来不可逢，其往不可追。知机之道者，不可挂以发。不知机道，叩之不发。"

《素27》有一段大体如上。

按：原文是："故日知其可取如发机，不知其取如扣椎。故日知机道者不可挂以发，不知机者扣之不发，此之谓也。"

《素25》有"伏如横弩，起如发机。"

以上均借以说明针术操作要点。但从机械学角度看，文中所讲必是很先进的弩。弩在我国使用可溯至春秋，但复杂而高灵敏度的弩机也是汉代才发明。

五、解剖与度量衡

《内经》涉及古度量衡者，绝大部分内容与解剖有关。主要集中在《灵14、31》两篇。近现代人从解剖与度量衡角度研究《内经》者，多于该两篇用力。各家用意约有两方面。一是证明《内经》解剖不误；二是据以推断该两篇成文时代。《灵15、17、32》是上两篇的推演。

浅见以为，欲证明《灵31》不误，原不必大兴文字，争论不已。食管（咽门至胃）长度占消化道总长的三十五分之一，与现代解剖统计所得三十七分之一大致相当，已足证明此篇从实地解剖测量而来。略做过实地解剖者，读过此篇也不会认为纯属臆测。至于古人不可能通过数理统计，把数百、上千个个体实测资料进行统计处理，而后才写出此篇，更不必争论。《灵枢》中有些误差，原属正常。今日的直观测量亦允许有较大误差。

　　欲完全用度量衡古制推断《灵14、31》成文时代，不稳定因素太多，必然使文章愈写愈玄。结果百口纷争，各持一端。浅见以为，应重点参考文献记载古人何时始做较严密的实测解剖。今可知这样做的第一个人恰是王莽（见《汉书·王莽传》）。故该两篇成文不可能早于西汉末。从解剖学角度看，王氏是科学家。从旧学问角度看，王氏和他的帮手刘歆也是大学问家。这与从政治立场评价是两回事。若当时已有较详细的古文献，他们不会不知道。或者说，即使有过类似文献，该两篇亦必然采进了王莽命人测得的新数据。在没有出土文献证明，西汉之前已有类似实测解剖前，一切考证均难服人。

　　古度量衡不是完全不能作为一种考证《内经》的方法。但是，由于度量衡制度不断演变，且同一时代也有不同的系统，故至今专家考得战国至汉末的数据，均不足作为推断《灵14、31》准确成文年代的根据。如所谓周尺，一般认为约相当现米制 19.91 厘米；王莽时汉尺，约 22.81 厘米，差别不大。《灵枢》测量准确到寸。用上两种尺制测量伸缩性很大的消化道，所得数据不见得不相合。

　　《灵14》记述身高七尺五寸的男子体表各部长度，伸缩性应不大。但各项数据，仍以身高最足以与现代数据比较。若按周尺计算，这个中等人的身高不足 150 厘米。按汉末尺制计算，约 171 厘米。这样看来，《灵枢》所用尺制应更接近西汉末制度。《灵12》八尺之士的说法，应指身材较高的男子。其说粗略，与"诸葛亮身长八尺"一样，不是准确说法，而是为了强调他高大俊美。邹忌身长八尺，人以为美亦是佐证。计算一下仍不倾向周制。

第十五章 《内经》自相矛盾举隅

今《内经》中多有自相矛盾处，古今学者或视而不见或见而讳言。仅略举其大端如下。

一、五味与五脏补泻

《素5》说："形不足者，温之以气；精不足者，补之以味。"那么，五味与五脏的攻、补关系到底怎样为好呢？这一点在《内经》中似乎应该很严密。《素5》本身却有矛盾。请看下面摘要：

"木生酸，酸生肝，肝生筋……酸伤筋；

火生苦，苦生心，心生血……苦伤气；

土生甘，甘生脾，脾生肉……甘伤肉；

金生辛，辛生肺，肺生皮毛……辛伤皮毛；

水生咸，咸生肾，肾生骨髓……咸伤血。"

引文中有两个问题。一是酸、甘、辛三味理应补所生脏，但又伤该脏所生，讲不通；二是苦、咸两味另是一套。单从逻辑上讲，把"伤气"和"伤血"换一下，再把"伤气"改为"伤骨髓"，才能与其他三味一致。再看《素10》又有不同说法：

"多食咸，则脉凝泣而变色；

多食苦，则皮槁而毛拔；

多食辛，则筋急而爪枯；

多食酸，则肉胝皱而唇揭；

多食甘，则骨痛而发落。"

这一段与上段互有长短。

文中的矛盾也不是为了迁就临床事实。读者能仔细体会一下这本小册子所讲的五行学说演变经过，大体上就能理解，为什么会留下这些马脚。

各脏到底以何味为补呢?《素10》说:"心欲苦,肺欲辛,肝欲酸,脾欲甘,肾欲咸,此五味之所合也。"照此段理解,各味补所生脏是正确的。《内经》至少还有四处讲"五味所入",关系与此同。但也有大唱反调处。《灵56》说:

"肝色青,宜食甘;

心色赤,宜食酸;

脾色黄,宜食咸;

肺色白,宜食苦;

肾色黑,宜食辛。"

这种宜食的味不都是生我之味,又不是后世所说的我克味或克我味,故它是另一家言或不成熟的推理。可是,同一篇中五脏禁味却说得很严密。

"肝病禁辛,心病禁咸,脾病禁酸,肾病禁甘,肺病禁苦。"这与五行相克说完全合拍。

总之,《内经》并未统一五味与五脏的补泻关系。《金匮要略》开头一段就此讲得较复杂,仍未真正解决问题。"七篇大论"中的说法比较统一,自成一家言。《难经》又有补母、泻子说等等,都想把这个问题说得又通顺、又实用。故《内经》本身的自相矛盾不要强解。

按:关于五味所入或五味所养,今《周礼》谓:

《天官·疡医》"凡疗疡,以五毒攻之,以五气养之,以五药疗之,以五味节之。凡药,以酸养骨,以辛养筋,以咸养脉,以苦养气,以甘养肉,以滑养窍。"

《天官·食医》"凡和,春多酸,夏多苦,秋多辛,冬多咸,调以滑甘。"

可见,其中五脏和五味的补泻关系不同于《内经》。

二、脏腑说

《内经》中最常见的说法是五脏六腑。脏腑两者,以脏为主。五脏之中,应以何脏为主呢?《素8》说:"心者,君主之官,神明出焉。"又"心者,五脏六腑之主也"。(《灵28》)在这一点上,似乎《内经》全书一致。其实也不尽然。心为人体中枢的思想起源很早,那时并没有把五脏五行化。《灵8》中"所以任物者谓之心",则是出自董仲舒。

按:关于心主意识、思虑的认识,中国古代学者和普通人的常识完全一致。不过，"所以任物者谓之心"是董仲舒的见解，至少是经过董氏的发挥被普遍接受。董氏说："柅众恶于内，弗使得发于外者，心也。故心之为名，柅也。人之受气苟无恶者，心何柅哉？"（《春秋繁露·深察名号》）

这里，柅字做控制、限制解。《广雅·释亲》说："心，任也。"《白虎通·性情篇》说："心之为言任也，任于思也。"这显然都是来自董仲舒。

《淮南子》中"心"出现300多次，没有明确解心为任或柅的地方。惟略有此意：如"夫任耳目以听视者，劳形而是明；以知虑为治者，苦心而无功。"（《原道训》）最郑重的说法是："夫心者，五藏之主也，所以制使四支，流行血气，驰骋于是非之境，而出入于百事之门户者也。"这也是《内经》的正统说法。

又，"所以任物者谓之心"见于《灵8》。其中有一段相关的话颇值得注意，引如下：

"何谓德、气、生、精、神、魂、魄、心、意、志、思、智、虑？请问其故。岐伯答曰：天之在我者德也。地之在我者气也。德流气薄而生者也。故生之来谓之精；两精相搏谓之神；随神往来者谓之魂；并精而出入者请之魄；所以任物者谓之心；心有所忆谓之意；意之所存谓之志；因志而存变谓之思；因思而远慕谓之虑；因虑而处物谓之智。"

这一段对德、气等十三个概念的定义，颇简明。现存那时的文献没有这样系统的。但主要思想还是来自儒家。如：

"天生德于予，桓魋其如予何？"（《论语·述而》）

"心之官则思。思则得之，不思则不得也。"（《孟子·告子上》）

"心者，形之君也，而神明之主也，出令而无所受令。自禁也，自使也，自夺也，自取也，自行也，自止也。"（《荀子·解蔽》）

五脏一配五行就体现不出心为君主的说法了。结果是"脾者土也，治中央，常以四时长四脏"，心的中央位置被脾代替了。故我们不能要求《素问·灵兰秘典论》关于脏腑的理论，和其余五行化的脏腑说完全一致。这种矛盾是由于五行说统帅脏腑之前，人们对心的传统认识势力太大，五行说不得不迁就习惯势力。类似矛盾在经络说中也有。如：心经仅是十二经之一，经脉虽有循环，却完全不体现以心脏为中心。反过来，手少阴心主之脉，在早期却没有腧穴。究其原因，一是为比附君逸臣劳。二是把心的虚实绝对化。心绝对不能受邪，一受邪人即死。

按：关于心经无腧穴、不受邪的经文如下：

"黄帝曰：手少阴之脉独无腧，何也？岐伯曰：少阴，心脉也。心者，五藏六府之大主也，精神之所舍也。其藏坚固，邪弗能容也。容之则心伤，心伤则神去，神去则死矣。故诸邪之在于心者，皆在于心之包络。包络者，心主之脉也，故独无腧焉。"（《灵71》）

这种矛盾也使《内经》理论不能自圆其说。此外，《素79》忽然冒出一个肝脏最贵的说法，也不是作者故弄玄虚，而应理解为确有过这种说法。心开窍于目（《素81》）、于耳（《素4》）、于舌（《素5》）三说并存等也是早期配属不统一的证明。

按：心开窍不一的经文如下：

开窍于耳说："南方赤色，人通于心，开窍于耳。"（《素4》）

在窍为舌说："南方生热，热生火。火生苦，苦生心，心生血，血生脾，心主舌。其在天为热，在地为火，在体为脉，在藏为心，在色为赤，在音为徵，在声为笑，在变动为忧，在窍为舌。"（《素5》）

开窍于目说："夫心者，五藏之专精也，目者其窍也。"（《素81》）

粗查《内经》时代的文献，可知当时原有不同说法。请看《淮南子》和《管子》等书中的有关文字。

《淮南子·精神训》说："是故肺主目，肾主鼻，胆主口，肝主耳，外为表而内为里，开闭张歙，各有经纪。"

《管子·水地》有："五味者何？曰五藏酸主脾，咸主肺，辛主肾，苦主肝，甘主心。五藏已具，而后生肉。脾生隔，肺生骨，肾生脑，肝生革，心生肉。五肉已具，而后发为九窍：脾发为鼻，肝发为目，肾发为耳，肺发为窍。"

又，前引《白虎通·性情篇》涉及纬书《春秋元命苞》。其中说：

"目者肝之使……鼻者肺之使……耳者心之候……阴者肾之泻……口者脾之门户……。或曰：口者心之候，耳者肾之候。或曰：肝系于目，肺系于鼻，心系于口，脾系于舌，肾系于耳。"

总之，今《内经》遗留的五脏开窍不统一，是两汉学者（包括医家）看法始终不一的痕迹。

关于五脏开窍的不同说法，古人综合文献最多的是《五行大义》。其中说：

"《孝经拔神契》云：肝仁故目视，肺义故鼻候，心礼故耳司，肾信故窍泻，脾智故口海。《太平经》云：肝神不在，目无光明；心神不在，唇青白；肺神不在，鼻不通；肾神不在，耳聋；脾神不在，舌不知甘味。……脾心肺三脏及候各有异说。《甲乙》以鼻应肺；道家以鼻应心。《管子》以鼻应脾。《甲乙》应肺者，鼻以空虚纳气，肺亦虚而受气故也。道家鼻主心者阳也。《甲乙》以肺应口；道家以肺应口与《管子》同。《甲乙》以肺应口者，口是出纳之门，脾为受盛之所，口能论说，脾能消化，故以相通。道家以肺应口者，肺金也，金能断割。口有牙齿，亦能决断，是金象也。《管子》之意恐亦然也。《甲乙》以舌应心，道家以舌应肺，《管子》以心应下窍。《甲乙》以舌应心者，凡资身养命莫过五味，辨了识知莫过乎心。……道家以舌应肺者，肺者，阴也……舌与地通。《管子》心应下窍者，以心能分别善恶，故通下窍、除滓秽也。"（丛书集成本《五行大义》，1939 年，商务印书馆版，55～56 页）

显然，不但五脏和九窍配属有多种说法，《五行大义》的解释也大多牵强。

还有，在早期方士那里，脏腑说不定型的遗迹也可以看出来。《素11》中"黄帝问曰：余闻方士，或以脑髓为藏，或以肠胃为藏，或以为府，敢问更相反，皆自谓是，不知其道，愿闻其说。岐伯对曰：脑髓骨脉胆女子胞，此六者地气之所生也，皆藏于阴而象于地，故藏而不泻，名曰奇恒之府。夫胃大肠小肠三焦膀胱，此五者，天气之所生也，其气象天，故泻而不藏，此受五脏浊气，名曰传化之府。"

方士们在脏腑说的形成方面到底起多大作用，本节不考。引文已足证明，五脏六腑说定型前有过更混乱的脏腑说是没问题的。岐伯在答话中还只提五腑。五脏五腑说已是较完善的脏腑说了。《素76》又有"五藏六府，胆胃大小肠脾胞膀胱。"这样零乱的话，也不一定是错简所致。王冰引上段方士说来解释，仍不能解通。此外，如果仔细体会《素20》中"神藏五，形藏四，合为九藏"则是一种九藏说。

按：今《周礼·天官》"疾医"中有："两之以九窍之便，参之以九藏之动"。可知，确曾有过九藏说。

又，五脏主时的主流说法，在《内经》中是大体统一的。可是《素16》又另搞一套。五脏加上头，各主两个月，依次为：肝、脾、头、肺、心、肾。这种说法如果不是更早的理论也是《内经》时代的一派观点。一定要用五行主五时配五脏的理论来解此篇，只能是说不服别人，自己也心虚。

按：《素16》的有关经文如下：

"黄帝问曰：诊要何如？岐伯对曰：正月、二月，天气始方，地气始发，人气在肝。三月、四月，天气正方，地气定发，人气在脾。五月、六月，天气盛，地气高，人气在头。七月、八月，阴气始杀，人气在肺。九月、十月，阴气始冰，地气始闭，人气在心。十一月、十二月，冰复，地气合，人气在肾。"

三、致病外因

"九篇大论"之外的外邪说，以《素3》最系统。即所谓："春伤于风"，"夏伤于暑"，"秋伤于湿"，"冬伤于寒"。该篇总结外因为风、寒、暑、湿四种，已是受五行说启发，相当进步了。其中秋（金）为什么不和燥联系，从而使外因与五行合拍呢？这是用定型的观念苛求旧说。试想金和燥是很难挂钩的。又何况与四时难相应呢！若综看其他各篇所讲病因则更零乱。

古人最早重视的外因是风。

《灵75》说："邪气者，虚风之贼伤人也。"类似说法有好几处。故我们若解"身半以上邪中之也，身半以下湿中之也"（《灵4》）。这句话中的"邪"只能解作"邪风"。

按："风为百病之始"的主要经文如下：

"故风者，百病之始也。清静则肉腠闭拒，虽有大风苛毒，弗之能害。此因时之序也。"（《素问·生气通天论》）

"是故风者百病之长也。今风寒客于人，使人毫毛毕直，皮肤闭而为热。当是之时，可汗而发也。"（《素问·玉机真脏论》）

"凡十二经络脉者，皮之部也。是故百病之始生也，必先于皮毛。邪中之则腠理开，开则入客于络脉，留而不去。"（《素问·皮部论》）

"黄帝问曰：余闻风者百病之始也，以针治之奈何？"（《素问·骨空论》）

"雷公曰：小子闻风者，百病之始也；厥逆者，寒湿之起也，别之奈何？"（《灵枢·五色》）

总之，中医把风作为第一外因，有深远的认识根源。

然而，风作为六淫之一，是错误的。旧作《伤寒论新解》，对此有简明的论述如下：

"读者久已习惯外感六淫说，其实，六淫中不仅风是多余的，暑与火也应合并为热（或者火归于暑）。所谓风、寒、暑、湿、燥、火，实际只是寒暑（热）燥湿四因，即温度和湿度异常变化。中医论外因，不考虑微生物，环境气候影响于人体者只有温度和湿度。温度异常即寒和暑，湿度异常即燥和湿。《伤寒论》主要讨论温度异常、特别是温度突然下降——寒对人体的损害。

风几乎与寒并列，有深远的历史认识根源。气候因素中，除阴晴雨雪外，最便于耳目和体表感知的便是风，而且比阴晴雨雪还要常见，因而，风曾被视为最重要的病因。从当代高度认识风使人得病，不过是因其使空气流动而使人感到凉爽或寒冷（对湿度亦有影响）。即实际上还是寒——环境导致全身或局部温度突然降低，引起机能紊乱。

古人很难说清这一点。仲景大约已经认识到风不宜与寒并列，但不很彻底。寒热燥湿过度或突变，均能使人得病，其中因寒得病者最多。仲景书名《伤寒论》，用意很清楚。"（马堪温，赵洪钧. 伤寒论新解. 北京：中国中医药出版社，1996：第1版. 111～112页）

风之外，认识较早的是寒、湿。到把暑也列入时，已经是受五行说指导了。所以，对更早的说法不能用《素问·生气通天论》强解。如《灵66》说："百病之始生也，皆生于风雨寒暑，清湿喜怒。"这里还内因、外因并论，很不规范。讲病因病机时也不符合五行学说。《灵28》中："百病之始生也，皆生于风雨寒暑、阴阳喜怒、饮食居处、大惊卒恐"，也应该看作早期病因说。《素5》说："喜怒伤气，寒暑伤形。暴怒伤阴，暴喜伤阳。"《素62》说："夫邪之生也，或生于阴，或生于阳。其生于阳者，得之风雨寒暑；其生于阴者，得之饮食居处，阴阳喜怒。"可知阴阳思想先统帅病因。这些认识仍和后来规范化的解释不能完全一致。我们只能用发展的思想去理解。早期的病因说，外因不出风雨寒暑。这是一般气候变化，和五行关系不大；内因不出饮食、男女、喜怒，也不是阴阳五行化的认识。上面三处把阴阳作为病因，指的就是那房室之事。到《素5》这篇大论中，外因即满员够了五个。再到七篇大论最后固定为六淫。五运六气的外因说就是这样完成的。以此为标准通解《内经》则必不能通。

总之，谁说能用始终一贯的学说解通《内经》，那不是人云亦云，就是想讲假经。抛开残篇错简、文字颠倒、讹误等因素，还应看到原始内容本来就自相矛盾。如果说总该解得比较通吧！那除了讲解人对《内经》时代的有关学术了解广博精深之外，还必须用发展的眼光看《内经》本身，而不能用后期定型的代表学说去解释早期不成熟的学说，也不要以一家言解百家言。本节略示拙见。上述举例都是重大问题，不是在钻牛角儿。

附

藏五府六考

按：为了进一步说明藏府学说的发展过程以及五藏六府说是如何形成的，特附上本文。又，藏五府六和象数之说也关系密切，读者可将此文与第十三节所附"象数略论"对看。

五藏六府之说，久已深入国人之心，虽山野村夫，知其大略。学中医者尤其习听此说。久而久之，遂成套语。藏五府六被视为显而易见，理所当然之成说。凡此种成说，极少追究其所以然者。因而，若问：藏何以有五，而府有六？藏府不等，何以配阴阳五行？窃恐当代为人师者，大多不知何所对。其实，不仅当代为然，《难经》时代，医家已不得其要。据笔者所知，除《灵枢·经别》及《白虎通》略有关于此说之矛盾解释外，古今文献从未说清其何所据，是以作"藏五府六考"，或于当代同道认识中医基本理论略有小补。

1. 《难经》之说恍惚

《内经》之外，探究五藏六府说者，最早为《难经》——似乎亦仅见于《难经》。引如下：（**按**：八十一难在不同版本《难经》中，顺序有异，但不难找到以下引文）

"三十九难曰：藏唯有五，府独有六者，何也？

然：所以府有六者，谓三焦也。有原气之别使焉，主持诸气，有名而无形，其经属少阳，此外府也。故言，府有六焉。"

简言之，三焦者，空名而已。它应该后起，且为凑六府之数。

岂知尤有可怪者，《难经》且有五府六藏说。

"四十难曰：经言府有五，藏有六者，何也？

然：六府者，止有五府也。五藏亦有六者，谓肾有两藏也。其左者为肾，右为命门。命门者，谓精神之所舍也。男子以藏精，女子以系胞，其气与肾通，故言藏有六也。

府有五者，何也？

然：五藏各一府，三焦亦是一府，然不属五藏，故言府有五焉。"

显然，五藏六府或六藏五府，《难经》未明言何者为是，亦未折衷两说，径说五藏五府或六藏六府。

此后，历代医家就三焦、命门等多有争论，本文概不评价。难解之处是，五藏六府说沿用至今，除《白虎通》外，无人予以进一步解释，且再无人提及六藏五府等说。

时贤或曰：今《内经》五藏六府说触目皆是，何必怀疑古经成说！

答：诚然！今本《内经》，凡总提藏府，唯见五藏六府。计《素问》凡 14 见，《灵枢》凡 37 见。总提到处如此之多且一致，具体所指似不应有何矛盾。

惜乎，略细读《内经》，便知其不然。

2. 《内经》之说混乱

笔者亦曾以为，《难经》作者乃庸人自扰。唯略感挥之不去，便中或就此稽查今本《内经》。稍事查考，遗憾即多。盖《内经》论藏府，混乱或自相矛盾处颇多。

即如，唯一以"藏象"命名之《素问·六节藏象论》有："帝曰：藏象何如？"岐伯答问，仅提心、肺、肾、肝四藏。下文却谓："脾胃大肠小肠三焦膀胱者，仓廪之本，营之居也，能化糟粕，转味而出入者也。"

据此，脾应系"府"，"府"数足六，却少一"藏"。所缺之"藏"，尚须追查。该篇下文云："凡十一藏，取决于胆也。"据此，胆应属于藏。于是胆不唯不能视作一府，而且高于其余十藏。

又，《素问·五藏别论》云："夫胃、大肠、小肠、三焦、膀胱，此五者，天气之所生也，其气象天，故泻而不藏。此受五藏浊气，名曰传化之府。"此外，该篇复多出藏而不泻之"脑髓骨脉胆女子胞"六藏。拙见以为，此乃五府六藏说之出处。《难经》作者，或未见此段文字，于是分肾为两藏搪塞。

总之，该篇仅有五府，盖因"胆"尚不属于府，故不足六府。

何以见得？此论开篇足示彼时争论。

"黄帝问曰：余闻方士，或以脑髓为藏，或以肠胃为藏，或以为府，敢问更相反，皆自为是，不知其道，愿闻其说。"

此非该篇作者故弄玄虚，乃因彼时藏府说尚未定型。

藏府之说混乱不仅见于该两篇，类似矛盾尚多。试读《素问·灵兰秘典论》篇，总提十二藏或十二官，其中有它篇均不承认之"膻中"，却因脾胃作一官，实际仍系十一官。可知，脾毕竟属于藏抑或府，亦曾犹豫。

再查《灵枢》"本输"及"本藏"两篇，五藏与六府之关系，仍有矛盾。前者曰，三焦乃孤之府。后者曰，肾合三焦膀胱。然终于大体固定。

三焦、膀胱两府与肾藏相合大异于今说。又，一旦视"胆"为府，便与"藏而不泻""泻而不藏"之藏府定义背道而驰。"胆"久久不能入府，关键大概在此。此且勿论。

本文探讨之要害为：何以必须五藏六府或六藏五府？五藏五府或六藏六府岂非更整齐有序？

学者或知，为完善十二经脉说，《内经》终于完成六藏六府说。即五藏六府各一脉，再加手厥阴心主（即心包络）之脉。从此有名无形之三焦属于"府"，有名无形（实则有形）的心包属于"藏"。有形之藏府仍旧五藏五府。换言之，今《内经》中，五藏五府、五藏六府、五府六藏以及六藏六府四说并存。

既然如此，何以凡总提藏府，今《内经》必称五藏六府？

3.《白虎通》表述简明而欠深透

最早明确回答此问题者，乃非医学文献《白虎通》。其"五行"条云：

"人有五藏六府何法？法五行六合也。"

不但如此，明确且具体指出五藏六府为何者，亦系《白虎通》。其"性情"条云：

"五藏者何？谓肝、心、肺、肾、脾也。"

"六府者何谓也？谓大肠、小肠、胃、膀胱、三焦、胆也。"

试查今本《内经》，无如此简明之表述。

如《灵枢·经别》云："人之合于天道也，内有五藏，以应五音、五色、五时、五味、五位也；外有六府，以应六律；六律建阴阳诸经而合之十二月、十二辰、十二节、十二经水、十二时、十二经脉者，此五藏六府之所以应天道。"

五藏之五，来自五行，《白虎通》之说无误。《经别》所云，应系本末倒置。五音、五色等暂不论。五时之说则绝不应出现于五行说之前。四时变为五时，必然出于五藏附五行之需要。此前，仅四时配四藏。除中医外，至今只说四时（即四季），不说五时。

"外有六府"之说是否大肠、小肠、胃、膀胱、三焦、胆，颇可疑——六府不在外也。即便指肠胃等，六府法六合或应六律之说，亦甚勉强。六合与六律均非重要理论，远不足与五行相提并论。

要而言之，虽然《白虎通》之后，于五藏六府具体所指再无争议，藏五府六毕竟据何而来仍无满意解说。

为释此疑，本文略做进一步考证。

4. 五六天数不可违

何以必须五藏六府"凡十一藏"呢？

追根溯源，天六地五，曾系极重要之天人相应原理。即五六乃天数。

汉代之前，天六地五原理已见端倪，但尚未被视为生命构造之最高模式。藏府经脉说创立之时，五六原理已是天数。"人之形体，化天数而成"（董仲舒语，见《春秋繁露·为人者天第四十一》），其核心构造万不可不副天数。

五六天数之说，大倡于《汉书》。

《汉书·律历志》云："天六地五，数之常也。天有六气，降生五味。夫五六者，天地之中合，而民所受以生也。故日有六甲，辰有五子，十一而天地之道毕，言终而复始也。"于是必然藏五府六。否则，不得天地之中和，民无以受生，即人之生命无所从来。

读者约已清楚天六地五之意。此乃来自天干地支。干支二者，干为阳，支为阴。天干有十，地支有十二。一甲子（即六十花甲，古人先是用它记日）中，甲出现六次，子出现五次。其数学道理原极简单：十与十二之最小公倍数为六十。一甲子中，天干仅可循环六次，地支仅可循环五次。古人以为此乃关乎人体生命之天数。故阳经有六，阴经有五。府有六，藏有五。否则违背天数。

未来科学能否证实此种天数，笔者尚无定见。然而，居然冲破阴阳五行说，于三焦无形之府外，另加"藏而不泻"之"胆"为府，唯有出于天人相应之五六说，当无疑义。

参与白虎观盛会之东汉儒生，应通晓天六地五之天数说。《难经》及《白虎通》均未能追根溯源至此，笔者颇感意外。

上述拙见倘有前人或时贤提及，则幸甚。

百拇网论五脏六腑的文章片段（**洪钧按**：这一片段略同拙见。请编辑

作为脚注处理)

今将本人在 2002 年在《山东中医药大学学报》发表论文的一部分贴出来。

我们知道，在脏腑学说形成的早期，曾有过五脏说、六脏说、九脏说、五腑说、六腑说、七腑说等诸多不同的说法，在《内经》中占主导地位的却是五脏六腑说。即使十二经脉与脏腑相互络属，将心包增补为脏，构成六脏六腑的格局之后，依然称曰五脏六腑，直至现代仍旧习称五脏六腑。这说明五和六这两个数字必定有其特殊的含义，而这或许正是脏何以为阳，腑何以为阴的原因之所在。

人们注意到，先秦时期曾流行过"天六地五"说。《国语·周语下》曰："天六地五，数之常也，经之以天，纬之以地，经纬不爽，文之象也。"；《汉书·律历志》亦曰："天六地五，数之常也。天有六气，降生五味。夫五六者，天地之中合，而民受以生也。故日有六甲，辰有五子，十一而天地之道毕。"这说明"天六地五"说在汉代仍很流行。今本《内经》中也留有"天六地五"说之痕迹，如《素问·天元纪大论》云："天以六为节，地以五为制"。《素问·至真要大论》亦云："黄帝问曰：五气交合，盈虚更作，余知之矣。六气分治，司天地者，其至何如？岐伯再拜曰：明乎哉问也！天地之大纪，人神之通应也。"

如前所述，人是天地阴阳相合的产物，不言而喻，二者有着统一的本原和属性，而"天六地五"又是"数之常也"，那么人体脏腑数目与之相应相符便属天经地义。如《春秋繁露·人副天数》曰："天地之符，阴阳之副，常设于身，身犹天也，数与之相参……故小节三百六十五，副日数也；大节十二分，副月数也；内有五脏，副五行数也；外有四肢，副四时数也。"《白虎通·五行》则说的更为明白："人有五脏六腑，何法？法五行六合也。"《情性》又云："人本含六律五行气而生，故内有五脏六腑，此情性之所由出入也。"《灵枢·经别》曰："余闻人之合于天道也，内有五脏，以应五音五色五时五味五位也；外有六腑，以应六律，六律建阴阳诸经而合之十二月、十二辰、十二节、十二经水、十二时、十二经脉者，此五脏六腑之所以应天道"；《灵枢·邪客》曰："天有五音，人有五脏。天有六律，人有六腑……此人与天地相应者也"。

总之，脏有五、属阴，腑有六、属阳这一观念的形成无疑是在"天六地五"说的启发下产生的。

第十六章 《内经》语言管窥

全面介绍《内经》语言特点，要写很大篇幅，笔者力不从心。本节仅就比较次要的几个方面，作点不严密的探讨，权充本书的蛇尾。

一、人称代词的用法

1. 第一人称代词

（1）余：除"七篇大论外"，《内经》用"余"做第一人称代词共约97处。读者详查，可能略多。这些出于黄帝之口的"余"，无例外地等于现代汉语的"我"。

（2）吾：用"吾"共4处。1见于《素19》；2见于《素76》；1见于《灵48》。

（3）我：我字约5见。1见于《素5》；1见于《素62》；2见于《灵8》；1见于《灵78》。

（4）细子、小子：这两种自谦代词共用8次，集中在《灵48、49》中，均出自雷公之口。

（5）臣：约共用19次。这种意在区别君臣的用法也不突出。

第一人称代词使用特点可总结为：余、臣、细子、小子占绝对多数，余又为最多数。吾极少用，予完全不用。

2. 第二人称代词

（1）汝：共用3次。《素76、77、78》各1见。

（2）公：共用2次。《素76、81》各1见。均系"雷公"的省称。

（3）若：共用1次，见于《素81》。

（4）子：共用约23次。《素75、76》中即14见，但不是都做主语。

（5）夫子：共用约60次。

第二人称代词的使用特点可总结为：尔、乃完全不用；若、汝极少用。带有等级色彩的子和夫子使用最普遍。

除"子"偶作宾语外，以上第一、二人称代词，均用作主语。

《内经》中无用作主语的第三人称代词。

以上总结的第一、二人称代词用法，大体能显示其时代特征。本节未与其他文献对比。读者倘熟悉《论语》《孟子》，便知《内经》与该两书中的人称代词用法大不同，与《诗经》《尚书》更不同。

又，可以根据人称代词的使用特点，大体推断有关篇目的作者。

比如，"细子""小子"，集中见于《灵48、49》，则该两篇应出自一人之手。

再如，"汝"共用3次。《素76、77、78》各1见。则该三篇应有同一作者。

同理，《素75》和《76》应该是同一个人撰写或整理，因为"子"这个第二人称代词集中出现于这两篇。

二、韵语举例

笔者不知古韵演变详情，却能看出《内经》中有很多韵语。如《灵10》就是尽量用韵的。

"人始生，先成精，精成而脑髓生。骨为干，脉为营。筋为刚，肉为墙，皮肤坚而毛发长。谷入于胃，脉道以通，血气乃行。"

该篇讲十二经，每经文末连用"之"字，仍是韵语。即每经文中亦多有韵。

《素26》中有两段浅显的韵文，风格类《道德经》。

"请言形，形乎形，目冥冥，问其所病，索之于经，慧然在前，按之不得，不知其情，故曰形。"

"请言神，神乎神，耳不闻，目明心开而志先，慧然独悟，口弗能言，俱视独见，适若昏，昭然独明，若风吹云，故曰神。"

像这两段用现代字音读来，也能上口的韵文还有不少。即如《素问》第一篇开头数句也应是有韵的。读者中有通古今韵者，整理一下《内经》中的韵律演变，也颇有益。

三、语言余论

近古人考《内经》成书时代，多据"文字气象"为言，举其数端而立论。方法未免简单，见解亦有可采。今摘数条于此。前述各节已指出的不赘。

《气穴论》云："发蒙解惑，未足以论也"与枚乘《七发》"发蒙解惑，未足以言也"同。

日人丹波元胤有考证，谓："书（指《难经》）中多东汉人语。如'元气'之称，始见于董仲舒《春秋繁露》。'男生于寅，女生于申'，《说文》包字注、高诱《淮南子注》《离骚章句》俱载其说。木所以浮，金所以沉，出《白虎通》。金生于巳，水生于申，泻南方火，补北方水之类，并是五行纬说家之言，而灵、素未有道及。

此书（指《灵枢》）至宋中世而始出，未经高保衡、林亿等校定也。孰能辨其真伪也哉。其中十二经水一篇，无论黄帝时无此名，而天下之水何止十二。只以十二经脉而以十二水配，任意错举，水之大小不详计也。尧时作《禹贡》，九州岛之水始有名，湖水不见于《禹贡》。唐时荆湘文物最盛。洞庭一湖屡咏歌于诗篇，征引于杂说。冰（指王冰）特据身所见而妄臆度之耳。……而廖平（近代考据家、经师）误信元明以来医家之谬论，必谓《灵枢》为经，《素问》为传，灵前、素后殊为多事。

皇古医经，以《内经》为最古。而《内经》一书，多偶文韵语。惟明于古音古训，厘正音读，斯奥文疑义，涣然冰释。

《难经》每首句之下必接一然字。遍检经史诸子，无有类此文法者，是真不通医生拾汉人吐余，托名伪撰之书。

《上古天真论》云：'美其食，任其服，乐其俗'与《老子》'甘其食，美其服，安其居，乐其俗'同。

《四气调神论》云：'渴而穿井，战而铸兵'与《晏子春秋》'临难而遽铸兵，噎而遽掘井'同。

《阴阳别论》云：'一阴一阳结谓之喉痹'与《春秋繁露》'阴阳之动使人足病喉痹'同。"

（以上俱见黄云眉著《古今伪书考补正》1979 年齐鲁书社版）

"汉志，阴阳家有《黄帝泰素》，此必取此'素'字，又以与岐伯'问'，故曰《素问》也。其书后世宗之，以为医家之祖。然其言实多穿凿。至以黄帝与岐伯对问，盖属荒诞。……或谓此书有'失侯失王'之语，秦灭六国，汉诸侯王国除，始有失侯失王者。予案其中言'黔首'，又《脏气法时》曰'夜半'……不言十二支（古不以地支名时）当是秦人作。又有岁甲子（古不以甲子纪年），言'寅时'，则又汉后人所作。故其中所言有古近之分，未可一概论也。"

（以上俱见张心澂澂著《伪书通考》1954 年商务印书馆版）

记忆所及，应补两条尤要者如下：

《内经》有"善言天者必有验于人，善言古者必有验于今"和《史记·董仲舒传》对策语同。上溯可见于《荀子》。

按：董仲舒对策语是为了阐发"天人相应"，荀子则为了说明人性恶。原话如下：

"故善言古者，必有节于今；善言天者，必有征于人。凡论者贵其有辨合，有符验。故坐而言之，起而可设，张而可施行。今孟子曰：'人之性善。'无辨合符验，坐而言之，起而不可设，张而不可施行，岂不过甚矣哉！故性善则去圣王，息礼义矣。性恶则与圣王，贵礼义矣。故檃栝之生，为枸木也；绳墨之起，为不直也；立君上，明礼义，为性恶也。用此观之，然则人之性恶明矣，其善者伪也。"（《荀子·性恶篇》）

又，《陆贾新语·术事第二》有："善言古者，合之于今；能术远者，考之于近"。

《灵枢》中两次提到"至大无外，至小无内"，这种无限和极限概念可上溯至战国或更早。但原话见于《庄子·天下》。

按：《灵枢》提及无外、无内的原话如下。

"夫九针者，小之则无内，大之则无外，深不可为下，高不可为盖，恍惚无穷，流溢无极，余知其合于天道人事四时之变也，然余愿杂之毫毛，浑束为一，可乎？"（《灵枢·外揣》）

"外揣言浑束为一，未知所谓也。夫大则无外，小则无内，大小无极，高下无度，束之奈何？"（《灵枢·禁服》）

《庄子·天下》浓缩了辩士之言，值得一看。引如下：

"惠施多方，其书五车，其道舛驳，其言也不中。历物之意，曰：至大无外，谓之大一；至小无内，谓之小一。无厚，不可积也，其大千里。天与地卑，山与泽平。日方中方睨，物方生方死。大同而与小同异，此之谓'小同异'；万物毕同毕异，此之谓'大同异'。南方无穷而有穷。今日适越而昔来。连环可解也。我知天之中央，燕之北、越之南是也。泛爱万物，天地一体也。惠施以此为大。观于天下而晓辩者，天下之辩者相与乐之。卵有毛。鸡有三足。郢有天下。犬可以为羊。马有卵。丁子有尾。火不热。山出口。轮不蹍地。目不见。指不至，至不绝。龟长于蛇。矩不方，规不可以为圆。凿不围枘。飞鸟之景未尝动也。镞矢之疾，而有不行、不止之时。狗非犬。黄马骊牛三。白狗黑。孤驹未尝有母。一尺之棰，日取其半，万世不竭。辩者以此与惠施相应，终身无穷。桓团、公孙龙辩者之徒，饰人之心，易人之意，能胜人之口，不能服人之心，辩者之囿也。惠施日以其知与之辩，特与天下之辩者为怪，此其柢也。然惠施之口谈，自以为最贤，曰：天地其壮乎，施存雄而无术。南方有倚人焉，曰黄缭，问天地所以不坠不陷，风雨雷霆之故。惠施不辞而应，不虑而对，遍为万物说。说而不休，多而无已，犹以为寡，益之以怪，以反人为实，而欲以胜人为名，是以与众不适也。弱于德，强于物，其涂隩矣。由天地之道观惠施之能，其犹一蚊一虻之劳者也。其于物也何庸！夫充一尚可，曰愈贵，道几矣！惠施不能以此自宁，散于万物而不厌，卒以善辩为名。惜乎！惠施之才，骀荡而不得，逐万物而不反，是穷响以声，形与影竞走也，悲夫！（《庄子·天下》）

然而，这样略举数语以断年代的思想和方法，非这本小册子的主旨。读者欲了解最近较全面的考证，请参看刘长林著《内经的哲学和中医学方法》第一章。另有何爱华著《黄帝内经书证》（内部交流）与刘氏说不同，并可看看。笔者窃观古今考《内经》之言，非医家之见解反多出医家之上。然则医家果以能愈病为首务乎？是亦可以憬矣！

第十七章 《内经》的体系和方法

——作者研究《内经》的最后见解

笔者研读《内经》30 多年，常常思考《内经》的体系和方法，希望给同好一个最简明的纲领。现在，自觉比较清楚了。相信这一纲领，有助于一切和《内经》打交道的人，更快、更好地读懂《内经》。谨把拙见用一句话表达如下：

《内经》的体系是天人相应体系，《内经》的方法是比类取象方法。

下面逐步说明拙见。

1. 理论体系和逻辑起点

任何理论体系都是一个逻辑体系。

理论体系都要有逻辑起点，即该体系推理的出发点。起点可以是一个，也可以是几个或更多。

逻辑起点是什么意思呢？

据我所知，对这个问题大体有两种看法。

一种看法定型于黑格尔。他认为，逻辑起点要具备以下三个要点。

①逻辑起点应是一门学科中最简单、最抽象的范畴。

②逻辑起点应揭示对象的最本质的规定，以此作为整个学科体系赖以建立的基础，而理论体系的全部发展都包含在这个胚芽中。

③逻辑起点应与它所反映的研究对象在历史上的起点相符合。即逻辑起点应与历史起点相同。

这种看法有助于人们理解或把握一些很成功的体系。

比如，《资本论》就是从商品这个政治经济学中最简单、最抽象的范畴开始论证。商品与马克思的研究对象（资本主义社会）的历史起点也确实相同。马克思主义政治经济学体系的发展也确实都包含在商品这个胚芽之中。

不过，不是所有的理论体系都像《资本论》这样。

比如，《物种起源》这个非常成功的体系，就不是从讨论物种等生物学中最简单、最抽象的范畴开始的。

达尔文在书中一开始就列举了生物进化论发展史和要点，而后才是从各个方面举了众多的例子证明他的学说。

于是，一个理论体系亦可以它的最后结论或基本观念为逻辑起点。

这就是关于逻辑起点的第二种看法。

中国思想史上也有众多的类似体系。

如性善论、性恶论、道学（理学）和心学都各成体系。

近现代自然科学中的不同学派，也都是因为他们的最后结论不同。

光学史上的粒子说和波动说，无疑可以看作最简单却很典型的例子。

本文考察《内经》体系，主要根据关于逻辑起点的第二种看法。

这样考察更容易一下子抓住一个理论体系的要害。

2. 《内经》体系的逻辑起点

《内经》是古人探讨"人之所以生，病之所以成，人之所以治，病之所以起"[1]的学问。她的体系就是围绕着这些问题做的论证或推演。

众所周知，《内经》体系中，有以下四个自然哲学理论。

即：①阴阳学说；②五行学说；③天人相应学说；④气和气化学说。

它们都应该看作《内经》体系的逻辑起点。只是，无论从《内经》的超硬核还是从它据以推出的硬核来看，天人相应都更加重要。

上举四个自然哲学理论中，前三者纯粹属于"理"或"道"，第四者既包括"器"，也包括道。"理"和"道"——规律，是形而上的。"器"是形而下的。"器"由"气"组成，故"气"的本意虽然指无形（肉眼不可见或不能宏观描述的意思）的物质，却是形而下的。

按： 古代学者关于气是形而下的明确论述如下：

人称中国黑格尔的朱熹认为："理，形而上者；气，形而下者"。[黎靖德编《朱子语类·（一）·理气上》中华书局，北京，1986 第 1 版 3页] 又说："天地之间，有理有气。理也者，形而上之道也，生物之本也；气也者，形而下之气也，生物之具也。是以人物之生，必禀此理，然后有性，必禀此气，然后有形。"（《朱子文集·58 卷·五页》，转引自冯友兰著《中国哲学史·下册》，北京中华书局，1961 年新 1 版，903 页）

张载《正蒙·乾称篇第十七》说："性通极于无，气其一物尔"。

按中国传统哲学中唯物主义者的看法，不能"离气言理"，也就是现代唯物主义哲学说的"没有脱离物质的规律"。

所以，天人相应、阴阳、五行就是关于气的理。不过，综看《内经》体系，阴阳、五行和气化学说大都为论证天人相应所用。换言之，天人相应的理论统帅作用更明显。

比如，《内经》说："阴阳者，天地之道也，万物之纲纪，变化之父母，生杀之本始，神明之府也。治病必求于本。"[2]

但又说："夫言人之阴阳……以应天之阴阳也。"[3]

于是，古人据以进行了"数之可十，推之可百，数之可千，推之可万"的推演。自然，这些推演无不是天人相应的。

至于《内经》运用的五行学说，更是认定了天人相应。如："天地之间，六合之内，不离于五，人亦应之，非徒一阴一阳而已。"[4]

气化学说受天人相应统帅，《内经》中也有明确表述。即："人以天地之气生，四时之法成……人生于地，悬命于天。天地合气，命之曰人。人能应四时者，天地为之父母。"[5]

所以，《内经》的逻辑起点虽然有四个，最重要的起点却是天人相应。

为什么《内经》要以天人相应、阴阳五行和气化学说为逻辑起点呢？

我们且看《礼记》中的一句的话："人者，其天地之德，阴阳之交，鬼神之会，五行之秀气也。"[6]

这里对人的本质的规定，比《内经》所述更浓缩。

人的本质如此，需要用天人相应、阴阳、五行和气化学说来论述"人之所以生，病之所以成，人之所以治，病之所以起"就理所当然了。

这样看来，天人相应等就是那时对人的最本原的抽象。或者说，《内经》体系是以人为逻辑起点。这个起点也大体符合黑格尔的看法。

值得注意的是，《内经》摒弃了（人为）"鬼神之会"之说。故《内经》作者很清楚其研究的学问属于什么领域。

《内经》对她的天人相应起点，也有很简明的表述。即："人与天地相参也，与日月相应也。"[7]

"请言解论，与天地相应，与四时相副。人参天地，故可为解。"[8]

总之，应该认为，《内经》体系的最重要的逻辑起点是天人相应。《内经》体系，主要是天人相应的体系。

3. 《内经》的理论硬核与天人相应

《内经》的逻辑起点是它的超硬核——天人相应、阴阳、五行和气化学说等，且天人相应更重要，说明如上。略查其理论硬核，更有助于理解它的体系是天人相应的。如：

"人之合于天道也，内有五藏，以应五音、五色、五时、五味、五位也；外有六府，以应六律。六律建阴阳诸经而合之十二月、十二辰、十二节、十二经水、十二时、十二经脉者，此五藏六府之所以应天也。"[9]

显然，五藏六府、十二经脉这两个中医体系中的理论硬核，就是天人相应的推演，而且是至今奉行的核心理论。

不但藏府、经脉体系是天人相应的，穴位也是这样。如：

"气穴三百六十五以应一岁……凡三百六十五穴，针之所由行也。……孙络三百六十五穴会，亦以应一岁……溪谷三百六十五穴会，亦应一岁。……孙络之脉……亦三百六十五脉。"[10]

《内经》的九针之说，也是为了合于天道。如：

"九针……上应天光星辰历纪，下副四时五行。"[11]

"九针者，天地之大数也。"[12]

"九针者……合于天道、人事、四时之变也。"[13]

有的朋友可能早已发现，五脏六腑和十二经脉之间是矛盾的。五脏六腑各联一条经脉，应该是十一经脉，不应该是十二经脉。又，《内经》也不是只有五脏六腑说。莫非，这些矛盾的或不同的说法都是天人相应的吗？

关于为什么《内经》凡总提脏腑只说"五脏六腑"，请参看旧作"藏五府六考"一文（网上即可搜索到）。从中可以看出，五脏六腑也是典型的天人相应模式。

关于脏腑数目的其他说法，也无不是天人相应的。限于篇幅，只举"九藏"说。

"夫自古通天者，生之本，本于阴阳，其气九州九窍，皆通乎天气。故其生五，其气三。三而成天，三而成地，三而成人。三而三之，合则为九。九分为九野，九野为九藏。故形藏四，神藏五，合为九藏以应之也。"[14]

经脉也有过四经脉、十二从脉等说，却也是天人相应的。如：

"人有四经十二从，何谓也？岐伯对曰：四经应四时，十二从应十二月，十二月应十二脉。"[15]

总之，尽管《内经》的理论硬核有明显的矛盾和不统一，却都是由天人相应推演而来。

于是，更应该说：《内经》的体系就是天人相应体系。

至此，有的朋友可能还要问：

《内经》还有病因、病机、诊法、治则、运气等学说，莫非它们也都是天人相应的推演吗？

答案是：基本上如此。

限于篇幅，不一一举经文详细说明，只略说一下脉诊和运气。

《内经》论脉象，主要讲四时五脏脉。其中这样讲平人。

"所谓平人者不病，不病者，脉口人迎应四时也。"[15]

显然，脉不应四时就是病人了。

至于五脏脉怎样应四时，经文很多，也很容易查到，不再举。

运气学说更是完全在天人相应观念下推演出来的。

我们且看两段经文。

"天有五行御五位，以生寒暑燥湿风；人有五藏化五气，以生喜怒思忧恐。论言五运相袭而皆治之，终朞之日，周而复始。"[17]

"夫道者，上知天文，下知地理，中知人事，可以长久。此之谓也。帝曰：何谓也？岐伯曰：本气位也。位天者，天文也，位地者，地理也，通于人气之变化者，人事也。故太过者先天，不及者后天，所谓治化而人应之也。"[18]

我想，初学者也能看出，这两段都是在讲人如何与天地相应。

4. 天人相应的思想背景

为什么《内经》如此钟情于天人相应呢？

这是由于，天人相应思想被董仲舒发挥到极致，而董氏的思想正是《内经》成书时的主流思想。他说：

"人之形体，化天数而成"[19]又说：

"春生夏长，百物以兴，秋杀冬收，百物以藏。故莫精于气，莫富于地，莫神于天。天地之精所以生物者，莫贵于人。人受命乎天也，故超然有以倚……物疢疾莫能偶天地，唯人独能偶天地。人有三百六十节，偶天之数也；形体骨肉，偶地之厚也；上有耳目聪明，日月之象也；体有空窍理脉，川谷之象也；心有哀乐喜怒，神气之类也；观人之体，一何高物之甚，而类于天也。物旁折取天之阴阳以生活耳，而人乃烂然有其文理。是故凡物之形，莫不伏从旁折天地而行。人独题直立端尚正正当之。是故所取天地少者旁折之，所取天地多者正当之。此见人之绝于物而参天地。是故人之身首坌而员，象天容也；发象星辰也；耳目戾戾，象日月也；鼻口呼吸，象风气也；胸中达知，象神明也；腹胞实虚，象百物也；……阳，天气也，阴，地气也。故阴阳之动，使（**按：似有脱文**）人足病喉痹起，则地气上为云雨，而象亦应之也。天地之符，阴阳之副，常设于身，身犹天也。数与之相参，故命与之相连也。天以终岁之数，成人之身。故小节三百六十六，副日数也；大节十二分，副月数也；内有五藏，副五行数也；外有四肢，副四时数也；乍视乍瞑，副昼夜也；乍刚乍柔，副冬夏也；乍哀乍乐，副阴阳也；心有计虑，副度数也；行有伦理，副天地也；此皆暗肤着身，与人俱生，比而偶之弇合。"[20]又说：

"求天数之微，莫若于人。人之身有四肢，每肢有三节，三四十二，十二节相持，而形体立矣。天有四时，每一时有三月，三四十二，十二月相受，而岁数终矣。"[21]

当代人不大会基本上同意董氏的上述见解。《内经》时代及以后的多数古人则认为是真理。由上述《内经》引文可知，董氏的思想在《内经》中无不具备。这是当时的思想背景使然，不值得奇怪。

关于人如何具体地与天地相应，《内经》的说法和《春秋繁露》不完全相同，《内经》本身也不完全一致。但毫无疑问，基本思想是一致的。不再引用《内经》关于天人相应的其他论述。

5. 比类取象、人副天数和推理

《内经》体系类似演绎体系，即它是从上面提到的逻辑起点推演出来的。为什么不能把它看作标准的演绎体系呢？

首先因为它的推演结论，常常超出它的大前提（即逻辑起点）。

其次是《内经》在重大问题上，几乎完全依靠比类取象的方法来推理。

我们承认，天人相应在很多方面是正确的。比如，人确实以天地之气生——构成人体的物质来自自然。人类作息最好是日出而作，日落而息。在一年这个周期当中，人的养生也最好遵循春夏养阳、秋冬养阴的规律。

但是，"四经应四时，十二从应十二月，十二月应十二脉"，"内有五藏，以应五音……外有六府，以应六律"等推演则超出了天人相应的大前提。

即便承认天人相应包括天人同构，也不能说四时和十二月这种时间概念和四经、十二经脉这种空间概念应该同构。因为二者根本不是同类事物，不能据以进行类比推理。同理，也不能由一年有365日，推演出人体有365个穴位。况且，汉代之前的历法就规定，每19年约有7年是13个月。12个月的1年约354天。13个月的1年约384天。即一年不是恰好12个月，更不是恰好365天。于是，上述推演就更加不能成立。

那么，为什么古人毫不犹豫地这样推演呢？

主要是古人相信比类取象的推理方法是有效的。特别是董仲舒进一步把比类取象发展为人副天数，上述推演就有了根据。他说：

"于其可数也，副数。不可数者，副类。皆当同而副天也。是故陈其有形以著无形者，拘其可数以著其不可数者。以此言之，道亦宜以类相应也，犹其形以数相中也。"[22]

总之，勉强地"副数"和"副类"——特别是前者——是《内经》体系违背形式逻辑的根源。

比类取象是一种什么方法呢？

至此，需要联系形式逻辑的推理方法。

形式逻辑有三种推理方法，即演绎、归纳和类比。演绎是从一般到特殊，属于必然性推理。即只要前提真，推出的结果必然真。归纳是从特殊到一般，是或然性推理。即前提真，推论不一定真。类比是从特殊到特殊，更是或然性推理。总之，对类比推理结论的可靠性要时常保持警惕。

从字面上看，比类取象——特别是比类，就是类比。实则不完全如此。

浅见以为，比类取象是联想思维，应该看作类比推理的初级形态。联想推理很不严密，却非常活跃，至今还很有用。网上搜索和电脑中文输入高级软件，就充分运用联想。很多当代中国人都体验过，联想给我们带来了多少方便。

再详细一点，应该说：比类和取象不完全是一种思维方法。比类接近于类比。取象就是观察表象。联想众多的表象，是为了寻找事物的共同点，即看看能否归类或比类。

《内经》论治，也首推比类。《素问·示从容论》说：

"夫圣人之治病，循法守度，援物比类，化之冥冥，循上及下，何必守经。"

"比类取象"连写，不见于《内经》。"比类"在《内经》中约9见。"取象"也不见于《内经》。但是，《内经》中无疑有很多取象推理。说见下文。

追溯比类和取象的出处，最好先看董仲舒怎么说。

《春秋繁露》中，也没有"比类取象"连写。但是，其中2见比类，3见取象。审其意，就是《内经》中比类和取象的意思。不再引用原文。

不过，比类和取象思维起源很早。古人也很重视比类取象。

《易·系辞上》说："法象莫大乎天地；变通莫大乎四时；悬象著明莫大乎日月。……天垂象，见吉凶，圣人象之。河出图，洛出书，圣人则之。易有四象，所以示也。"

《易·系辞下》说："古者包羲氏之王天下也，仰则观象于天，俯则观法于地，观鸟兽之文，与地之宜，近取诸身，远取诸物，于是始作八卦，以通神明之德，以类万物之情。"

《易传》讨论"象"的文字相当多。其成文时代相当晚，但应该反映了文字出现之前的古人的思维特点。占卜就是灼龟观"象"。

《易传》中最典型的比类取象是八卦取象天地、山泽、水火、风雷。最牵强的是所谓"观象制器"。易学专家早已对此讨论透彻，本文从略。

关于比类取象，《内经》中也有相当明确的表述。《素问·阴阳应象大论》的篇名就是此意。其中说：

"上古圣人，论理人形，列别藏府，端络经脉；汇通六合，各从其经；气穴所发，各有处名；裂谷属骨，皆有所起；分部逆从，各有条理；四时阴阳，尽有经纪；外内之应，皆有表里"。

不要认为"上古圣人，论理人形，列别藏府，端络经脉"，就是通过解剖观察人形、脏腑和经络。上一个标题中的引文已经说明，它们首先要满足天人相应等逻辑起点的框架。至于五脏等如何取象于天地，同篇如下说：

"惟贤人上配天以养头，下象地以养足，中傍人事以养五藏。天气通于肺，地气通于嗌，风气通于肝，雷气通于心，谷气通于脾，雨气通于肾。六经为川，肠胃为海，九窍为水注之气。以天地为之阴阳。阳之汗，以天地之雨名之。阳之气，以天地之疾风名之。暴气象雷，逆气象阳。"

《素问·五藏别论》说:

"脑髓骨脉胆女子胞,此六者地气之所生也。皆藏于阴而象于地,故藏而不泻,名为奇恒之府。夫胃大肠小肠三焦膀胱,此五者天气之所生也。其气象天,故泻而不藏。此受五藏浊气,名曰传化之府。此不能久留输泻者也。"

可见,藏府之分——藏而不泻和泻而不藏——就是和天地比类取象来的。

总之,只有明白了古人的天人相应思想和比类取象的方法,我们才能够理解为什么《内经》讲的人体构造是五藏六府、十二经脉、三百六十五个穴位。为什么藏藏而不泻,府泻而不藏。

因此,《内经》的体系是天人相应体系,《内经》的方法是比类取象方法。

参考文献:

[1]《灵枢·经别》

[2]《素问·阴阳应象大论》

[3]《素问·金匮真言论》

[4]《灵枢·通天》

[5]《素问·宝命全角论》

[6]《礼记·礼运》

[7]《灵枢·岁露》

[8]《灵枢·刺节真邪》

[9]《灵枢·经别》

[10]《素问·气穴论》

[11]《素问·三部九候论》

[12]《灵枢·九针论》

[13]《灵枢·外揣》

[14]《素问·六节藏象论》

[15]《素问·阴阳别论》

[16]《灵枢·终始》

[17]《素问·天元纪大论》

[18]《素问·气交变大论》

[19] 苏舆撰,钟哲点校《春秋繁露义证·为人者天》,中华书局,北京,1992:318—319.

[20] 同上《人副天数》354～357 页。
[21] 同上《官制像天》218 页。
[22] 同上《人副天数》357 页。

附
关于《内经》体系和方法的通俗说明

上面这篇文字，书卷气比较浓。有的读者理解起来可能有困难。为此，再对我的看法做些尽可能通俗的说明。

一、如何看天人相应

"天人相应"有"天人感应""人顺应于天""天人对应""天人相通""天人同构"和"天人合一"等几层含义。不过，《内经》讲天人相应，常常是人与天地相应。即"人与天地相参，与日月相应"。

天人相应思想的最早形态应该是天命论。这种思想认为，天上有一个主宰，控制着地上（特别是人世间）的一切。天命论曾经以宗教和非宗教的形式在全世界盛行，至今还有一定的市场。比如，古今中外都很流行的占星术，就是认为，日月众星决定着人世间的一切。

比较完善的天命论，是"天人感应神学目的论"。董仲舒讲天人相应，确实有这种目的论。

不过，《内经》的天人相应，不是天命论，更不是天人感应神学目的论。

《内经》不但坚决反对鬼神之说，也从不提倡通过祷告等祈求超自然的力量解决疾病问题。它的作者，对祝由为什么能治病，未能做出满意的解释，却不提倡祝由。这一倾向甚至和近现代医学一致——过分忽视治疗中的非物质手段。

《内经》中的天人相应主要是：人应于天、天人同象、天人同数或天人同构。

其中如何讲人应于天，天人同象、同数、同构，已经引用过很多经文，不再重复。

总之，尽管天人相应作为自然哲学思想也有明显的局限性，却完全没有神学或迷信色彩。

按：有人说《内经》所谓天，是有主观意志的。此说非常错误。《内经》说："积阳为天，积阴为地""天地者，万物之上下也"（《素5》），完全是客观之天，唯物之天。再看其中引用的《太始天元册文》如下：

"太虚寥廓，肇基化元。万物资始，五运终天。布气真灵，揔统坤元。九星悬朗，七耀周旋。曰阴约阳，曰柔曰刚。幽显既位，寒暑弛张。生生化化，品物咸章。臣斯十世，此之谓也。"（《素66》）

这里讲的宇宙演化，也完全没有主观意志。

《灵枢》中有经过改造的太乙人神占，也和占星家的思想不同。既不是神学的，也不是唯心的。

怎样站在现代高度给"天人相应"以恰当的评价，特别是如何联系运气学说和时间生物学看天人相应，我在《中西医结合二十讲》第十五讲中论述如下。

天人相应思想是一个很可贵的思想。古代西方，也有把人体看作小宇宙的天人相应思想，但是，没有像中医这样发展到极致。作为一般天人观，这是中国古代的一大创论，是一种颇具天才的发现。笔者总体上肯定这一思想。站在当代高度，应对它作如下表述：

1. 从根本上说，一切生物——包括人的生物属性——来源于自然，又绝对地依赖自然，最后又回归自然。地球上的一切生物，都要靠太阳生存。生物从地上获得物质，却要从太阳获得能量。生命的出现，以太阳出现为前提。所以，阴阳学说强调阳为主。近来发现一些低等生物可从地壳深层获得能量，仍不足以否定生命出现、特别是维持生命要依赖太阳。

2. 从根本上说，人体与其他生物一样，是与自然同构的。这种同构，在原子或元素层次上，生物与非生物的自然界是统一的。或者说，生物必然包括在自然之中。不可想象生物体内有自然界所没有的元素，尽管可能有自然界所没有的化合物。

3. 随着生物进化，高等生物越来越相对独立于自然。但即使到了人，仍然要受自然制约。最明显的，如人体生命活动，要和日月运行（即回归年、四时、太阴月、日夜等）周期保持一定的同步。至今最明显的天人统一或同构现象，是人体交感神经和副交感神经交替紧张和昼夜交替有一定程度的统一性。最有说服力的此类统一现象，是妇女的月经周期与太阴月的大体一致。不过，其余的人体生命活动变化和四时变化之间，统一性很少。比如，很多动植物，是春生、夏长、秋收、冬藏的。某些哺乳动物，可以冬眠。但是，若动物必须冬眠，则不会出现人类。

4. 低等生物和大部分植物，对环境气候的依赖性很大。这些生物的生命现象与其所生活的环境的时相，必须对应。否则它们就要毁灭。一年生植物和很多动物的生命周期不超过一年。稍有差错，它们就完不成一次生命周期。多年生生物，虽然不会在一个四时周期中结束生命，但也要和四时周期的生长化收藏大体上保持一致。否则，不死也要病。这是在进化过程中，自然赋予它们的遗传基因所决定的。

5. 寻找自然界的同构性，不能直接从人和非生命现象的天地之间寻找。换言之，在人和天地之间，同构性很少。古人企图直接用那时了解天地构造、现象和规律解释人，是《内经》中出现许多附会的根源。事物的同构性，应该在最接近的类别中去找。人和单细胞生物的同构性只在细胞水平上，但是，人的细胞还是和单细胞生物有极大不同。越是高等动物，和人的同构性越大。所以，达尔文说猴子或类人猿，才是人类的祖先。

6. 除人类以外，其他生物都是被动地依赖自然。日月运行造成的气候变化，在很大程度上决定着它们的生命活动。

7. 所谓生物全息论、宇宙全息论的基本含义，应该遵循上述要点理解。

8. 万物之灵的人，一方面是自然的产物，另一方面又是自然的对立物。虽然至今人类能够"自由"活动的范围，比其他生物活动的范围都大，在茫茫宇宙中，人类"自由"活动的范围还是很小很小。

9. 人类企图改造世界，而且要改造属于自然的人体。这种与自然对立的努力，最终结果如何，尚有待探讨。但是在理论上，人类自造一个适于生活的环境，再进一步改造自身，几乎无限扩大可生存环境的可能性是有的。就是说，人类不但可能不受日月运行所产生的时相束缚，而且可能大大摆脱地球或太阳系这个空间的束缚。比如人类不再直接或间接从太阳获得能量，甚至改变现有能量获取方式，已不完全是科学幻想了。

10. 到目前为止，人类还基本上要顺应自然。医学方面的时间生物学，就是研究人类生命现象和年、月、日、时以及更长的自然周期性变化之间有哪些相关规律。

站在当代时间生物学高度，解读与运气学说相关的"天人相应"思想，拙见如上。

二、医学需要提出和认识那些问题

看看医学需要提出和认识那些问题，以及《内经》和当代医学如何回答这些问题，有助于理解《内经》的体系和方法。

从纯实用角度看，医学就是为了解除疾病给人类造成的痛苦。

假如没有理论就能解除疾病给人类造成的痛苦，医学就只需要一套经验。

比如，可以设想人类发现并积累了一整套验方，对各种痛苦或疾病都有效。

事实却不是这样，尽管古往今来和古今中外确实有很多很多验方。

于是，必须有理论。

所谓理论，就是弄清对象是什么的同时回答为什么。

于是，全部医学的核心问题就是：人的构造和功能是什么？为什么？

如果再稍微具体一些，医学必须提出和认识的主要是下面这几个问题。

1. 人是怎样来的？

2. 人和自然之间是什么关系？

3. 人体的构造如何？

4. 人体如何实现其功能？

5. 社会条件对人体健康有什么影响？

6. 人类经常罹患哪些疾病？为什么？

7. 有哪些手段能够治疗这些疾病？

8. 这些手段的原理是什么？

实际上，直到今天，医学还是主要面临这些问题。

《内经》时代，自然也是这样。

《内经》中有很多大大小小的理论。

这些理论还形成了一个体系。

人们之所以给她很高的评价，就是着眼于这一体系。

那么，《内经》和当代医学分别如何认识或回答上述问题呢？

全面回答这些问题，需要介绍全部古今医学知识。为了简化起见，下面分别看看《内经》和现代医学如何简单回答问题 1 和 3。

人是怎样来的呢？

《内经》说："人以天地之气生，四时之法成……天地合气，命之曰人。"（《素问·宝命全形论》）

意思是说：人源于自然，人体由自然界的物质构成。

这一解释——即理论，是否正确呢？

显然是正确的，否则只有承认人是神造的了。

不过，若问：人到底如何从天地之气中出现的呢？古人不可能作出满意的回答。

《内经》本身没有这样问。

宋代大儒朱熹的回答如下：

"问：生第一个人时如何？曰：以气化二五（**洪钧按**：即阴阳五行）之精合而成形，释家谓之化生。如今物之化生甚多，如虱然。"（《朱子语类·卷一》，岳麓书社，1996年第1版，6~7页）

这样回答显然不能让当代人满意，却可看出朱熹的看法来自《内经》理论，或者说和《内经》理论完全一致。

当代医学如何回答这个问题呢？

读者都知道进化论。早在达尔文时代已经确认，人是类人猿进化来的。

若再问：类人猿是怎样来的呢？

就要根据全部生物学、地质学、物理、化学等学科的知识来回答。

当代生命科学已经基本上弄清，人类和不少生物的基因谱。生物进化学说有了更坚实的、分子生物学的基础。我想，在知识阶层中，怀疑进化论的人很少了。

至此读者应该悟到，现代医学不是空中楼阁。

它是生命科学在人体上的应用。

生命科学又要以非生命科学为基础。

这就是为什么，学医的人必须受过中等教育，进入医学院之后还要学习很多基础学科。

人的构造如何呢？

这是中西医理论矛盾最大的地方。

人体外部的宏观构造很直观。按说，古今人之间、中外人之间，对人体的宏观观察所得不会有什么大区别。

比如，人是直立动物。人有头颅、躯干、四肢、五指、二目等。

然而，中西医之间，对这种构造的观察结果不完全相同，理论说明更不同。

比如，如果问当代生物学家：为什么人有四肢、五指、二目？为什么人直立行走？为什么人的头大体上是圆（即球形）的？

当代生物学家必然从生物进化说起。如脊椎出现的意义；四肢和眼的进化过程；脊髓和脑的出现；类人猿为什么要直立；直立对人类进化的意义等。

现代医学不强调头颅是球形的，但是，通过颅骨的进化过程也可以说明，为什么人的头颅比牛马等动物的头颅更接近球形。

然而，《内经》和内经时代的说法是：这些都是天人相应的表现。

于是，尽管人的头颅不是规则的圆（球）形，人的足底更不是规则的方形，古人却说头圆、足方——因为天圆地方；人有二目是因为天有日月；人有十指是为了上应天干；人能直立是因为人最能应于天。等等。

至于把四肢说成各有三节——为了凑够十二节以便与十二月相应，更可以说明，很直观的观察，也会受观察者预先有的观念影响而观察结果不同。

总之，《内经》的作者完全用天人相应解释人体外部的宏观构造。

体表的宏观构造还这样认识，体内的构造就更受这种思想影响。

体内器官最直观的是消化道。古人相当清楚它的大体形态——《灵枢·肠胃》记录的解剖相当详细。消化道必须通，也很清楚。其他器官的构造——特别是它们的功能和相互关系，就不可能单靠直观认识清楚。

于是，《内经》时代的医学家又必然借用那时的自然哲学来解释，甚至增加或略去人体内脏器官，以满足理论需要。

这就是五脏六腑、十二经脉、三百六十五个穴位的由来。不再引用《略谈〈内经〉的体系和方法》一文中已经引用的经文。

为什么最后定型的脏腑够了六脏（否则就不能有十二条经脉），《内经》总提脏腑时还是一致说五脏，也是这样——天人相应和五行学说妥协的结果。

三、如何看观察和推理

研究一切自然科学的方法，都不外乎观察和推理。医学自然不能例外。

不过，提出这个问题是为了说明，结论常常不是观察之后做出的推理。在科学精神和观察手段粗疏的古代，更是这样。那时的自然哲学和各种流行观念，常常导致观察结论首先满足它们的需要。

总之，观察和推理不是完全互不相干的两种方法。

换言之，没有完全"客观"的观察。

比如，宏观的人体解剖（又称大体解剖或系统解剖），似乎应该是最客观的观察。

实则不然。

比如，《圣经》说：女人是男人的一根肋骨做成的。于是，西方人长时期认为，男人比女人少一条肋骨。受宗教影响很深的人，自己不会去通过解剖证实男人和女人的肋骨数目相同。别人提供了充分的解剖依据，还会反对。近代人体解剖学的奠基人维萨里，就因此受到教会的严厉惩处。

从男人的一根肋骨做成女人，并不能必然推出女人比男人多一根肋骨。但是，这一观念却是在解剖观察之前"推理"来的。按说，观察一下男人和女人到底各有多少根肋骨，不是难事。然而，在古代条件下，一般人不大想去做这种观察。

中国古人长时期认为，人体的骨头是 365 块，就是受《内经》影响。

其实，《内经》中没有明文说人体的骨头是 365 块。

不过，由于其中多次出现人有"三百六十五节"之说，后人就对人体的骨头应该是三百六十五块坚信无疑。

人体到底有多少块骨头，在古代条件下也不难证实。

但是，西方解剖学传入之前，从来没有人认真证实过。

因而，人体有三百六十五块骨头的观念，一直没有打破。

这种观念，显然是天人相应的。

所以，要想做到观察尽量客观，首先是对此前的观念、成说等——假如有的话——持怀疑态度。即首先看旧说是不是错误的，而不是一心想维护它。

由上述举例可知，完全错误的旧观念常常非常顽固。完全没有观察经验的人，99％以上想维护旧观念。更有的人，即便旧观念完全被证伪，他还是会死抱住不放。这些人的立场完全不是从科学出发的。

所以，一切科学研究，首先需要清醒的或理性的怀疑精神。只有随时保持这种怀疑，才能做到尽可能客观的观察。

当人们以理性的怀疑精神认真进行宏观观察时，实验科学就来到眼前。换言之，实验科学不是有了微观认识手段才出现的。近代生命科学奠基的第一步，就是通过宏观地解剖机体向自然要真理。

维萨里的解剖学——《人体之构造》，是近代实验医学奠基的第一步。

近代医学对血液循环的认识过程，也典型地说明了这一点。

哈维之前的西方，没有血液循环概念——连类似《内经》的血气循环思想也没有。

那时最流行的是潮汐说。此说认为，血液在肝脏内制造，而后像潮水一样漫向全身，最后在末端被消耗。

哈维通过实验观察，发现此说不确。

他的实验之一是切断狗大腿的大动脉，看血液流出速度。

大动脉出血的速度显然是惊人的。短时间内流出那么多血，不能用每次潮汐的血液都在肝脏制造来解释。

于是，他假设血液在血管内是循环的。

这一假说，被他的弟子马尔丕基证实。

马尔丕基通过观察青蛙趾蹼上的小血管等，证实动静脉之间是相通的。换言之，动物的血管基本上是一套封闭的管道系统。至此，近代血液循环学说才最后确立。

以上所举，都是很简单的例子，大多也是常识。我想，这对于理解为什么《内经》时代的中国医学只能形成《内经》体系，实验医学与自然哲学医学有何不同，已经足够了。

四、关于阴阳学说的价值

旧版《内经时代》中，有这样一段话：

"就中医论中医——本质上是就《内经》论中医，只能说阴阳五行是中医的理论核心。稍微修正一下，也只能说阴阳五行统帅下的以五脏为主的脏腑学说是核心。阴阳五行说是《内经》体系的骨架或框架，抽出这个架子，《内经》就委然脱地成为一堆零砖碎瓦。带着阴阳五行的头脑去读《内经》大致上无往而不通。否则便基本上读不懂。"（30 页）

这是我那时的看法。即认为阴阳、五行学说是《内经》体系的逻辑起点。

现在看来，《内经》逻辑起点要再加上天人相应，以及气和气化学说，而且，天人相应更重要。

那么，综看《内经》之后的中医发展，哪个逻辑起点更重要呢？

我的看法是：阴阳学说更重要。

我想，这一点比较容易理解。

比如，自明代就基本确立了八纲辨证。八纲是四对概念，只能是受阴阳学说统帅。其中完全没有五行学说的影子。天人相应对她也几乎没有影响。

在阴阳思想的指导下，后世中医还形成了很实用的气血辨证理论。这一理论和五行、天人相应学说关系也很小。当然，它和气化学说关系比较密切。

五行学说不能指导临床实践，古人就做过相当透彻的说明。有关论述，请参看《中西医结合二十讲》的第三讲。

实际上，早在《伤寒杂病论》中，五行学说和勉强的天人相应，已经基本上被清除。

请天天按中医理论治病的朋友，认真想一想，您是否主要遵循八纲、气血理论辨证论治。五行学说和天人相应思想是否实际上对您没有多少指导意义。

当然，这不是说天人相应和五行学说完全是糟粕。

顺应自然，永远是正确的。因时制宜，因地制宜的原则也永远是正确的。

五行学说也有重要的理论意义。

为了说明四肢百骸、五官九窍和内脏器官之间的关系，《内经》时代的古人，只能再借助五行学说构建五行化的体系。它给古人一种理论上的满足感，因而对中医体系满怀信心——尽管后来渐渐淡化了五行学说。

或问：那么，《内经》之后的古代医家，是怎样认识人体生理的呢？

答案是：《内经》之后的有关认识，越来越接近近现代西医的解剖生理——尽管自当代看来，有关知识大多属于常识而且也有明显错误。对此有疑问的朋友，请参看张介宾《内经图翼》中的"内景赋"。

五、再谈比类取象

有的作者写作"取象比类"。不过须知，《内经》中没有"比类取象"连写，也没有"取象比类"连写。这样连写，容易给人一种错觉——这四个字是一个词。于是，人们或者认为取象是为了比类，或者认为比类是为了取象。实际上不应该这样理解。故最好把比类和取象看作两个词，不再连写。

为了照顾中文习惯，比类最好改作"援物比类"这个《内经》中有的词语。

在我看来，《内经》中确实有类比推理。

《素问·灵兰秘典论篇》是《内经》中最典型的类比推理体系。

该篇拿人体类比当时的封建国家（官吏设置和职能），得出心为君主之官，肺为相傅之官，肝为将军之官，胆为中正之官等。于是心主神明，肺主治节，肝主谋虑，胆主决断等。

这样的类比在逻辑上不能说完全不允许，这对认识人体的整体性也有意义。但是，人体这一最复杂的生物体系统和封建国家这种社会组织系统之间，可类比性确实太少。然而，那时的封建国家组织无疑是人们最熟悉的系统，也是当时知道的最复杂的系统。古人便通过这样的类比认识人体。

问题是，这样类比来的脏腑功能被认为完全真实。心主神明虽然不对，却有很深远的历史认识根源，且不说，况且复杂的自组织系统一般总有一个中枢。肺（相傅）主治节、肝（将军）主谋虑按封建国家的官吏职能也不是完全说得过去。可是，这样类比来的功能至今还见于教科书。至于胆主决断之说，更是深入传统文化。如胆大包天、胆大妄为、侠肝义胆、肝胆相照、披肝沥胆都是很常用的成语，足见中医对国人的传统观念影响之大。

比较成熟的取象，确实有为了比类的意思。但是，主要是为了归类。《内经》中的五行归类占了很大篇幅，就是从五行取象来的——尽管现代人大都觉得很难接受那样的归类。

应该指出，人类永远离不开取象思维，它至今还很重要。

这不仅是因为认识事物的第一步是形成表象，更因为认识事物时首先是靠头脑中已有的众多表象模式（或框框、图案，英文为 pattern）去认识。假如，我们的头脑中完全没有某种事物的 pattern，该事物就完全是陌生的。电脑搜索和高级中文输入软件，之所以很有用，就是利用了这一点。北京奥运会会徽更能说明这一点。

不过，只认识表象毕竟很不够，所以，我不赞成把脏腑学说称为脏象学说。《内经》中，"脏象"一词共出现2次，仅见于《素问·六节脏象论》，而且一次在篇目中。相比之下，"藏府"一词共出现约21次，故最好统一使用"藏府"。否则，"五藏六府"之说（《内经》中约51见）至少字面上有些说不通，即为什么更基本的概念"藏象"一语中没有"府"字。

最后，我想提一下，有的人把取象思维所得说成是唯象理论。他们认为，一切中医理论都是唯象的，而且认为这是西方科学（其实就是近现代科学）不可能理解的。这样的说法很可笑，因为唯象理论不但和取象思维根本不相干，而且正是对理论物理学发展过程的一种看法。大概因为唯象理论之说受到杨振宁的重视，一些人立即拿来和中医附会。

什么是唯象理论呢？

就是从严密的实验观察，到说清为什么、特别是可以完全用数学公式表达的中间理论形态。

杨振宁举的唯象理论之一，是开普勒行星运动三大定律。即：

①每颗行星都以椭圆轨道绕太阳运动，且太阳位于这个椭圆的焦点上。

②行星在椭圆轨道上相同时间扫过的面积相等（角动量守恒的体现）。

③行星公转周期 P 和轨道半长径 a 符合如下的关系：

$$P^2 = 4\pi^2 a^3 / [G(M + m)]$$

其中 M 和 m 分别为太阳质量和行星的质量。

然而，开普勒说不清为什么。

这三大定律完全可以从牛顿运动定律和万有引力导出。当然也可以反过来导出——万有引力定律就是牛顿从开普勒第三定律导出的。于是不但说清了为什么，而且都可以用数学公式表达。即：

第一律：E = mv；第二律：F = ma；第三律：Ft = F't = mv；万有引力定律：（公式略）。

中学物理和数学学得好的人就可以基本上导出。

请看，开普勒三大定律和《内经》的取象有什么关系吗？

总之，不先老老实实地弄清《内经》或中医术语的本义是什么，却总喜欢和西方学问中的名词拉近乎，是很坏的学风。

六、关于《内经》是否科学

有的朋友可能认为，我的看法——亦即本文的结论——是说《内经》不科学。我觉得，没有必要就此详细辩驳。因为，不必做这么多研究，也会做出判断：《内经》时代不可能出现现代意义上的科学著作。换言之，科学有不同的历史形态。二千年之前的科学理论——特别是关于生命现象的——只能表现为自然哲学形态。至于有的人说，现代人理解不了《内经》，或者说《内经》高深莫测，永远不可逾越，那只能是这些人自己没有认真读过或者读不懂《内经》。实际上，认真研究过《内经》的人确实很少。对多数当代青年来说，读不懂《内经》也没有什么奇怪。因为单单语言方面的障碍，就使很多人望而却步。加之，《内经》头绪纷繁，篇幅又相当大，不可能要求当代青年很快就能对它有全面而准确的把握。

和当初写《内经时代》一样，本文的写作，是为了帮助一切和《内经》打交道的人——特别是当代青年——比较容易地把握《内经》。我相信，读过本文和《内经时代》的人，不会再只凭道听途说判断《内经》体系的价值。于是，不会盲目地全盘否定或全盘肯定，更不会跟着一些人堕入玄虚之中。

七、从《内经》体系到当代医学

或问：如此说来，《内经》体系与当代医学完全不相容，二者之间不是根本不可能融会贯通吗？

答：《内经》构建之理论硬核——五脏六腑、十二经脉，不可能通过实验方法得以证实，从而与当代医学兼容。不过，我们完全可以保留这个硬核，因为简化的人体理论模型也很有用，中医的理法方药涉及脏腑经脉等，至今还是用的这一理论模型，不必非采取实验知识替代它。但需知道，这一理论模型是受汉代、特别是董仲舒天人相应思想激发、同化形成的，也不能用它来否认实验医学知识的可靠性和正确性。

或再问：可否给天人相应以新的含义从而从根本上融合中西医体系呢？

答：完全可以，而且并非牵强附会。

问：那么，该给以什么含义呢？

答：就是：人与自然遵循着共同的规律。可以简称为：天人同律。换言之，自然界的一切规律，都适用于人体。或者说，人体生理病理无不遵循自然界通用的原理。于是，想真正全面认识人体，必须先真正全面认识自然；想真正想学好医学，必须真正学好各种自然科学。显然，只要承认这一点，中西医的融合，就没有根本障碍。

实际上，"天人相应"的本意也确有"天人同律"（更多称为"天人同道"）之义。只不过因为古人对天道——自然规律，认识很有限，于是在天人之间找共同规律时出现很多附会。

当然，人不但是自然的人，还是社会的人。于是，医家也必须了解社会。换言之，社会科学知识和生活经验对研究医学也是必要的。在这一点上，中西医并无原则分歧。

告读者

四年前，洪钧卒业于中国中医研究院，学写了一本小册子——《近代中西医论争史》作为学位论文。原想滥竽充数、蒙混过关。岂知颇受学位委员们器重，提出许多修改意见，必欲拙著完美无缺。三、四年来，反复审评，全文已印送海内学界，专家多示鼓励，终无济于事，至今仍未蒙高抬贵手。

于是闭门思过，反复回味修改意见。如此两年，大约一年前方恍然大悟。原来那意见的宗旨是说：你不懂中医！

然而，把有关中医的浅见，都修改进那本小册子里去亦欠妥当，只好着手写《内经时代》。

这本小书不想全言人所已言，却有意直入轩歧堂奥，很可能适证明作者不懂中医。果如此，于我无损有益，再学习就是了。于学委们足示其法眼明鉴。

洪钧自知才不及中人，学略涉皮毛。此番抛出这本小册子，更是浅学即试。其中大谬甚多是必然的。饱学如棒喝《论争史》者或不屑一顾。然学界慧眼卓识者何止千百，必不肯让谬说流传。若有几个高手略出余绪，将《内经时代》批得落花流水，当额手称庆。无论持何态度，以何方式，凡能纠我一谬论者，即堪为我师；凡能补我一不足，言我所未尽言者，即引为学术同志。谨拭目以待。然年届不惑，每恐老之将至。恭候三年，过此不报。

赵洪钧

1985 年 4 月 25 日于石家庄河北中医学院

六十自述

（代再版跋）

转眼之间，《内经时代》抛出已经 20 年，那时不惑之年的我，如今年届耳顺了。老之已至，未免想向后人说些什么，于是写下这篇自述。

自述与自序有什么不同呢？

本来，自序、自叙和自述的意思没有大区别，自叙和自述尤其是同义词。不过，自太史公之后，一般自序不大涉及与正文无直接关系的作者经历和思想感情等。而自述则无例外地要全面介绍作者的生活和思想经历。故自述略同自传。本文就是这样的自序，所以称作自述。

为什么写这样的自述呢？

直接目的还是说明为什么会写《内经时代》。

读者会问：原大作第一节的题目就是"我为什么和怎样写《内经时代》"，还有什么东西要说明呢？

因为有些那时不必说、不便说或不愿意说的话。

二十年前，抛出这本小书的时候，在有关学术圈子内，大体了解有关前因后果的人是比较多的。所以，那时有些话不必说。现在，约略知道那时作者的经历和思想的人已经很少。了解比较全面而准确的只有本人——尽管也有些细节不很清楚或忘记了。这时再不说大概就不会再有人知道了。此外，那时当事的要人都还在位，有些话不很方便说，现在则不必有什么顾忌了。还有，那时自己只是老之将至，不大愿意说身后的话。现在不能再讳言已老了。

不过，本文又远远不限于说明为什么写《内经时代》，而是希望它对未来的读者还有其他好处。

非正式出版的《时代》，书末附有几百字的"告读者"。今天的青年读者看到它，会有很多疑惑。他们必然不解：其中提到的《近代中西医论争史》是怎样一本书？作者在学位评定时遇到什么问题？为什么会遇到有关问题？"告读者"措辞委婉，却不难看出是一篇学术檄文。他们必然想知道：作者是怎样一个人？为什么写这么一本书？此书曾经产生何种影响？总之，他们既想读懂这本小书，也想了解作者的经历和思想。这篇自述就是为年轻一代或后人写的。考虑到今后不大会再写这样的文字了，于是就叫作"六十自述"。

这就是为什么，要写似乎与学术无直接关系的内容。

对此，还想再说几句。

一个没有做过什么大事的人，不大会有人撰文介绍他。即便有人介绍，也免不了很多猜测。自己写出来，可以免去读者的许多疑惑，便于他们知人论学——通过作者所处的时代、自述的经历、处世哲学、治学态度和治学方法，更好地理解他的著作。这样的自述，对有心从事学术研究的人尤其有所帮助。治学和处世做人是分不开的。不可想象一个八面玲珑、见异思迁、趋炎附势的人，会执着地坚持自己的看法，而且甘于寂寞，在逆境中默默地苦心孤诣。至于治学方法，虽然属于思维和专业技巧问题，前人的经验也很重要。笔者读前人或时贤的著作时，就常常希望能看到作者的此种自述，而不仅仅是或四平八稳、或深不可测、或纯学术性序言。

在自己的著作里附上自述，不是什么出格儿的事。《史记》所附"太史公自序"就述及其家世、遭际和志向。《论衡》的最后一篇叫"自纪"，也是一篇很长的自述传记。太史公"自序"和王充的"自纪"中都不乏愤激之言。所以，涉及生活经历的自述，必然要表达作者的思想和感情，这样，读者才会看到一个活生生的人。

当然，自述应该坦白，不必掩饰自己的缺点。比如，孔门自述《论语》中，就生动地记载着孔夫子，晋见卫国夫人南子这位风流的女人。更有甚者，正统的儒家也不讳言，孔夫子是牧羊人叔梁纥和牧羊女徵在野合的私生子。这一事实不会是司马迁考证出来的，而应该是孔夫子自述过。这样的先人"隐私"都不为圣人讳，我们还有什么不可以说呢！同理，坦白的自述也没有必要故作谦虚，或者怕得罪人而隐去某些亲身经历和看法。在这方面，孔夫子也是榜样。他面对强权和暴民，岿然不动而且慨然以教化天下为己任，说：文王既没，文不在兹乎！天未丧斯文也，匡人其如予何！又说：天生德于予，桓魋其奈予何！

笔者虽然不能与孔夫子和太史公并列，却可以效法先贤的精神。况且，矫揉造作或文过饰非是明白人一眼就能看出的，人之已老，没有必要那样做。不过，笔者还是不敢说，本文对人对己的叙述和评价都是赤裸裸地全盘托出。究其原因，一是不是所有细节都有必要交代，二是个别情节和看法——特别是对别人的——还有时要隐晦一些。读者若不能理解此种不得已，我只好承认自己的唯物主义不彻底了。

一、关于《内经时代》的前因后果

为了方便读者首先了解《内经时代》的写作是怎么回事，这篇自述先从它的直接前因后果说起。

非正式出版的《内经时代》，书末附有几百个字的"告读者"。略通文理的人都能看出，那几句不平之言，颇有向有关学术界挑战的味道。那篇挑战书以三年为期。使我遗憾的是，至今没有人正式应战。读者或以为，这是因为时贤不屑对那几句弄险邀名话做出反应。其实不然。笔者公然挑战不但师出有名，而且自信拙作足以使正在起哄压制笔者的所谓权威们收敛一些。这本小书足以证明，受他们压制的人，对中医的理解是他们望尘莫及的。尽管这不等于说，其中的某些人会立即放弃压制笔者的立场——只要他们还在位。

为什么一伙儿权威会压制我呢？

这要从我进入中医学界说起。

1978 年，我参加了"文革"后的第一届研究生考试，被中国中医研究院录取。三年的研究生期间，预定做两件事：一是完成一篇像样的论文；二是一门外国语过关。这两件事基本上都做到了，却未曾料到评定学位时遇到麻烦。

顺便说明，第一届研究生入学时，还不讲什么学位制度。1981 年底离院时，也只发给毕业证，没有授予学位，因为国家还没有完成有关准备工作。前中国中医研究院，首次评定并授予学位，是 1982 年夏末的事。我的学位申请却由于此前不久一次坦言的学术报告，获罪于某些中国中医研究院学位评定委员而被无端压制。

我的毕业论文——亦即学位论文，就是 1983 年内部出版，1989 年正式出版的《近代中西医论争史》。二十多万字的论文原稿与正式出版的书之间，只有大约一千字的区别。（2018 年 5 月 30 日补充：2012 年《论争史》由北京学苑出版社出了第三版）

不少读过拙作的同道可能会问：大作颇为中医说话，这样的书为什么会受到中医权威的压制呢？

其实，首次评定学位时，"学委"们并未看到论文全文。要求提供评定的只是1200字的摘要。他们坚决压制我的直接原因，是因为对我的一次实话实说的报告不满。不过，后来的事实证明，即便没有那次报告，即便他们看到全文，还是要压制我。学位问题至今没有解决很可以说明问题。这一事件在当时的中国中医研究院闹得沸沸扬扬，在有关学术界也几乎无人不知。不敢说这样的事件在全世界没有先例，却将作为中医研究院的耻辱永存于中国医学史上——尽管我不愿意看到、甚至不相信这样的现象会出现在中国和我熟悉的学术界。

洪钧按：2017年5月份19位老同学联名为我的学位问题上书中国中医科学院现领导，我也再次为学位申诉，得到现领导的重视。经过各方协调终于2017年6月28日补授我硕士学位并补发硕士学位证书——距离论文答辩36年了。谨在此向联名上书的老同学和科学院有关现领导表示谢忱。（2018年5月29日补充）

中医研究院为什么会请我做报告呢？

事情是这样的。

1982年5月，中医研究院医史文献研究室升格为研究所，开建所大会。我是原研究室毕业的研究生，据理应该前往恭贺。但是，那时新一轮中西医论争已经激化，中医研究院的空气不大正常。我的研究领域变得非常敏感。这时去开会，很可能不得不就自己的研究讲点什么，结果会对自己不利。总之，我也知道点儿什么叫"韬晦"。于是借故推托，不想前往。无奈师友再三电催，终于在开会的前一晚到京。这时仍然不打算在会上说什么，没有做任何报告或发言的准备。

会议相当隆重，许多名人和要人出席。气氛却出乎我的意料之外——比我预料的还要不正常。简言之，建所会成了声讨新中国中医政策的大会。不少发言者慷慨激昂，似乎在中国历史上，新中国的中医政策是最坏的。中医乏人、乏术的现状，似乎没有身居显位的"中医学者"的责任，都是团结中西医、努力发掘提高中医宝库、提倡西学中和中西医结合的中医政策的过错。面对当时的情景，深为那些发言者的浅薄和意气而叹息，但仍然不想发言。不料会议主持人再三递条子让发言。于是只好一边听别人发言，一边写了几句提纲。发言内容也很简单。大意是：我是研究近代中西医关系的，深知近代中医的处境。希望师友和首长，不要忘记近代中医受到的摧残。近代中医远远没有现在的地位。在极其不利的条件下，近代中医坚持走汇通道路，事业和学术方面都颇有成就。新中国提倡团结中西医、发掘提高中医、号召西医学中医和中西医结合，体现了中医界的愿望。当代世界上，再没有别的国家，为继承发扬自己的传统医学，制定中国这样的政策，并且投入了极其巨大的人力和物力。

15 分钟的发言，给声讨者泼了一盆冷水。会议一下子降了温。没有料到，中医研究院的某些领导，对我的发言特别注意。大约他们那时也非常困惑，不很清楚如何认识新中国的中医政策和当时怎么办，当即请我准备一次学术报告，谈谈自己对新中国中医政策的看法。

怎么办呢？

建所会已经变成政策声讨会，几乎没有学术气息。再正式做报告讨论政策，更不是纯学术问题了。不痛不痒地讲几句，肯定无济于事。要想说明问题，只能结合自己对近代中西医论争的研究，正面讨论一下新中国成立以来和当时的中西医问题。这样的报告能否为绝大多数人接受呢？

然而，面对当时的情景，又已做过首次发言，就是箭在弦上。况且，问题既然和自己的研究领域密切相关，作为学者有责任阐述自己的见解供各方面参考。如上所说，我意识到当时做那样的报告很可能对自己不利。不过，个人的得失对我这样淡于进取的人没有什么。只是希望，新一轮中西医之争，不要因为我的报告呈现不正常激化。于是我首先问主管领导，是否对报告的后果有充分的思想准备。领导说：你只管按照自己的见解讲。

至此，顺便说一下自己为什么淡于进取。

我本来不是一个很勤勉的人，更不是热衷进取的人。农民出身的我总是摆脱不了怀乡情结，对现代社会常常不适应。又经历过"文革"，目睹了许多大人物的沉浮，对名利场早已厌烦了。故虽然完成了大学教育，又完成了在部队的锻炼，却不想留在部队工作，自己要求复员了。复员的本意是做农民的，只是由于还在部队的女友坚持不愿意断绝关系，才在故乡的县医院安排了工作。1976 年，她也转业到县医院。于是就安于终老作医生了。

没料到，1977 年恢复研究生制度，周围的师友怂恿我试一试，结果，由于一念之差再入名利之地。

其实，我考研究生的本意只是想到北京开开眼，因为那里是首都而且离故乡不远。假如是其他地方——即便天津、上海，且莫说广州等地，就是不考试，只读一年就授予博士学位，我也不会再去读研究生的。没有想到，研究院这样的地方，书香味不如政治味或名利味浓，我开眼看到的大都是负面的令人不愉快的东西。

那么，研究生期间自己是否努力了呢？应该说是努力了。详情先搁下。

中国中医研究院的气氛是：用于人事的心思要比治学多。这又使我感到厌烦。所以，毕业分配时院方和导师再三动员我留下，我却坚持再回故乡。为了取得导师谅解，当时还写过一篇声情并茂的申请书。其略曰：洪钧愚鲁，无可造就，无力报国并酬师恩。且高堂多病，依门望归；妻娇子幼，无人教养；请允返乡，以尽人子人夫人父之责。

这是实情，也是托词。比如，许多同学与我相反。他们的家庭情况比我更困难，却千方百计留在研究院或北京——那里毕竟有更多的进取机会。就这样，我终于离开了研究院。不料，那时正值河北省筹备中医学院，我被省里截住——第一届研究生相当宝贝，政策规定不分配到省以上科教研单位不允许放行。于是，到1996年辞职，我在河北中医学院工作了15年，其中还有两年停薪留职。总之，我追求的是自由而单纯的生活。在我看来，不是生活在国难当头的时代，又不是身系天下安危，为了名誉地位和物质享受而终日精疲力竭或钩心斗角，是得不偿失的。

下面继续说报告的问题。

新中国的中西医问题和近代中西医之争密切相关，但毕竟不是自己很熟悉的领域。尽管如此，我还是做了毫无保留的报告。报告是在小范围做的，听讲者主要是中医研究院中层以上的领导。报告的题目是：怎样正确理解和执行三支力量的方针？预先声明，一切后果由本人负责，一气讲了两个半小时。现在想来，报告中提及的两点看法和两件史实很尖锐。

两点看法是：

1. 近代中医的不利处境，主要根源不是因为当政者对中医有偏见或什么个人恩怨。在近代史上，凡是曾经站在时代前列的著名思想家和学者如严复、梁启超、胡适之、鲁迅、郭沫若等，对中医都持否定态度。换言之，近代中医政策，有深远的思想文化根源。

2. 近代中医发展之路就是中西医汇通之路。中西医结合和中西汇通的内涵完全一致。近代最有成就的中医名家,都是主张汇通的。

两件史实是:

1. 毛泽东主席本人在 1949 年前也是大体赞同废止中医主张的。他在"关于文化工作的统一战线"一文中明确说:"新医当然比旧医高明"。又说"关于文化工作的统一战线,一是团结,二是改造"。1950 年,他关于中西医问题的题词,仍然使用"新旧医"这个废止中医派常说的字眼儿,说明他的思想还没有转变。

2. 新中国成立初期的中医政策,就是团结改造。1953 年的政策转变是因为毛泽东的思想发生了变化。政策转变是好的。但是,伟人思想转变,随之发生政策转变,却采取了搞政治运动,批判王斌、贺诚的形式,是有些不大公平的。实际上,他们两人并非完全自作主张。

读者可能会问:你的上述发言实话实说、有理有据,"学委"们怎么会大恼其火而压制你呢?

确实,我对当时的发言至今不悔,而且认为至今还没有人对有关问题,比我说得更清楚、更深刻。我当时也期望不少人会接受拙见。

然而,没有料到不可理喻的人有那么多,其中个别人后来竟采取了非常下作的手段。

总之,我对中医研究院中的某些权威的估计,还是太高了。我本来应该料到,这个圈子内有不少"专家"是"中医政治专家"。他们是靠玩"中医政治"起家的。我的论文答辩通过时,这样的专家已经使我大吃一惊。

在我的论文答辩会上,主任答辩委员首先提问,而且只提问了下面这个问题:

"你为什么不用阶级斗争和阶级分析的观点,研究近代中西医之争呢?"

这样的提问立即使全场愕然。有的人忍俊不禁。须知,那时已经是1981 年,即"文革"结束五年之后。国人摆脱阶级斗争的噩梦不久,很不愿意再听这样的话了。

中西医问题本来不是阶级斗争问题。对当时的我来说,这样的问题却很难回答。因为不回答不行,直截了当地回答又会使这位主任委员难堪。论文作者怎么可以使自己的主任答辩委员下不来台呢!只好措辞谨慎而且委婉做了答复。

可见，许多身居显位的"专家"们，是以对中医的态度划分阶级阵线的。他们只允许喊万岁，不允许有任何微词。换言之，这些人完全不考虑什么中医学术，他们昼思夜想的不过是维护自己的既得利益。否则，他们有权有势有钱有人，居于要位几十年，怎么会弄得中医乏人、乏术呢！

可惜我没有料到这样的人如此之多。

总之，由于这样一次学术报告，第一次评定学位，我的论文只差一票没有达到三分之二的多数而搁浅。使我至今不解的是，拙文投票时，医史所的两位学位评定委员（他们都是拙文的答辩委员）中，有一位恰好出差没有到会，到会的委员则投了反对票。据说后来因公没有到会的那位委员要求补票——既然是委员自然有此权力——委员会却不允许。这次对拙文学位评定的过程和结果如此戏剧化，肯定是有几个人费尽心机搞小动作。他们恩威并用，弄权弄势，真有点像"民主制度"下选总统了。（2018 年 5 月 30 日补充：关于投票结果是友人告诉我的，不是很可靠，我也无法从官方得知详情）

还有必要提及，首次学位评定时，恰恰是"衡阳会议"后两三个月。此次会议的倾向是否定"中西医结合"，提出中西医必须分家。混在中医单位的西医要清洗出去。在医史文献研究所建所会上，某些人有恃无恐，就是这次会议的必然结果，因而，对我这个主张中西汇通、中西结合的人不利。总之，一些人压制我，反对授予我学位，既有个人恩怨的成分，更因为我的见解会威胁他们的利益。总之，主要是从政治利益出发的。

硕士学位不是什么值得炫耀的头衔，我却不得不做出反应，否则就是默认我错了。

首次评定的内情我不可能很清楚，即便清楚，当时也有不便说的地方。所以我只能申述三点：一是当初研究院的研究生分两种——中西医结合和中医，学位评定却分为西医和中医两组，此种评定体制不妥。二是1200 字的摘要怎么能够衡量 20 多万字全文呢？三是为什么不允许因公缺席委员补票？

这样的申述自然解决不了问题。但研究院答应次年重审。后来知道，这主要不是因为我的申述起了作用，而是还有不少人因为别的原因——特别是有些人最初就没有通过毕业答辩因而没有通过评定——更需要重审。

我的申述毫不示弱。其中曾说：不久我将把拙作全文印出，送达诸位学委案端。相信本届全国研究生——即便在文史专业中，大概再没有人完成如此大的题目而且是开创性的工作。拙著填补了医学史上的近代空白。

不久，河北省卫生厅资助拙作内部印行。这就是 1983 年 5 月印出的《近代中西医论争史》。

印数只有 2000 册，主动或应索寄送中医研究院的大约 200 册。对中医研究院学位评定委员会自然专门呈送供评定。曾经对我的工作给予指导帮助的师友，无例外地呈送。其余大部分寄送省及以上中医行政、科研和教学机构。总之，第二次评定学位时，中医研究院的"学委"们应该人人读过拙作全文。

然而，1983 年 7 ~ 8 月第二次评定中出现了更加令人难以容忍的现象。

身为学委的"理法外"（此人已经过世，但不想直书其名，略懂对对子者，即可对出其大名）竟然在会上起哄说：赵某说中医是鸦片和娼妓，谁同意授予他学位，谁就是鸦片和娼妓！

这样的话三个月后我才听到，但起初不相信国家最高学府的学委会下作到这样的程度。直到有人半正式地通知我，才不得不相信。于是立即写了一封长信予以痛驳。

读者大概很难想象"理法外"怎么能这样起哄。他是从内部版"结束语"最后一段中的两句话得出其怪论的。下面录出那两句话：

"近代中国医事卫生争论中，除了这个最复杂的中西医问题，还有一个鸦片问题，一个娼妓问题。前一个闹了近百年，后一个闹了四、五十年，医学界吵得不可开交，各有各的高见，结果于事无补。新社会一经确立，鸦片、娼妓立即荡涤无余，所以这完全是社会问题。"

下文不再抄，正式版再无改动。从上面的话中，显然不会得出"理法外"的起哄。真不知道他的头脑里是什么逻辑。然而，这样的逻辑也能起作用。第二次评定仍然未能通过——后来知道没有再次投票。

更有欺人太甚者，第二次评定竟然不允许我的导师（不是学位委员）向学位委员会申述意见。他应召等候在会议室门口两个小时，却终于没有获准进入。这种欺人太甚的做法，在中国学位史上，也肯定是空前的。

所以，我和导师最后还是不知道学位评定会上，学委们还具体说过什么话。

或问：1989 年版的《近代中西医论争史》，为什么把上面这三句话删掉了呢？

这是由于我实在不忍心，无视张赞臣老前辈的建议。张老对我的工作有过多大支持，下文会细说。更可敬的是，他在80多岁高龄，已经行动不便时，还在上海医史分会年会上慷慨陈词，在盛赞我的工作的同时，痛斥"理法外"等人对我的诬蔑和压制。这是我的同学马伯英事后告诉我的。所以，正式出版前他提出这样的建议，我只好违心地删去了——我不想在他很有限的余生中，有任何不愉快。转眼间张老逝世15年了，最近《近代中西医论争史》可能再版。再版前言中会正式提及此事。张老地下有知，会感到欣慰的。

很多人大概不知道"理法外"的底细。《近代中西医论争史》是提到他的，见第三章，第十节。大概因为其中一语带过，没有吹捧他，又知道了他的底细，使他很恼火。其实，我知道的底细远不止这一点。

"理法外"是靠讲《医学三字经》起家的，很想跻身于第一流的中医专家，做中医界的泰斗。如果他的学问确实是超一流的，做中医泰斗就是当仁不让。我研究的题目应该是超一流人物的自留地，他带头压制并起哄我也可以理解。俗人所说的人品如何，倒是不必计较。我觉得，特别出类拔萃的人物，总有些常人不容易具备的"毛病"。确实，我研究的题目直接关乎中医生死存亡，太重要了，应该是研究中医的第一大题目。那时，这个领域还是处女地。可惜，"理法外"自己不研究，却又反对别人的研究无所不用其极。

然而，此人并非真想继承发扬中医学术。提起他的做法未免令人齿冷。他带的10多位两年制的研究生和我同时毕业。毕业论文题目几乎无例外的是"论理法外×××学术思想"。显然，在他那里，继承发扬中医就是继承发扬"理法外"，真是不知道人间有羞耻事。大概因为太不像话，他的学生约有一半没有通过毕业答辩。不过，这些没有通过毕业答辩的人后来大多被授予学位。据说关键是因为他"挺身而出"坚决压制我，因而获得了一些人的支持。

"理法外"曾有一本关于《内经》的专著，主要是讨论"七篇大论"或运气学说的。我翻了翻实在读不下去，于是，《内经时代》中曾经说："有一种书讲'七篇大论'，竟写了近百万字。翻翻内容还是老一套。宜乎能读下去的人很少。"

我的看法是否出于成见，读者可对照拙作《内经时代》第七节，读一下"理法外"的大作。看他花了八十多万字，我花了不足一万字，谁能让读者有更多的收获。

在整个《近代中西医论争史》学位评定过程中，没有人正式口头通知我评定结果或消息，书面通知只收到一次，而且是在 1985 年，即通过毕业答辩将近 4 年之后，首次学位评定大约 3 年之后。"冷处理"到这样的程度，是会使绝大多人心灰意冷、意志消沉的。我却使很多人意外地没有沉下去。《时代》就是 1985 年问世的。

或问：《时代》之作就是回敬"理法外"等人的吗？或者是向他们挑战的吗？

答： 成书之后，挑战的意思是有的。不过，最初激发我写《时代》的，倒不是《论争史》受到无端压制。着手准备资料时，还没有评定学位。写这本小书是亲眼看到我们的《内经》专家，丢人丢到外国去了，实在看不下去。

事情原委是这样的。

我在最高学府时，就有留学生。他们也要学《内经》。其中一位美国青年，上课时很随便，经常把帽子抛起来玩，更不做笔记。就是这位洋学生，使讲《内经》的先生丢尽了脸面。

先生正在讲：心开窍于舌。

洋学生突然发问：先生，我怎么看到心开窍于耳呢？到底开在哪里对呢？

先生连想也没想就说：《内经》没有这种说法，不要开玩笑！

学生把《内经》翻到某页，指给先生看。这一下，先生傻眼了，只好说问问主任再回答。主任是谁也许有人知道——但不是"理法外"，尽管他也常常以《内经》专家自居，却很可能不知道《内经》有心开窍于耳之说。

主任查了查书，也傻眼。但他毕竟不需要当面立即答复，最后怎样答复的不必说了。

我知道，《内经》还有心开窍于目的说法。好在那位洋人没有再追问。

为了照顾面子，1985 年的《时代》中没有写这段掌故。现在，当事者大都作古了，不会有人太汗颜。于是，写在这里。

总之，"理法外"是不懂《内经》的，绝大多数讲《内经》、解《内经》并且出过书的人也不懂《内经》。否则，最高学府的《内经》先生，怎么会被一个刚入门的青年洋鬼子，一句话问得无地自容呢！这不是中医界的耻辱吗！

自己忝列中医之林，有责任痛雪此耻。

这就是最初为什么要写《内经时代》。

然而，痛雪此耻不是那么容易。试看，包括"理法外"在内的那么多"专家"，花费过那么多国帑，居于那么好的地位，有那么好的条件，继承整理了几十年，还是一本糊涂账。我没有任何资助，没有任何助手，全靠业余时间，那么容易出成果吗！故这里简单交代一下，《内经时代》的写作和印行中遇到的困难。

首先是当时我的研究环境条件很不好。

说来令人难以置信，当时的河北中医学院图书馆，竟然没有一套二十四史。子书也基本上没有。工具书和中医参考书也少得可怜。而当时的经济条件不可能自购这些书。于是只好跑外院图书馆。所幸河北师范学院是邻居，故自 1982 年初到 1984 年底，我断续在她的教师阅览室读书两年多——很多时候读者只有我自己。如果去一天算一天——因为常常我有空儿，人家不开馆，或反之——我在那里读书大约一年。可见为此花的功夫和《近代中西医论争史》差不多，只是时间比较从容。

其次是写出来没有钱印行。

由于筹思时间比较长，第一稿出手很快——只用了 1984 年寒假 25 天。又经过两个月修改即可付印，却没有钱。

动手写《时代》时，就没有想正式出版。一是那样和学界见面太慢；二是自知其中实话太多，当时大概也没有人敢出。加之，我不相信中医界和有关学术界没有一千多人想读我写的书，于是毅然决定自己刊行。我很讨厌集注式地研究《内经》——本本弄得非常厚却支离破碎，于是尽量控制篇幅——不超过《内经》原文。但自己刊行还是有资金问题。

现在看 2 千多元的印刷费，微不足道。当时月薪不足 60 元的我，上有老下有小，又刚在石市安家，筹集这些钱十分作难。经多方联系，终于在中国中西医结合研究会河北分会借了 500 元，作为首付。这就是为什么是以学会的名义刊行。

还好，由于许多师友捧场，印出不久就收回了成本。此后即不再征订，剩下的大都作为"秀才人情"了。

这本小书影响相当大。当时的中医研究生、中医学院的《内经》教研室和其他关心中医学术的人，很少人没有读此书。医史文献研究所的多数先生，也因此书感到师门有光。有的读者告诉我，此书在他们那里是"地下读物"——意思是很抢手。原山东中医学院院长张灿玾先生，通过我的同学郭君双购书数册，我寄给张先生，却被他的研究生截留先睹为快了，以致君双再三催问我为什么没有把书寄去。1998年我去英国，那里的中医学会会长、委员也是看到我的名字就联想到《论争史》和《时代》。我去剑桥大学李约瑟研究所，那里的同行立即从书架上拿出这本小书。

湖南中医学院周一谋教授的评价是：笔酣墨畅，才气横溢，锐不可当！可喜可贺！

总之，这本小书基本上达到了预期效果：帮助人们更快、更好地读懂《内经》，更科学地、恰如其分地评价《内经》。特别是已经系统学过《内经》的人，翻开它就会看到一些别开生面的内容。《内经》专家更能从中发现一些研究《内经》的新方法、新资料、新观点。

她没有白费我三年多的业余功夫。

然而，此中甘苦，特别是自己印行遇到的困难和那么多琐碎事务，则不是人人知道的。

自己刊行，只能从邮局把书寄给读者。读者大概不信，他们通过邮寄收到的拙作——包括内部版的《论争史》，95%以上的都是我亲自挑选、亲自包装、亲自寄出的。此前自然要亲自找印刷厂、亲自校对，还偶尔亲自参加手工排版、装订等。如此事必躬亲，不是自己有干这些活儿的瘾，而是因为从来没有助手又要尽量高效率并省几个钱。

在写作过程中，给我帮助最大的是妻子（刘延伶，1945年生，原籍江西永新县，出生于延安，是我军医大学时的同学）。《近代中西医论争史》和《内经时代》的清稿，都是她代抄的。从来没有提过此事，写在这里表示谢意。因为著书立说是献给时代、献给读者的，我没有像不少朋友那样在扉页上写道：把此书献给妻子。

1989年之前，我收到的最大一笔款子是1987年安徽科技出版社预付《近代中西医论争史》稿酬1000元。拿到这笔钱立即去印了《中西医比较热病学史》1000册。为什么文人固穷、学者固穷，道理在此。到目前为止，我从事研究写作的投入产出比平均不足10比1。简言之，总是负效益。这就是为什么我必须行医挣些钱，一方面用于生计，一方面用于支持研究和写作。

或问：你不是可以在职写东西吗？为什么要辞职呢？

我想，读者不难想象，我辞职时的单位是怎么回事。一个没有二十四史的学院，还谈得上学术吗？《时代》脱稿时，我的直接上司基础部主任就又是《内经》教研室主任。呈请过目，他不赞一词。此人天性妒忌，喜欢逢迎，又爱搞小动作，不久成了院长，我就是在他任上辞职的。《伤寒论新解》脱稿时，我的直接上司基础部主任又是伤寒教研室主任。她看过拙稿，也是不置可否。和这样的领导们讨论学院的学术建设，显然只能无趣。长期在他们的治下，心情可想而知。于是我终于离开那里，自谋生路了。

不过，也许有必要说明，我辞职时的正式理由，因为我要写辞职报告。

辞职报告中的理由有两条：一是院方对我的两次有关学术的正式书面建议，毫无反应，这是无视建议人的存在；二是在刚刚完成的正高职称评定中我被淘汰。

或问：给你正高职，就公正了吗？

显然不是。不但我待的地方不可能公正，全国的职称评定都是迅速变滥而且到处在使用不正当手段。只是，给我正高职，就不便辞职了。你申请正高职，就给你，再辞职不是太不通人情吗！

其实，我何尝不知道，很多在我之前获得高职称的人连作我的学生也不配呢！不过，我显然不能那样写辞职报告。把这样的话写在这里，会有人视为狂妄。为此索性多写几句。

近20年来，不但一般高职称评定很滥，所谓院士或学部委员也颇有滥竽充数的。别的专业不敢说（网上有议论），我确信中医界有些教授连一封信也写不通顺。有的主任医师连老赤脚医生也不如。其中有的人却要带博士研究生。大言不惭，自吹自播做广告的人更多。有的人连浅显的文言文也读不懂，却想问鼎院士。显然，中国的高职称，大多是廉价的政治安抚剂，难怪它常常与学术水平没有关系，很多人要靠非学术手段取得了。

总之，我久已对那个地方不满意，职称评定不过是让我有了正当辞职理由。

然而，我51岁辞职返乡，和先贤张锡纯恰好形成鲜明的对照——张先生恰好51岁出山。每思及此，不胜唏嘘。

我想特别说一下，因为《内经时代》而正式认识的前辈——原北京中医学院副院长王玉川先生。

张赞臣先生之外，在老一辈人当中，他的人品和学问是我最敬重的。

我们之间的交流也最多。

本来，我读研究生时，《灵枢》课就是王老讲的。但那时不能算认识。加之他的江南口音很重，《灵枢》课时又不多，我听了大约一半，故那时我对他很不了解。他也肯定不知道，听众中有一位叫赵洪钧。

《时代》印行后，他自购一本。不久开始通信——缘由忘记了。自从1986年到1995年，每次进京都要去拜访他。第一次见面几乎持续畅谈两昼夜——中间只有短时间的吃饭和休息。此后每次拜访也都是立即谈学问，而且除了吃饭和睡觉不间断。在所有重大问题上，我们的看法都一致。

不过，使我感动而且敬重的倒不是学术见解一致。

首先是他的为人。

那时，很多"名中医"开始捞钱。"国医堂"就设在北京中医药大学门口，王老自然最有资格去应诊。他却坚决不去，而是把退居二线之后的10多年都贡献给了中医基础理论研究。那些年，他在该院学报上发表的文章大约20篇，每一篇都是高水平的。特别是好几位师友告诉我，王老曾经做过多种专业的研究生学位论文答辩委员，总是能发现重要缺陷。据我所知，如此渊博而且认真者，中医界只此一人。

即以《内经时代》而论，印出之后数月，我发现139页上的图有点疏忽——内圈需要顺时针转60度。即乾应该在巽兑之间，坤应该在艮震之间。这个错误只有王老看出来了。当然，他还指出了其他一些问题。总之，《时代》问世之后，堪为我师者只有王玉川先生。

很多认识王老的人，大概不知道他的某些经历，在此把他告诉我的重要情节记述几句。

他出生在上海附近一个小康之家。父亲喜欢舞台布景艺术，和丰子恺等名画家交情很好。王老多次见到丰先生等去他家里。

中学毕业后，他跟着当地一位名医学徒，不久就能代替师父处理一般病人。

1953年他成为南京中医进修学校最早的学员。但是，他做学生只有半年——半年之后就成了《内经》教员。原因是同学们发现他的自学笔记比先生讲的好得多，于是强烈推荐他做了教员。董建华先生先是和他同班学习，后来成为他的学生，即因此之故。

王老做过较长时期的血吸虫防治工作，故对西医有比较切实的了解。

1959 版年的《内经讲义》主要出自他的手（删去了某些类似《内经时代》的内容）。后来的《中医学基础》等类似教材，就是在《内经讲义》的基础上不断改写充实的。在我看来没有实质性的进步。王老从来没有争过优先权。

王老有大约 5、6 个子女，家庭负担很重。加之青壮年时长期担任中层教学行政工作，再加上不利的大环境，他长期未能集中精力治学。大概很为自己青壮年时代未能治学而遗憾，他把自己的晚年全部用于治学。

然而，这样的人曾经在全国中医学会上受到他的学生的攻击，他却为了顾全大局忍辱负重。

说到这里使我想到，某部长和司长也自称或被他人捧为"名老中医"，还有所谓个人网站。其实，他们何尝正式做过一天中医呢！

我最后去探望王老是大约 1995 年——他因为腹水住在东直门医院。

最近（2009 年补）知道王老还健在，我却不想再去打扰他晚年（年近九十了）的安宁。

《内经时代》在台湾也受到了出乎意外的好评。

台湾中央研究院语言历史研究所的李建民先生在《新史学》第八卷（1997）第四期上发表有《内经时代》书评。他对此书给予无保留的赞赏。书评说：

"大陆医史的'内史'研究，降及赵洪钧出版《内经时代》（以下简称《时代》）已渐成熟。1980～1990 这十年间，据统计治《内经》训诂有成的专著十一部，论文四百余篇，数量超过了之前三十年的总和。然而，这并不意味着，客观的学术氛围，提供他有进一步的想象力和创造力。恰恰相反，赵洪钧写作《时代》，似乎怀有抑郁之气（见'告读者'，《时代》页 216）。以致在建构《内经》史之流变时，对大陆医史界针砭，微言大义，历历可见。虽然《时代》一书篇幅不大，但赵洪钧全史在胸，小景之中，形神俱足。他在个人条件极为困难的条件（自力出版《时代》）之下，却留下了至今仍令人反复咀嚼的作品。……

评者认为：赵洪钧具备大陆第一代学人的格局。他的文体与思路的出现，预告了中国医史的想象力与创造力就要复活。……

评者以为：今后之学子欲探索《内经》的方技世界，都必须以这册《内经时代》为垫脚石，重新解读《内经》。"

我相信，这本小书终将正式与读者见面。本文就是为再版准备的序或跋。

我觉得，上面这些话自己有必要说，对读者也有好处。

读者不难看出，本书的正文几乎与1985年本完全一样。

正文基本上保持原貌，是我很早就定下的原则。增加的内容一律不和原文相混。除了这篇自述，其中可以独立的主要有：第一节所附"关于近代史学流派"、第五节所附"今古文经学和《内经时代》"、第六节所附"天文历法门外谈"、第八节所附"医易答问"、第十三节所附"象数略论"、第十五节所附"藏五府六考"和最后所附"《内经》的体系和方法"。此外都是对引用文献的补充和有关简单说明。它们一律作为脚注或集中放在书后。

这样和读者见面效果如何，需读者说了算。

不过，我觉得，写完《关于〈内经〉体系和方法的通俗说明》，自己已经如释重负。

我学习、研究《内经》三十多年，自己总算清楚它是怎么回事了。

我的总结论就是《关于〈内经〉体系和方法的通俗说明》一文。

再简单一点，就是其中强调的那句话：

《内经》体系是天人相应的体系，《内经》方法是比类取象的方法。

我相信，这本小书吹散了笼罩《内经》——亦即笼罩中医基础理论的迷雾。今后不想再做进一步研究。可以认为这是江郎才尽，也可以认为是自觉别人对此再没有什么重要的新东西可说。

二、关于《近代中西医论争史》

至此，应该较为详细地说一下《近代中西医论争史》。

首先说我为什么选择了这样一个题目。

按说，像我这样做研究生之前的经历——学西医出身，长期在基层做临床工作——是不大可能选择这样的题目的。我相信，绝大部分西医——即便比我年龄长二十岁，也不大会知道近代中国曾经有过那么激烈的中西医之争。

我选择这个题目是由于密切相关的两件事。

一是我做医生的最初几年，正是最提倡中西医结合和西学中的时期。

二是我早就比较认真地读过不少中医书，特别是近代河北名医张锡纯先生的《医学衷中参西录》。

顺便说明，对中医感兴趣而且努力学习，最初在我主要不是因为当时政策提倡。还在我对医学一无所知，去军医大学读书时，自己就带了几本中医书。那时，自己的认识很朴素。心想，中西医都是治病的，既然将来要当医生，多学点治病的知识总比少学点好。我只知道军医大学是教西医的，不知道那里也设有 120 个学时的中医课。

我于 1964 年考入军医大学，1966 年开始"文化革命"，学校完全停课，至 1968 年初，才"复课闹革命"。1968 年底提前毕业前又上课多半年。可见我的大学教育并不完整。不过，我曾经当了半年多的"逍遥派"（"文革"中把不参加派别组织的人称作逍遥派）。其间，多数时间是泡图书馆。那时的图书馆打破了"文革"前的规矩。普通学生可以看任何藏书。我重点读了两方面的书。一是中医书，特别是中医学院的教材；二是属于"旧学"方面的书，主要是《论语》《史记》和《汉书》等。现在想来，这两方面的知识——特别是后者，自己只能算刚刚入门。不过，这为后来打下了一点基础。

在县医院做了医生，如何运用中医的问题就很实际了。

最初的一两年还是先要西医方面的常见病诊断、治疗过关。即有关基本知识、基本理论和基本操作要弄熟。因为自己的本职是西医，不能从容地完成本职业务，就不可能有时间和精力去学中医。

所以，在我做医生的最初一年多里，至少把西医教科书重点读过 30 遍以上。

或问：您有那么多时间吗？

这里我想对一切想认真做个好医生的人，谈几句自己的体会。

我初做医生时，"文革"还没有结束。县医院还进行着激烈的派系斗争。不过，我没必要也不想介入。还有，那时吃喝请客、走后门之风已经兴起。但我对这些都没有兴趣。每天睁开眼就是两件事：读书、看病，看病、读书。那时年轻，精力充沛，除了吃饭睡觉可以有 16 个小时的时间工作和学习。上班时间，也可以读书——青年医生在门诊不很忙，在病房虽然很忙还是可以抽出时间。就这样，不但把大学期间已经学过的知识弄得更扎实了，还自学了大学期间没有学或没有学完的课程和某些知识。这一习惯始终没有完全放弃，加之研究生的第一年又强化了主要西医课，所以自信至今还可以担当医学院校的任何专业课和多数非专业课的教学。

总之，我的看法是，要想做一个好医生（其他技术职业略同），首先是要心无旁骛。这在有些人看来未免不近人情。比如那时我常对对亲友说：我能帮忙的只有两件事——看病和买药，其他一切托关系、走后门的事，不要找我。再比如，那时供应紧张，有一段时间商店里买不到香烟，也买不到烟丝。我虽然烟瘾不大，那时是抽烟的。但是不想为了这种不良嗜好去托人或走后门，于是戒了烟。不能说我没有通过"关系"办过任何私事，但很多人说我是"不食人间烟火"的。当时医院的领导也曾经当面说我：咱们医院，只有你是只看病不看人的。

按：看病是要"看人"的，但此所谓"看人"，是中医所谓"不失人情"，即要了解患者的社会角色和心理状态，治"实病"的同时要治"虚病"，即做心理治疗，与领导所谓"看人"不同。

这显然是所谓清高且书呆子气。须知，清高是脱离群众的。多数人不喜欢书呆子。不过，真正想治学甚至专心于任何业务技术或艺术，都需要清高一点。这样的人无疑会失去不少实际利益，但是，社会总需要一些这样的人。假如选择"治学"为职业，"清高"就是必备的素质。在一切科研学府里，正常的空气是要比其他部门清高。其中的带头人，总是要有点"书呆子气"。如果不是这样，学府里肯定做不出重要成果。注意！所谓重要，指重大发明或开创性工作，而不是某项科研获得了什么奖项。古今所有贡献较大的科学家（和艺术家），没有一个是长于追名逐利、赶时髦的。究其原因，是因为科研和艺术本来不是基本生活所必需，这种职业天生和日常生活有距离，能在这方面登峰造极，必然有些远离常人的生活情趣。

为什么学者或研究人员，必须或应该有些清高和书呆子气呢？

这是因为科学追求的是真理，是求其真的。而为人处世是求其是的。求其真不能妥协让步，即必须坚持独立思考，不能说假话。而为人处世则一般首先顾及他人的感受，而委屈自己，于是常常需要妥协，常常说假话。

坚持己见，从不说假话，不大顾及他人的感受。对读书、治学很热衷，对未知的东西感兴趣，对功名利禄不热衷，不追求金钱和物质享受，对俗事如吃喝联络感情甚至家庭事务等不感兴趣——看起来就是不通人情，认死理。这就是常人说的清高或书呆子气。这样的人最适合于搞研究，特别是科学技术研究。也只有这样的人，才可能做出突出贡献。八面玲珑人，唯唯诺诺的人，谨小慎微的人，粗枝大叶的人，见利忘义的人，喜欢钻谋的人，不思进取的人，浅尝辄止的人，随波逐流的人，专心处世的人，懒散厌世的人，畏首畏尾的人，胆小怕事的人，小阜即安的人，轻言失败的人，即便是智商相当高，受的教育相当好，都不适合做科学研究工作。

科学精神主要是怀疑、争论和实验精神，要敢于对任何成说和权威的见解提出怀疑，永远不满意现状。即便是你的直接师长的见解，只要你认为不对，也要提出质疑，只不过言辞委婉一些。即便是最后证明自己错了，也要争论。故坚持己见，不是固执己见，即最后要服从真理。没有这种精神，不可能做出重大成果。

临床大夫不能算是科学工作者，但是，真要想在业务上有些出类拔萃，也必须心无旁骛因而有点清高。

很少关心并介入俗务，时间就多了。读书、看病成了生活的主旋律。

说来很多人可能不信，除了做研究生期间听过中医先生讲课，我的中医完全是自学的，即没有脱产学过一天。这不是说我完全不必以前人、他人为师。读前人的书，就是以前人为师。读他人的书，就是以他人为师——即便你发现了他们的错误。看别人怎样望闻问切和处方施治，也是以他人为师。只不过和这些人没有师生的名分。故无论读书看病，随时都在以前人或他人为师。没有固定的先生，医学界的古今人物就都是先生。有名师指点或在学府里学习，固然好。没有这种条件也可以通过读书自学，随时留心他人怎样治病，学好中医。

然而，那时能够看到的书不是很多。

中医书中，我读得最多的是《医学衷中参西录》。此书恰好是近代河北名医张锡纯先生写的。后来我知道，此书是近代一家之言的医书中，再版、印数最多的。这是因为：

1. 它在近代就影响很大，是汇通学派的第一名著。

2. 它适应了 1949 年后提倡中西医结合和西医学习中医的政策要求。

3. 它注重临床，无论中西医出身的临床大夫，只要想在中医方面深造，都会首选这本书，而这是医学界最大的读书群体。

不过，我读此书时，不是完全着眼它的临床方面，还注重它探讨的中西汇通理论问题。读的次数多了，还从中发现了近代中西医之争。

那时的中国医学史教材，也略提近代中医之争。不过，完全是从政治角度提的。即只简单说近代政府如何歧视中医，如何妨碍了中医发展。不用心读书的人，会认为这不过是对近代政府的习惯评价——近代官方的政策对任何事业都是不利的，中医自然不例外。所以，中医学院毕业的人，对近代中西医之争到底是怎么回事，基本上都不了解。在这方面，他们学到的东西只剩了一句话：近代政府不好，政策不好，因而近代中医不但没有发展，比以前还落后。

我反复、仔细读过《医学衷中参西录》之后。发现问题不是这样简单——尽管此书涉及近代中西医之争的内容并不多。

总之，我发现近代中西医关系与现代——特别是我初做医生的那几年——中西医关系，截然不同。

于是，经常想：这到底是为什么？

不过，在基层做医生，没有条件做这方面的研究。问题只是留在脑海里。

如果不是报考研究生时终于选择了医学史专业，而且被录取，我也不会研究这个问题。

本来，我的第一志愿是临床生化理论或与其关系密切的泌尿科。那才是我的强项。为什么没有去考有关专业呢？

说到这里，还有个插曲。

"文革"后招收第一届研究生，是 1977 年发出的通知。由于各方面准备不足，拖到 1978 年才考试。

由于报名后很长时间无消息——县里没有报考志愿的资料，我向当时省里的主管部门写了一封信，说明自己感兴趣的专业。

拖了大约三个月，没有回音。我已经不关心此事了。如前所说，是否参加考试对我是无所谓的。

不料，有一天县教育局的某干事来找，问我是否写过上面说的信。

看来，那时对招收研究生，比较重视。干事让我第二天去局里看发下不久的招生资料。

有了正式的官方反馈，就应该认真对待。谁让你当初写信呢！

资料不是很多。我的第一志愿，都要求考试英语。我只学过俄语，只好放弃。于是接着翻看其他资料。最后翻到中医研究院的招生简章——医学史专业在最后一页。

说来惭愧，那时我不知道原来还有中医研究院这样的研究机构，而且其中有医学史专业。

历史就这样巧合了。我报考了医学史专业。

如果当初不写信，正式招生信息不会让我知道。

如果不是耐心把招生简章翻到底，后来的中国医史学界就不会有我这个人。

总之，我就这样偶然又必然地考入了中医研究院。

做研究生的第一年，是集体授课。我又必须突击外语，没有时间考虑毕业论文写什么。

第二年，先是做了两三个月的野外调查。走的路线是从北京到西安，再到延安。在西安附近，首先是受点先秦、汉唐文化的熏陶。其次是，孙思邈的纪念地在不远的耀县，对那里做了重点调查并收集了文物。去延安是为了调查抗日战争和解放战争时期，解放区的医药卫生资料。回研究院之后，还要汇报并写一篇东西。于是，第二年过去了半年还没有定下毕业论文题目。

不过，那次野外调查颇有收获。

首先，西安有半坡、碑林、大雁塔、始皇陵、秦俑馆、华清池等博物馆或古迹。到处可以看到的秦砖汉瓦或盛唐遗迹，强化了我的历史意识。黄帝陵在西安和延安之间，不专程去就看不到这个人文始祖的纪念地。那里保存着不少历代王朝乃至民国和1949年后，中央政府指示维修和派员祭祀的碑刻。只此一点就让你知道黄帝这个史学上很难证实其存在过人物，对凝聚中华民族有多么重要的作用。理解历史有时最好去参观古迹。我的另一次感受是：一到承德就知道宗教在历史上的作用以及什么叫宗教政策了。

其次，是实践了某些文物调查和收集技术。如拓片、照相、人物访问等。

其中，最有意思的是，我们（首批医史研究生五个人）为中医研究院筹备医史博物馆收集了很多宝贵的文物。

文物主要是在耀县收集的。使我们吃惊的是，那里的农民，几乎家家都有出土的东西——以陶器为主。我们在商店里购买一些日用器皿，如洗脸盆、热水瓶、锅碗瓢盆等，就可以换来出土文物。特别是换到大约十个鸭蛋瓶，大都很精美。这种器皿大部分是秦汉之前的，有的还可能是史前的。看到它就知道"满招损，谦受益"的来路了。古人解释这句话，似乎都没有联系鸭蛋瓶，大概是由于秦汉之后不大再使用这一器皿的缘故。

由于曾经大规模改造田地，当地人很熟悉史前遗址。这也是很多农民家里有出土文物的原因。耀县一位农民出身的卫生局副局长，就告诉我们，当地川谷中很多地方可以发现和半坡文化类似的遗存。看来，黄土高原不仅是华夏文明主要发祥地之一，那里的史前遗存也比其他地方保存得好，而且容易发掘。

文物收集涉及政策，尽管我们持有原卫生部的介绍信，却不能大张旗鼓地收集。能在火车站顺利托运几大箱文物，是因为我同时在给值班的货运员切脉处方。然而，后来终于出了点儿麻烦——协助我们的当地官员被申斥。好在我们毕竟是"中央"派来的，最后不了了之。至今，我们的文物管理理不顺。一方面是大量的文物被盗掘、盗卖，另一方面是需要文物展览的部门很难通过正常途径获得。

终于到了毕业论文选题的时候了。

我想了好几天，近代中西医问题逐渐明朗地出现在脑海里。于是征求导师意见。马堪温先生表示支持，同时也告诉我题目的难度和敏感性。

时间只有 18 个月，能做完这么大的题目吗？

然而，我想不到更感兴趣而且有意义的题目。于是，痛下决心。

接着就是马不停蹄的工作。

这个题目的难度有多大呢？

自序中曾经这样写：

"这段历史涉及的资料量很大。其间有数百种医学报刊，医书之多难以估计。需要熟悉的有关领域包括世界近代史、中国近代史、东西方医学史以及中国思想、哲学、教育史等许多方面。要介绍的人物有几十个。大部分内容要从原始资料做起。"

这话毫无夸张。

以我看过的期刊而言，《中华医学杂志》从 1915 年创刊号，一页不漏地查到 1949 年，即共 34 年的合订本。《中西医学报》持续 20 年，《医界春秋》和《中医砥柱》各持续 11 年，都是一期不落，多数也是一页不拉地查考过。其他一切近代中医期刊，凡是北京有的，也无不从头翻到尾。有时因为疏忽，摘抄时忘记了卷期页码，还要再查。

重要书籍，更是尽量多读，多摘抄。作为背景知识的，可以读得轻松一点。重要的专业书，必须用力吃透。比如，近代《伤寒论》研究一节，就花了将近两个月的工夫。因为，不但要通读所有近代有关著作，自己还要同时充实伤寒学知识。

问题是，有关资料并非很集中。我不得不跑遍北京的主要图书馆。

我曾经每天去首都图书馆一个多月，阅览室里只有一位编字典的老先生和我做伴。

关于日本的汉医和洋医问题的专著，完稿前两个月才在社科院图书馆发现。书名叫作《汉洋医学斗争史》，竟然几乎和拙作的题目完全相同。该书不是正式出版物，国内大概没有几本。除我之外，放在那里几十年，没人借阅过。而我是最需要此书的。否则，对明治初期日本汉洋医学问题，只能做些猜测或根据某些零散的第二手资料立论。

时间如此紧，我只能边查资料边撰写文稿——每天不少于 1500 字，因为多数节目至少要写 4 稿。

最后，终于在答辩前两周誊完全稿，是妻子代我抄写的。

全文 23 万字，至少写过 4 稿。一个 1.3 万字的摘要，写了 11 稿。一本现在看来有许多不足的东西，终于在 18 个月中完成了。

近年来，研究生的生活和研究条件，比那时好多了。可惜，即便是我现在做这一工作，也更加困难了。因为，许多资料，特别是期刊非常难找到。以中国医学科学院图书馆（在协和医院内）为例，1949 年前的《中华医学杂志》就不知道放到哪里去了。

顺便说一下我亲见的第一批研究生们如何刻苦和艰苦，对后来人应该有好处。

我所在的班，叫中西医结合研究生班，共 36 人，分属 19 个专业。我是班长。

其中年龄最大的 39 岁，最小的 25 岁。少数来自边远地区的人，考研究生可能主要是为了进京。大部分人都是想学有成就。不过，不管来自什么地方的人，必然是平时相当留心业务而且天赋较好。否则，刚刚结束动乱，不可能在严格的考试中脱颖而出——只有不足十分之一的应试者被录取。

更普遍的是，首届研究生大都经济条件不好——因为那时工资很低而这些人多数拉家带口，不少人还要在经济上补贴父母。

我亲见一位同学，每个月只有 15 元生活费，还要从中省下一两元寄给父母。母亲病故时，他没有路费去奔丧——因为丧事之后，他还要继续赡养父亲和寡居因而可以照顾父亲的嫂子。

就是这位同学，曾经在数月之内在简陋的条件下研制新药，为他所在的原单位创造了数十万元的收入。入学前，他的日语和英语都达到可以阅读专业书的程度，而我发现他的语言天赋不是很好。

他的刻苦，很难想象。

他从南方来到北京，竟然没有像样的棉衣。

一天早上，他骑着我的自行车去首都图书馆，却没有吃早饭。到了那里发生低血糖，昏倒在地。看自行车的老太太给他喝了一碗糖水。好转之后他就去查资料而且没有吃午饭。

另有一位当时 28 岁的同学，从不足一米高的地方跳下，发生胸椎压缩性骨折。原因就是营养不良导致骨质疏松。不少人营养不良，还因为当时北京供应的粮食都不知道库存了多少年。我至今想起那时的馒头，还是觉得没有食欲。

和我同专业同寝室的一位同学，长时期每天只睡 3、4 个小时。好几个月只吃粗粮（细粮让给儿子）而且不是每顿饭都去食堂正式吃饭。于是体重锐减。但是他还是每天学习 12 个小时以上。

还有一位同学毕业后留在北京过单身三四年，但要自己照顾瘫痪的母亲。于是，每天背着母亲放到办公室里，一边工作，一边照顾老人。

不过，尽管很艰苦，大家都觉得生活充实。至少我的同学中，没有人颓废，更没有人堕落。这些艰苦奋斗的人，后来大都成为博士生导师。当然，也有的改变观念去经商，成为相当有钱的人。

总的来说，我们这一代研究生做出杰出成就的虽然不多，却当得起各专业中承上启下的一代。

下面继续说《近代中西医论争史》。

为了尽快比较全面地了解近代中西医论争，还必须向健在的过来人请教，得到他们的指教和帮助。大体上查考过资料之后，我发现对这个题目最有发言权的是张赞臣老先生。

张老主编《医界春秋》12 个年头。此刊是中西医论争激化后，中医界舆论中坚。特点是反应敏锐，立论谨慎，内容活跃。学术上、政治上均在当时的中医界起到领导作用。自 1926 年至 1937 年，它贯穿中西医论争激化的大部过程，是研究这段历史的最重要的杂志。

于是，我首先打听到张老还健在，随即致函请教。

向这样的老前辈请教，而且是冒昧致函，需要考虑周到些。关键问题有两点。

一是信件的内容必须说明你的诚意，而且证明你在这方面已经了解得比较多。二是信件的文字和格式要特殊一些，最好是文言式的。

果然，看到我的信，张老喜出望外。多年之后，张老的学生当面告诉我：看到你写的信，张老说：全上海 50 岁以下的中医，现在没有人能写这样的信。

我没有保存信稿的习惯，记忆中那封信的开头如下：

张老雅鉴：

久仰山斗，无缘拜谒，冒昧驰函，敬祈鉴谅。洪钧驽钝，长于僻壤，偶有幸忝列医学史研究生，嗜痂之癖或不见弃于长者……。

此后陆续和张老通信数十封，每次都得到他的详细回复，而他因为手肌萎缩已经不能自己动笔了。

我曾经两次登门拜谒张老，使我惊异的是：每次他都能和我持续热烈地交谈 3 个小时以上。40 来岁的我每次都感到疲倦，80 多岁的他却总是精神矍铄。可见其天赋非凡。

略感遗憾的是：张老逝世时，治丧委员会给我发来讣告。我未能亲往祭奠，只通过电报发挽联如下：

编春秋，抗暴政，挽斯道于将倾，功盖当代中医界。

办教育，勤著述，循循善诱后学，彪炳千秋有一人。

使我感到欣慰的是，《近代中西医论争史》出版后，得到许多师友以及同好的赞许，而且很快在国外反应较大。其中值得提出的有以下几件事。

一是我会见好几位全无私交的师长时，他们都立即拿出拙作说：我刚刚还在读你写的书。其中有中国中医研究院的在位院长施奠邦，北京医科大学党委书记彭瑞聪，中华全国中医学会秘书长魏福凯。晋见这些人时，大都没有预约，他们能立即拿出拙作，说明在很长一段时间内，他们要把拙作带在身边。

二是拙作引导我认识了学界的一些朋友。比如，原协和医院科研处长艾钢阳先生，就是主动要认识我的。原来，艾先生的父亲叫周振禹。1925年，孙中山先生病危时，他参与了围绕孙先生的中西医治疗而引起的争论。周先生虽然是留欧归国的西医，在那场争论中却维护中医。此事在拙作中约略作了记载。艾先生却不知道其先父有这样的事迹。艾先生本人是1978 年后中西医政策高层讨论中的主要人物之一。他的见解与其先父有些距离，大约因此他更想认识我。可惜只在 1987 年苏州自然辩证法学术会议上面谈一次，大约两三年后，这位温文尔雅却见解尖锐的朋友逝世了。

三是国外有关学术界的反应很快。比如，1990 年在日本东京召开第六次国际东洋医学会，特邀我出席。这样的学术会议，一般是提前一年通知，我则在开会前两个月才收到邀请书。起初我不知道为什么要请我。原来，这次会议的主题是：科学与传统。于是，邀请我就很自然了。及至到会报名，有津谷喜一郎先生拿着我的书表示友好。他不会汉语口语，却能完全读懂拙作。邀请我就是他推荐的。他说，由于见到拙作不久，邀请我有些仓促，望能理解。

更值得一提的是，美国宾夕法尼亚大学科学史教授席文先生，把拙作摘要介绍给了西方。他的摘要非常好，就是我自己来做也不一定那样扼要而准确。做这一工作时，他正在白内障手术前后，精神尤其感人。席文教授是颇受李约瑟博士赏识的西方汉学家。李约瑟的中国医学史，就是他逝世后由席文教授最后定稿的。由于席文先生的过誉，1999 年我以个人名义造访李约瑟研究所时，受到同行的热情接待。

还有一件事可能使读者特别感到意外，对我和中医界也都有讽刺意味。

这件事是：《近代中西医论争史》使我不得不涉足当时的中医上层核心——1984 年中华全国中医学会第二次全国代表大会请我起草全部文件，而当时我还不是会员并且正在被"理法外"们围剿。

此事曾经在网上简略介绍过。事实经过大体如下：

说来连我也难以置信，为什么会请我去做那件不太难的事，弄得我更加出名。

怎么去的呢？简单说就是既有领导指示又有朋友情谊，只好去了。

我当然也犯嘀咕，因为自己已经名声大了一点，再去那样比较熟悉的圈子，弄不好会更出名——往往会惹麻烦的。但还是硬着头皮去了！

一进学会的门，魏福凯秘书长就说：你知道为什么请你来吗？

我说：必然是因为我们的会长们弄得众叛亲离、祸起萧墙，无法收拾了。

他未置可否，却拿出一本《近代中西医论争史》，说是看到拙作才请我的。

书上圈点批语很多，我立即说：谢谢您的批评。请把这本给我。我再给您寄三本新的。

接着要交代工作了。

我说：按说我做这件事，很不合适。恐怕给学会再添乱子。如果那样，我立即回去。

当然，我未能立即返回。秘书长也真惹了点麻烦——第二天部里就有人问他为什么请我这样不合适的人去。

秘书长这时才说出了请我去的实情。

本来是不会请我去的。先是请了四川学会的秘书长某，他待了几天不敢下笔，走了。又请了浙江学会的秘书长某，待了几天也不敢下笔，走了。又请部直属单位——中医研究院和原北京中医学院——派笔杆子，总是派不出。大会不能推迟，不得已，请了我。

秘书长当然也要夸奖我几句，同时也给了几句忠告。其中之一是：不要太出名，最好缓出名。

我只好如实回答：阁下这样做，不是让我太早出名，而且太出名吗？

这样的出名，是最不好的。因为不像媒体宣传那样是官方公开认可的，我落得真出名，此后会有很多好处。

为什么那么多比我地位高，了解情况多，文字也肯定更好的人不敢下笔呢？

内情还是不说的好，因为没有一件事是大家听来会高兴的。

起草 14 个文件并不难。其中 12 个是例行公文，三天就能起草完毕。

别人最不愿意下笔的主要是：关于第一届理事会的工作报告。

报告显然要做出某些褒贬的评价。褒是都愿意听的。然而，圈子内对第一届工作有很多不满。别人不敢说实话——因为必然要涉及正副会长——说实话往往要付出代价的。会长们是谁，似乎不必说了。（**按**：会长就是那时的部长，第一副会长是原中医司司长吕炳奎先生。）

秘书长问我怎么写。我说：虽然应该尽量为尊者讳，但也要尽量实事求是。不然，怎么改进工作呢？

秘书长说：还有困难——文字资料被别人收起来了。

我说：不要紧！我知道近年学会做的主要工作。数据先空起来，其他文字我写好。

就这样，本来一个星期可以完成的工作，我用了两个星期。耽误时间一是有的要人找我聊聊，二是圈子内的朋友应酬。他们也有意无意地给我介绍一些情况。

就这样，起草完毕就打马回府了。

大约一个月后，在我住的城市，召集全国各省学会秘书长，讨论我起草的那一套文件等。总秘书长捎信儿让我去。我说：多谢美意！现在不需要我去了。其他场合再谈吧！

不久，本省学会给我送来了一张加入学会的表格。盛情难却，我也算是会员了。

大概是秘书长记住了我当面说的话：我还不是会员，不怕开除会籍，更不怕失去别的什么，所以我敢起草。

三、故乡、家庭、童年和中学时代

从地质学角度看，冲积形成的华北平原很年轻。我的故乡曾经是黄河故道翻滚的地方。今黄河入海口还在淤积造地。但是，中华民族的信史，却是从这里开始的。今河南、河北、山东、山西是商代人活动的主要地区。我家离安阳殷墟，只有大约四百里。

华北大平原上的村庄像满天的繁星——从高空看这些村庄，就像地球人在晴朗的夜晚仰望天空中的星斗。那无数的村庄，只有不同程度的大小区别。于是，用异文化人的眼光看华北平原上的村庄，很难发现它们之间有什么不同，更难想象世世代代在其中活动的生灵，曾经有过多少不同的生活和思想经历。

故乡河北省威县不算很贫瘠，也远不算富庶。这里西距太行山 160 里，东距泰山 360 里。元末明初，这片大平原是重要战场。故乡父老都知道，"燕王扫北"后，河北省中南部几乎成了无人之地。后来的居民，绝大部分是从山西移民来的。当时，山西移民都在洪洞县集中。至今那里还保留着作为纪念的"大槐树"。从洪洞县不大可能直接翻越太行山。当时移民曾经经历多少艰难困苦来到河北，竟然没有明确记载。

和威县大多数居民不同，我的祖先是明洪武二十五（1392）年闰六月二十一日从山东省青州府寿光县贾庄社盐沙户移民来的。盐沙户显然是海边很贫瘠的地方，祖先也无疑是穷人。再往上追述，就不知道我的先祖从哪里来，怎么跑到海边去了。我猜测赵氏的先人本来住在河北，很可能离威县不远。大概是因为战乱逃到了海边，否则不会千辛万苦辗转近千里来到这个并不富庶的地方。

和古代其他移民活动不同，明初这次移民很少"豪族"。周围几个县，只有我的邻村方家营有一户姓方的大地主。而方家的先人却是元代的一个千户。

故乡正式村名叫白佛村。大概早在明代，口语中已经被称作"白伏"而且儿化。据我所知，河北省至少还有四个"白伏"，本名都是白佛村。显然都是因为方便发音被口语叫转了。现在的地图上大都改成了"白伏"，只有石家庄市郊的还叫白佛村。

1945 年，我出生在白伏村一个贫苦农民之家。穷人家，孩子又多，连确切生日也记不清。所以，虽然自幼被称作"小五儿"，却不是排行第五。母亲只记得我出生在农历十一月初五或十五——"五儿"不过是为了记住大体生日。后来填写档案要填公历，于是就填做 1945 年 12 月 5 日。直到现在，身份证上都是这个不确切的日期。大哥比我大 13 岁，二哥比我大 11 岁，妹妹比我小 2 岁，至今都健在。在我出生之前就死了一个哥哥和一个姐姐。他们都在 1940 年左右死于麻疹。

虽然出身于穷苦人家，儿时的记忆大都是美好的。

我出生于抗日战争结束后。解放战争没有打到我的家乡，故没有经历过战乱。

1946 年，故乡进行土地改革——群众至今还叫"群运"。那种疾暴风骤雨式的阶级斗争，我不可能记得。此后，至 1955 年，故乡的老百姓过了十年安定日子。多数过来人，至今怀念那段生活。虽然近年来物质生活水平，提高到那时不可想象的高度，却不如那时人们感到幸福。

战乱结束，匪患匿迹，豪强恶霸铲除，贫富差别缩小，至少做到名义上的人人平等，耕者有其田，是农民二千年来很少遇见的黄金时代。所以，虽然那时农村没有任何机器（只有人力轧花机用于脱皮棉），连自行车也很少见，农村的生产力和战国时期没有本质差别，农民却感到非常满足。如果可以选择，我还选择那样的生活。这也许是我为什么有那么深的怀乡情结。但是，社会发展却不以人的意志为转移。孔老两家都说过：天下不患寡而患不均。严重的不均正是战乱、匪患、豪强恶霸出现的根源。不过，我的父辈还没有从这样的高度看问题。父亲认为"八路军"（故乡老人至今习惯称共产党为"八路军"，因为他们最初见到共产党政治力量的代表时见到的是"八路军"）最值得称道的是铲除了恶霸而不是平分田地。这大概和我家祖上两代人，与本村恶霸斗争有关。见下文。我的舅父们是典型的长工，十分诚实而善良。他们只知道自己的劳动应该获得报酬，对"增资增薪"和平分田地不很理解，似乎那是分外所得。但是，土地改革后故乡农村的十年安定却是事实。假如没有 1955 年的合作化，出现明显的两极分化至少还需要几十年。在华北农村，农民因土地兼并而严重两极分化是很慢的。以白伏村而言，到 1946 年，移民 500 年，历经明、清、民国 3 个朝代，最大的地主有土地 200 亩，赤贫者不超过百分之一。地主、富农主要也不是靠巧取豪夺起家，当然也不是完全靠自己劳动，那时合法的剥削也是重要原因。不少人家道中落，是因为子孙众多，不断分家，人均土地越来越少。世系单传的，常常经历四代人，家道没有变化。

儿时的美好记忆，还由于两个原因。一是那时人际关系祥和且单纯；二是那时生态更接近自然。

据我看，人类群体经过的灾难和创痛很容易被忘记，即很容易被时间淡化。人们把灾难和创痛的原因看作天意或命运。既然人力无法左右，也就不会耿耿于怀而成为不可解脱的心理负担。这大概是很多民族，经历了无数的巨大灾难和创痛，还能够保持乐观的原因。

总之，儿时的我对国家、民族、家族刚刚经历的战争、灾荒和疾风暴雨的群众运动一无所知。大人们大概也不愿意常常对小孩子提起那些不愉快的过去。我的童年主要是在这样一个民族休养生息的阶段渡过的。这个阶段在我的故乡持续大约十年——多数地方没有这么长的时间。这十年，就是我出生后的十年，故它对我尤其显得可贵。

故乡刚刚经过人口锐减，孩子相当少。那时全村四百多人，5～10 岁的孩子也许不足 20 个。除非天气很不好，每天晚上全村的孩子都聚集在一起尽情地玩耍。男孩子和女孩子也没有什么隔阂，只是男孩子散得更晚。我至今难忘，夜很深了，还在和几个男孩子捉迷藏；也还记得多少个寒冬的夜晚，几乎全村的孩子都跑到冰上做游戏。孩子们不可能都互相很要好，但从来没有敌意。一直到我初中毕业，都没有家庭出身的概念。

1950 年左右，北方农村的生产力还非常落后。正因为如此，生态还没有受到人类的强力干扰。白伏村周围——主要在村前，是三、四百亩洼地。那是明代之前的先民制陶所致。曾经发掘出许多陶窑遗址，估计持续制陶不止一个世纪。主要池塘在洼地北面，我家就在池塘边。几乎每年夏天洼地里都是一片汪洋。近池塘的洼地里生长着茂盛的芦苇。其中是水鸟的栖息地。那时认识的水鸟有野鸭和水鸡，还有几种忘记当时叫什么名字了。到芦苇丛中探险需要勇气，因为可能扎破脚，常常碰到水蛇，还有多数人相信的"水鬼"。正因为如此，几个伙伴钻进芦苇荡里玩一回，也是一种刺激。我至今难忘夏天一出家门，就看到芦苇荡里一片浓绿。深秋时节，黄白色的芦花波浪起伏。

也许由于生长在水边，自幼很喜欢水。我讨厌风沙，讨厌干旱，喜欢下雨，觉得涝灾比旱灾要好。我最喜欢的运动是游泳，高中毕业之前，每到暑假回乡，一天至少下水 3 次。十来岁的时候，暑天每天要在水里泡几个小时。游泳的速度算得上亚专业水平。

有水自然有鱼。人们不会忘记，原始社会后期就发明的捕鱼技术。所以，从七八岁开始，我就会自己做鱼钩和鱼竿。那时的同龄男孩子几乎都会做，谁也不知道还可以买现成的。不过，当时恐怕县城和邢台也没有卖的。

小孩子做的渔具，自然很原始、很简陋，但照样可以钓到很多小鱼。更容易做的兜网，可以一次兜起许多鱼虾或泥鳅。

那时钓鱼还保持着古代遗风——钓到小鲤鱼要放回去。

可惜，近年故乡的池塘总是干着，我也几十年没有钓过鱼了。

按故乡的习惯计算年龄，我的孙子今年 5 岁，已经跟我在故乡渡过两个暑假。他只在去年有幸跟着爷爷，在池塘里游了两次泳——其他时候水太少了。爷爷小时候，自己做渔具钓鱼的情趣他大概永远不会体会到了。尽管他有几百件买来的玩具，我想，真正的童心和童趣，不在那些"高级"玩具里。自己利用自然物创造玩具，而且就在自然中玩耍，是最难得的童年经历。

小时候村里有很多大树，上面一般都有鸟巢。最常见的是乌鸦窝。我不善于爬树，却喜欢看朋友们爬上去掏雏鸟——乌鸦、喜鹊等很容易饲养驯化。仲春和初夏，是多种小鸟迁徙的季节。其中最多见的是黄雀。这时每个村里，都有用带机关的笼子捉黄雀的人。这种笼子比较大、复杂而且美观。故关于这种捉鸟方法，故乡有一个谜语如下：

"远远看去像座楼，近看里边有朋友，有心进去吃顿饭，谁知朋友害朋友。"

现在故乡的孩子，知道这样捉鸟的大概没有了。

用笼子捉鸟，不是孩子们玩的。

男孩子最喜欢玩的，是用自制的弹弓打"知了儿"——蝉。

捉蝉的幼虫是仲夏傍晚和天黑不久。孩子们都喜欢这种活动。故乡叫作"摸知了儿龟儿"。摸是因为天黑了。"知了儿龟儿"指蝉的幼虫。可惜，近年蝉的幼虫，成为高级饭店里美味。这种活动成了孩子们挣钱的手段。

小时候从未感到，盛夏中午的酷热和漫长，因为有那么多玩耍的地方、方法和对象。

一般先是去游泳，同时可能摸鱼、钓鱼、钓青蛙、钻进芦苇荡里找鸭蛋，而后可以去捉蝈蝈。用弹弓打蝉一般要花整个中午。玩到地里还会设法去偷瓜——虽然不很光荣，却是男孩子必有的经历。

所以，我小时候是不睡午觉的——记忆中只睡了一次，却一直睡到第二天清早。我至今很少睡午觉。中学时代是准军事化管理，午睡只好躺在那里。大学是军事化管理，在重庆整年有午睡，我大概平均一周打个盹儿。

我不懒惰，但也不是很勤勉。至今想不通为什么，自己从很小的时候就开始有规律的劳动。

我开始有规律的劳动是虚岁 6 岁——其实刚过 4 周岁，因为那年（1950）12 月我才满 5 周岁。现在想来有点不可思议。

小孩子能够做的劳动是割草、拾柴，这在那时是农家必需的。割草是为了喂牛，拾柴为了烧饭。那时，饲草和烧柴几乎家家不足。

六岁那年春天，我开始每天早晨在村边儿割草——年龄太小了，跑不到远地方去。早饭时，母亲来叫我，一般割的草堆平了篮子——大约三四斤。那时村边儿上大都是盐碱地，草的种类不好。但是，春天远处的好地里草还没有长出来，那里也没有多少好草。七岁那年，就可以跟着大人到二三里之外去割草了，而且常常割得自己拿不动。从此，夏秋割草、冬春拾柴成了我上学前和放学后的常规功课。我很喜欢这两种劳动，至今看到茂盛的青草还有些难舍，看到遍地柴草就想到当年捡柴是那样困难。

至今难忘那么多盛夏的黄昏——有时天已经黑定，抬头是满天星斗，我和同伴们各自背着一大捆或一大篮子青草，心满意足地往回走。肚里早已饿了，草的清香却足以使你忘记疲劳和饥饿。进村之后，在街上吃饭的大人们，照例要评论一番。除非你割得很少，总是要给予鼓励。劳动价值被周围承认，孩子们的劳动观念就这样不断被巩固。但我还是不知道为什么刚过四周岁，没有任何人督促，自己就拿着大人用的镰刀和篮子去割草了，而且从此成为分内的事。

看来，劳动是人的一种天性，只是有些个体差异。

　　所以，我相信劳动创造了人，也相信体力劳动确实能锻炼人、改造人。劳动要求全身运动协调。自幼缺乏劳动的人，必然笨拙——除非他很注意体育锻炼。体力劳动还能锻炼人的意志，因为劳动时的环境和气候并不总是好的。加之有时强度或难度很大，对任何人都是一种锻炼。创造价值的劳动，固然有时是有趣的，但更多的时候需要劳动者付出艰辛。有的人需要强制他认识到这一点。这样他才能理解人生的基本意义——为了生存，必须吃饭，为了吃饭，必须劳动。

　　1951年正月的一天，我正在和小朋友在村外玩耍，大哥挟持着我去了小学。从此我开始读书。

　　父亲不很赞同孩子读书，直到我上了中学，他还认为读书不一定好。他的经验是：男孩子一念书就懒了，日后劳动吃不得苦。按他的逻辑，读书不能功成名就，莫如不读。1960或1961年，我因为父亲的这种态度，几乎辍学。那时正值大跃进造成的国家特别困难时期，威县第一、二中学合在一起，中学生要压缩一半。学生的去留，要看家庭经济条件和家长的态度。老师去家访，父亲没有说一句支持我继续上学的话。大概还要看学习成绩，我终于没有被裁撤。

　　确实，父亲的看法有道理。我的二哥念完了抗日高小，就再也没有正式参加劳动。大哥显然和父亲的看法不一致。总之，我虽然是有史以来家中唯一适龄读书的人，父辈却不认为读书会使我有出息，更不指望我光宗耀祖。为了供养我读书，母亲自然含辛茹苦。但在她看来，那只是很自然的责任。她老人家从没有嘱咐过我要好好读书。假如因故或我不愿意读书，她也不会感到遗憾，甚至和父亲一样认为是好事——家里又多了一个劳动力。一直到我高中快毕业了，她才意识到这个上学的儿子可能使她受益。

　　家长对读书持上述态度，自然不会很照顾我上学。实际上也没有条件。我上学那年，父亲57岁，母亲45岁，19岁的大嫂前一年死于产褥热，留下一个侄子要母亲照顾。全家吃饭穿衣都不宽裕，不可能给我什么特殊照顾。我从来没有正规书包。一块劣质石板（石头做的写字板）没有木头镶边还缺了一个大角。每学期几毛钱的学费，常常向父母讨好几回。穿戴更是比多数人差。

　　不过，这些都没有什么。当年使我最难过的经历，是下面这回事。

　　大约1953年夏初，全校区学生会操。老师要求统一服装。男生要穿镶红边的黄色短裤和白衬衣。尽管都可以用土布作，却因为需要专门染色再请裁缝花几个钱，母亲未能满足我的要求。于是我未能参加会操。这样的事对小孩子打击很大，至今还记得那时多么难过。大概我有很多天不高兴，第二年母亲千方百计做到了。现在想来，那也不是什么大事，但这只是60岁的人的看法。我想，任何小孩子都难以接受那样的事。所以，贫困中的儿童更需要社会援助。

没想到，我一上学再没有停止。

白伏小学占用的，是充公的一家富农宅院。那时候算是比较好的房子。有三间北房做教室，西头里间供老师办公。还有两小间东屋供老师住。这在那时算是条件相当好了。但只能是复式班授课——只有一个教室，一位老师。四个年级都在一起，老师只能讲完一个年级，再讲另一个年级。课本也不足，我记得很长时间和一位女同学合看一本国语，算术课本一开始干脆没有。

就是这样的条件，我也不知道是怎么学的。反正是一个多月之后，我把一本国语背得很熟。于是就开始做先生——替老师教那些背不下来的人。算术更是这样，四则运算很快就熟了，小学期间我的算术似乎从来都是考满分。

也许我确实有点聪明，至今还有人说得很出奇。

我的邻居一位老太太，4年前94岁过世。逝世前两年每次看到我都好说："小五儿从小儿心眼儿灵。学岔儿（儿歌）一遍就会。"

她是一位很善良、朴素又不善言语的人，不会有意恭维我。

小学四年级的老师张心理先生（字玄真，邻村李家寨人），是一位严肃而正直的人，对学生要求很严，也多次当着许多人称赞我。他说：教书十几年，从来没有见过可以和我相比的学生。

但是，我自己不觉得很聪明。比如，我远远没有过目不忘的记忆力。据我的经验，要想记准或牢记，只有不断地重复。

比如，上研究生的第一年，要突击学英语——我是从字母开始学的。最多时一天要记40多个生词。我居然多次听写考过满分，于是夺冠呼声最高的同学，不得不佩服我的语言天赋和记忆力，其实不过是时刻抓紧重复。

如果说小时候有一件事值得自诩，就是我只花了半个晚上就学会了拼音——不包括写。那是大约1952年暑假期间，两位本村的中学生放假回家。盛夏夜，男人们大都到打谷场里去睡。这两位中学生，就是在打谷场里一夜教会了我拼音。

再值得提及的就是，中学期间参加文学和数学竞赛了。

1963 年春天，威县中学举行建校以来第一次文学和数学竞赛。文学竞赛的方式是自己朗诵自己写的诗，不分高初中。数学竞赛分高中组和初中组，方式和闭卷考试一样，只是命题不限于教科书。我在文学竞赛中取得全校第一名，数学竞赛中取得高中组第三名（只取三名）。然而，按照数学老师的看法，我应该是第一名，因为我出现了不应该有的小疏忽因而比前两名少几分。

还有别人告诉我，因而可能不很可靠的是：高中 6 个学期期末考试，有 3 个学期我是全年级总分第一。

老师一般都喜欢学习好的学生，所以我曾经受到几个老师的特别呵护。每当回首往事，在我的感情世界里，老师总是除了父母之外，我最敬重而且感到依恋的人。

第一位特别喜欢我的是一位女老师。她叫王素云，那时大约 30 岁，教我 2 年级和 3 年级的不足一个学期。也许因为她没有子女，经常喜欢当着人把我抱在膝上反复端详。更奇怪的是，如果她在抽烟，就让我学抽烟。不过，我相信她不是仅仅把我当成玩偶，而是她的母爱没有其他渠道表现。1952 年夏天，我闹了一场病，她主动带我去了一次县医院。那是我第一次进县城。我至今记得，她到我家告诉母亲要带我去看病时，我还光着屁股——七周岁之前，夏天不上学时光屁股是常事。可惜，后来再也没有见过她。我知道她的婚姻不顺利——和丈夫商量离婚时我在场。也许她因此去了远方。此生大概再也见不到她了。

另一位使我终生难忘的老师，是高中一二年级的班主任李士田先生（南宫城西丁茶棚李人）。他对我的偏爱，甚至有些不理智。每逢周末，他都希望我去他那里聊——像好友之间一样聊。那时正是最困难的时期，他却常常为我准备纸烟。更不大理智的是：他鼓励我和一位很多人喜欢的女同学谈恋爱。原因是，他发现这位女生正在和别人谈恋爱，而他认为只有我才配得上这位校花。看来爱常常使人不清醒。缺点在爱你的人眼里也会被看作长处。

他终于催化出一个，青春萌动时期的男孩儿的初恋。

那样的感情经历，会使任何人终生难以忘怀。

初恋是那样美好而纯贞。至今我觉得那不是男女之间的爱。在我的心目中，她似乎从来不是异性，而只是一朵完美、圣洁，因而需要圣洁的心灵去呵护的鲜嫩的花。我永远不会去折她，也不愿意看到她被任何人攀折。至今想起来，还是不会和"性"联系在一起——没有一点对异性那样的冲动。我永远珍惜内心深处的这一方净土，无论对方是否感到这样。

当然，不是所有的老师都喜欢我。我也永远忘不了，有一位过分体罚我的老师。他是本县徐固寨人——我不想把这位长者的名讳写在这里。

大概是小学的第二个学期，这位老师和我作了对——或者是我和他作了对。起因大概是我在课堂上不大规矩，他对我进行了两三次体罚。体罚越重，我骂他越厉害，结果体罚更加过了分——耳朵被扭得裂伤。于是，家长介入了此事。不久，他被调离，此后再也没有见过面。

大概是因为这位先生也忘不了这件往事，他早已在邯郸新华书店系统退休了，几年前（事隔50年了）忽然非正式地打听我。不知道他想印证什么，我没有做出回应。他对这件往事的内心感受，大概已经和他一起到了另一个世界。

老师和学生之间没有利害关系，故一般而言，它比父子关系还要纯洁。近年来把教育看成买卖，学生成了学校的顾客，却又不是上帝。于是师生关系不但很势利，对学生也更加不利。目前，很难出现我上面说的那种师生关系了。

在我看来，做老师最大的忌讳是，有意地偏爱或忌恨学生，那样对师生双方都不利，也是对这种高尚的人际关系的一种亵渎。我上面提到的喜欢和不喜欢我的老师，不属于这样的人。他们的行为只是感情的不自觉流露，不是有意地想从中获得什么利益。

总之，先生对学生永远应该是，而且只应该是理智的爱。

我的家庭虽然很穷，却也有些特殊。我知道的上三代人，都不做佃户。特别是祖父在世时，我家一直是穷人的领袖。

要得到穷人的拥护，就要敢于和恶霸豪绅做斗争。

我的父辈，不知道什么叫阶级斗争，却常常讲述这样两件事。

我村最大的地主，恰好是最大的恶霸。

第一件事是我家直接和这位恶霸冲突，时间大约在1920年代末。

那时我家放着一群羊。一次，因羊群从地主的地边过，我家人和恶霸的手下发生械斗。结果是恶霸被打败，因为他的手下毕竟不如我家的父子兵更拼命。事后曾经打官司，因为没有出人命，祖父也可以托人，不了了之。这样的结果自然是穷人高兴。不但如此，我村有一位"东路巡警"，本来和恶霸的关系更好些，此后和我家更近厚。他的名字见于旧县志。那时全县只有两个巡警，故他也算是名人。这位巡警是穷人出身，在旧军队里当过兵。1928 年左右剿匪（因为北伐造成暂时政权真空，土匪蜂起）时，他救过县长的命，因此当上巡警。此人颇会处世——土地改革时成为农会主任，最后也得以善终。我从来没有见过他发脾气，却受到普遍尊敬。

第二件事，是我的父辈为穷人打抱不平。原因是一位老实的穷人人死了，那位恶霸不让他使用族人共有的，棺材架子抬棺出殡。我的父辈领着人去恶霸家里把架子抬出来，而且破口大骂，恶霸没敢阻止。

此外，还有些小事。总之是，穷人得罪了恶霸，常常要我的父辈去交涉。

这样的先人事迹，要到七八岁以后才能懂。父亲提及这些往事，总是称道"八路军"消灭了恶霸。这大概是为什么我也常常蔑视强权。

我村的这位恶霸，确实很典型，全村人——包括他的妻子都不说他好。1939 年，他死于仇杀，因为他先雇人杀害了一位富农婆的情人。然而这位恶霸被杀时，正在战委会任职，即当时他是抗日人士。如果他不被杀，最后是否会当汉奸就不得而知了。

我的祖父叫赵春景，号老来。按旧时的规矩，老来不应该是"号"，而应该是"字"。但我的家乡称作"号"。那时不很困顿的人，年过四十就有人给他"贺号"。我想那时怎样贺号有现成的本子。祖父的号——即字，大约是"来望""来观"等。

我的祖上相当穷，祖父却是当时很有名望的人。他的名望来自他的职业——道士。他是"三支道"的一位著名传人，有弟子100 多。他的主要活动是几乎年年都有的"打醮"祈雨。为死人做道场，似乎不是主要的。"打醮"祈雨是一件相当复杂的事。除了念经、唱诗（实际上也是念经）、各种程序、仪式，还要有一支乐队。祖父对有关活动都精通。1920 年之前，他还曾经在阳谷县做过三年庙祝——老百姓称为"看庙的"。常有人说他在那里，留下了很好的口碑。

作为一个小道首，他必须处理道内事务。其中不涉及经济，而是常常要像家长那样处理弟子的家庭纠纷。

　　"三支道"是道教的一个小流派，大约创自明末清初的山东。创始人似乎姓张，偶像是一块黑木头。它没有系统的教义，主要主张是平等、行善和不要用心机。祖父的弟子没有一个是富人，家境最好的是上中农。教友——包括师徒之间来往照应很简单，就是家常便饭。

　　祖父于 1942 年冬天病逝，当年秋天天旱没有种上小麦，次年大旱到夏末秋初。故 1943 年，是冀南百年不遇的大灾荒。祖父出殡时，有 100 个徒弟拉着棺材。然而，我家只能让那些徒弟们，吃一顿勉强可以入口的窝窝头。即便如此，办完丧事，家里只剩下三升谷子，五口之家要靠它度过一年半。

　　祖父是一位高大胖壮的人——他弟兄三人身材都应该在 180cm 之上。我不可能见到祖父，但见过叔祖。他虽然明显驼背，但还是比一般人高。

　　祖父应该很聪明。母亲经常说，祖父逝世的当晚，还不断地大声教徒弟念经——他已经卧病数日，故有徒弟侍候。徒弟记不住，他不断呵斥。黎明前突然逝去，故祖父很可能死于心脏病。

　　（全书结束）

致　谢

　　本书出版资助由河北中医学院"双一流"建设资金提供。河北中医学院中医诊断学教研室王少贤、方芳协助整理部分内容，特致谢意。对本书给予资助的还有威县友人刘安朝。门人梁小铁、毛延升、王海印、姚宇军、胡小忠、汪海升、赵卫国、谢锦锋、李峰等也给予了力所能及的资助，一并致以衷心感谢！